常见疾病临床药学监护案例分析丛书

常见疾病临床药学监护案例分析

——恶性肿瘤分册

陶　霞　臧远胜　主编

U0210055

科学出版社
北京

内 容 简 介

本书汇集了8种临床常见肿瘤的典型案例，即多发性骨髓瘤、淋巴瘤、肺癌、胃癌、原发性肝癌、乳腺癌、胰腺癌和结直肠癌，每种恶性肿瘤选取5个经典案例并对其进行分析，归纳药学监护要点和常见用药错误；最后依据最新的临床监护路径，针对每种肿瘤治疗特点，形成标准化临床药学监护路径。

本书可供肿瘤专科临床药师在日常药学服务中参考、查阅，帮助该专科临床药师建立规范的工作方法。

图书在版编目（CIP）数据

常见疾病临床药学监护案例分析.恶性肿瘤分册/
陶霞，臧远胜主编.—北京：科学出版社，2018.6
　　ISBN 978-7-03-057493-0

　　Ⅰ.①常…　Ⅱ.①陶…②臧…　Ⅲ.①癌－临床药学
Ⅳ.①R97

中国版本图书馆CIP数据核字（2018）第107060号

责任编辑：闵　捷
责任印制：谭宏宇／封面设计：殷　靓

科 学 出 版 社 出版
北京东黄城根北街16号
邮政编码：100717
http://www.sciencep.com
南京展望文化发展有限公司排版
上海时友数码图文设计制作有限公司 印刷
科学出版社发行　各地新华书店经销

*

2018年6月第　一　版　开本：787×1092　1/32
2025年1月第六次印刷　印张：13
字数：325 000
定价：60.00元
（如有印装质量问题，我社负责调换）

《常见疾病临床药学监护案例分析
——恶性肿瘤分册》
编辑委员会

张潘潘 （第二军医大学附属长征医院）

陈　伦 （上海交通大学医学院附属新华医院）

陈　溪 （第二军医大学附属长征医院）

周文丽 （第二军医大学附属长征医院）

侯幸赟 （第二军医大学附属长征医院）

姜　华 （第二军医大学附属长征医院）

徐德铎 （第二军医大学附属长征医院）

陶　霞 （第二军医大学附属长征医院）

黄立峰 （第二军医大学附属长征医院）

臧远胜 （第二军医大学附属长征医院）

丛书序

党的十九大明确提出了健康中国战略，要向全民提供全方位、全周期的健康服务，全面建立优质高效的医疗卫生服务体系。随着医疗卫生体制改革不断深化，公立医院破除以药补医、取消药品加成等政策措施正逐步落到实处，医疗机构药学服务正面临着前所未有的发展机遇和严峻挑战。

发展机遇即是新形势下人民群众对优质、安全医疗需求的日益增长，药学服务的重要性逐渐凸显，得到了卫生管理部门和医疗机构的重视。国家卫生和计划生育委员会明确提出促使医院药学服务实现"两个转变"的要求：药学服务从"以药品为中心"转变为"以病人为中心"，从"以保障药品供应为中心"转变为"在保障药品供应的基础上，以重点加强药学专业技术服务、不断提升药学服务能级、参与临床用药为中心"。挑战即是各地在公立医院药品加成取消后，医疗服务价格进行了适当调整，但药事服务费用未得到落实，药师的服务价值无从体现，这必将损害药师的利益，影响药师队伍的稳定和发展。这种形势一方面与当前的医疗改革进程有关，另一方面也与临床药学服务的质量存在一定差距、药学监护工作尚不够规范有关。

依据美国药剂师协会的定义，药学监护是一种以患者为中心、治疗结果为导向的药学实践，要求药师、患者及为患者提供保健的其他医疗者一起，来促进健康、预防疾病，以及评估、监测、制订和调整药物的使用，确保药物治疗的安全和有效。纵观美国临床药学的发展史，药学监护的规范化发挥了至关重要的作用。1990年，Hepler 和 Strand 在 *Opportunities and responsibilities in pharmaceutical care*（Am J Hosp Pharm, 1990, 47(3): 533-543）一文中首次提出了药学监护的概念；1998年，Cipolle、Strand 和 Morley 在 *Pharmaceutical care practice*（New York: McGraw-Hill, 1998.）一书中正式定义药学监护：是执业者承担解决患者药物相关需求的责任并坚守这一承诺的一种实践；在执业过程中，以达到正向的治疗结果为目标，向患者提供负责任的药物治疗服务，从而推动了药学监护的规范化的进程。2004

年，药学监护的费用补偿代码获得美国医学会批准。2006年，Medicare开始支付此服务，药学监护工作进入了良性发展的轨道。借鉴美国药学监护的发展经验，我们必须首先实现药学监护的规范化，实行明确的量化评价和考核，进而获取相应的服务价值，提高药学服务质量。

近年来我国临床药学取得了长足发展，临床药师通过参与查房、制订治疗方案、病例讨论和不良反应监测等医疗活动，积累了较为丰富的药学监护经验，已逐渐成为临床治疗团队中不可或缺的一员。然而，如何将现有的药学监护经验进行规范化，成为当前临床药学发展的关键和难点。总结药学监护经验，按照临床药学专科特点提出一套标准的监护路径，对于促进临床药学监护规范化发展具有重要价值。为此，我们组织了多家临床药师规范化培训基地的具有丰富实践经验的临床药师和医师，共同策划和编写了"常见疾病临床药学监护案例分析丛书"。该丛书通过对各临床药学专科常见疾病的经典案例的分析，归纳药学监护要点和常见用药错误，并依据最新的临床监护路径，形成针对各疾病治疗特点的标准药学监护路径。希望该丛书能为药学监护的规范化和标准化点燃星星之火，为我国临床药学的发展贡献绵薄之力。

由于丛书编写思想和体例力求新颖，此方面的写作经验较少，且参编单位多，难免存在不足之处。例如，各药学监护路径仅是各位编者依据临床药学实践和临床诊疗路径的工作路径总结，可能还存在不够全面的地方，敬请各位同仁和读者在使用的过程中不吝指正，以便今后加以改进和不断完善。

2018年3月于上海

前　言

在我国疾病死亡原因中,恶性肿瘤是仅次于脑血管疾病的第二大死因,严重威胁着国民健康和社会经济的发展。在肿瘤的治疗中,化学药物治疗具有举足轻重的地位。但抗肿瘤药物品种繁多、作用机制复杂、治疗指数低,使得抗肿瘤化疗方案的制订面临巨大挑战。规范、有效的临床药学监护能够发挥抗肿瘤药物的最大疗效,避免或降低其毒副作用,保障抗肿瘤治疗的安全性、有效性和经济性。

随着近几年我国临床药学的发展,培养了一大批理论知识扎实、实践能力强的肿瘤专业临床药师,他们始终耕耘于临床一线,与医护人员并肩作战,参与查房、制订治疗方案、病例讨论和不良反应监测等医疗活动,积累了丰富的临床药学监护经验,成为临床治疗团队中不可或缺的一员。然而,目前在抗肿瘤治疗的临床药学监护中,尚缺乏一套标准的监护路径。长远看来,这将不利于肿瘤专业临床药师的培养和肿瘤临床药学的进一步发展。为此,在丛书专家指导委员会的指导下,组织肿瘤专业的临床药师和医师,共同编写了《常见疾病临床药学监护案例分析—恶性肿瘤分册》。本书通过对各种常见恶性肿瘤的多个经典案例进行分析,归纳临床药学监护要点和常见用药错误,最后依据最新的临床监护路径,形成针对各种肿瘤治疗特点的标准临床药学监护路径。本书可供肿瘤专科临床药师在日常药学服务中参考、查阅,也可帮助本专科临床药师建立规范的工作方法。

由于本书的编写思想和体例力求新颖,而肿瘤化疗涉及的范围比较广泛,限于编者的水平和经验,难免存在不足之处,敬请各位同仁和读者在使用的过程中不吝指正,以便对本书加以改进和完善。

陶　霞　臧远胜

2017 年 11 月

目 录

第一章

绪　论

肿瘤（tumor）是机体在各种致瘤因素作用下，局部组织细胞在基因水平上失去对自身生长的正常调控，导致细胞异常增生而形成的新生物。人体任何组织器官都可发生肿瘤。肿瘤可分为良性（benign, not cancerous）、癌前（pre-malignant, pre-cancerous）和恶性（malignant, cancerous）肿瘤。

一、临床分期

肿瘤内科规范化治疗是依据肿瘤的发生部位、病理类型和分期，按照肿瘤治疗指南进行治疗的。明确肿瘤侵犯的范围，也就是肿瘤的分期诊断，对肿瘤的治疗有至关重要的意义。目前临床常用的分期诊断方法主要是TNM（tumor node metastasis）分期系统。T（tumor）代表原发肿瘤。根据肿瘤大小和局部累及范围分为T1、T2、T3、T4，此标准在各部位（器官）的肿瘤中均有所不同，在许多部位还可加上另外两种分级：原位癌（Tis）及未见原发肿瘤（T0）。N（node）用以说明区域淋巴结的情况，按淋巴结的受累范围可分为N0、N1、N2、N3，其标准在各部位（器官）的肿瘤中也有所不同，对区域淋巴结的情况难以作出估计时，使用符号Nx。M（metastasis）代表远处转移。M0代表无远处转移，M1代表有远处转移。这个以解剖学为基础的肿瘤评价系统可以比较精确地反应病变的大小和扩散范围，是临床肿瘤学界通用的评价方法。

二、治疗方案及药物分类

目前大多数恶性肿瘤尚无满意的防治措施，在肿瘤治疗中，采用任何一种单一的治疗方法，都很难达到理想的根治效果。各种治疗方法都有利有弊，不同类型的肿瘤、同一肿瘤的不同阶段及患者的个体差异对于手术治疗、放射治疗、化学治疗和生物治疗等的要求与效果也存在很大差异。尽管某种治疗手段在一种肿瘤的治疗中可能占据主导地位，但是不能代替综合治疗，即手术切除、放射治疗、化学治疗和生物治疗等方法相结合的治疗方法。随着肿瘤治疗研究的深入，新型化疗药物和靶向药物不断涌现。通过药物治疗手段，许多肿瘤患者生存时间得以延长，生存质量得以提高。

目前临床常用的抗肿瘤药物大约80种，既往是根据抗肿瘤药物的来源和作用机制进行分类的。一般分为烷化剂、抗代谢药、抗生素、植物药、激素和其他(包括铂类、门冬酰胺酶、靶向治疗药物等)六大类，未包括生物反应剂和基因治疗，因此不能代表当前抗肿瘤药物的发展。而随着对抗肿瘤药物研究的深入，可将其分为以下6类：

(1)细胞毒类药物：① 作用于DNA化学结构的药物，主要包括烷化剂、铂类化合物、蒽环类药物及破坏DNA的抗生素；② 作用于核酸转录的抗生素，如放线菌素D和阿柔比星；③ 影响核酸生物合成的抗代谢药，包括二氢叶酸还原酶抑制剂、胸苷酸合成酶抑制剂、核苷酸还原酶抑制剂、DNA多聚酶抑制剂及嘌呤核苷酸互变抑制剂；④ 影响蛋白质合成、干扰有丝分裂的植物类药物，如长春新碱、高三尖杉酯碱、门冬酰胺酶等；⑤ 拓扑异构酶抑制药物，如伊立替康、依托泊苷等；⑥ 其他。

(2)调节内分泌平衡的药物：某些起源于激素依赖性组织的肿瘤可以通过激素治疗而使肿瘤缩小。临床采用内分泌治疗方案，可以改变机体的激素平衡，以达到抑制肿瘤的作用。主要包括性激素类药物、性激素调变剂、芳香化酶抑制剂、黄体酮类药物、促性腺激素释放素、肾上腺皮质激素及其他。

(3)生物反应调节剂：包括细胞免疫增强剂，如白介素-2(interleukin-2, IL-2)和巨噬细胞增强剂，如干扰素(interferon, INF)等。

(4)分子靶向药物：① 单克隆抗体，主要包括曲妥珠单抗、贝伐珠单抗和西妥昔单抗等；② 用于转导的抑制药物，如吉非替尼、索拉菲尼及拉帕替尼等。

（5）中药制剂：如鸦胆子油软胶囊、复方斑蝥胶囊、参一胶囊等。

（6）辅助治疗药物：包括升血药物、镇痛药物、止吐药物及抑制骨破坏药物等。

三、抗肿瘤药物的给药途径及疗效判定方法

1. 化疗给药途径　① 全身化疗：根据不同药物，可选择静脉注射、持续静脉滴注、肌内注射及口服等；② 局部化疗：腔内灌注、膀胱内灌注；③ 鞘内化疗：通过腰椎穿刺将特定药物注入鞘内，以提高脑脊液中的化疗药物浓度；④ 瘤内植入治疗：瘤内植入IL-2、INF等。

2. 疗效判定方法　目前主要有两种方法，分别为世界卫生组织（World Health Organization, WHO）双径测量法和实体瘤的疗效评价标准（response evaluation criteria in solid tumor, RECIST）单径测量法，而由于单径测量法比较简易精确，近年来逐渐代替了双径测量法。

（1）WHO双径测量法：① 可测量病灶，临床或影像学测量皮肤结节、包块、浅表淋巴结和胸腹腔内病灶最大直径，以及与其相垂直径线的乘积（X线胸片肺内病灶测量大于10 mm×10 mm，CT测量大于20 mm×10 mm，肝内病灶B超及CT测量应大于20 mm×10 mm）；② 不可完整测量病灶，单径可测量病灶即只有一个可测量径，无可测量病灶但可评价疗效如微小病灶、溶骨性小病灶，不可测量又不能评价的病灶。

附：实体瘤疗效评价标准
（WHO双径测量法）

1. 可测量病灶

（1）完全缓解（complete response, CR）：所有病灶完全消失，至少维持4周。

（2）部分缓解（partial response, PR）：双径可测病灶者，各病灶最大两个垂直径乘积之总和减少50％以上，至少维持4周。单径可测病灶者，各病灶最大径之总和较前减少50％以上，至少维持4周。

（3）无变化（no change, NC）：双径可测病灶者，各病灶最大两个垂直径乘积之总和减少＜50％，增大＜25％，至少维持4周。单径可测病灶者，各病灶最大径之总和减少＜50％，增大＜25％，至少维持4周（至少经两周期治疗后方可评价）。

（4）进展（progressive disease, PD）：1个或多个病灶增大＞25％，或出现新病灶，或新出现胸、腹水并查到癌细胞。

2. 可评价不可测量病灶及不可评价病灶

（1）CR：所有病灶完全消失，至少维持4周。

（2）PR：病灶估计至少减少50％以上，至少维持4周。

（3）NC：治疗两周期病灶无明显变化，估计病灶减少不足50％，增大不足25％。

（4）PD：估计病灶增大25％以上或出现新病灶。

（2）RECIST单径测量法：① 可测量病灶，至少有1条可以准确测量的径线（记录为最大径），常规检测条件下最大径≥20 mm，或CT检测最大径≥10 mm；② 不可测量病灶，小病灶（常规检测条件下最大径＜20 mm，CT检测最大径＜10 mm）和其他真正不可测量病灶，包括脑膜病变、胸腹腔积液、心包积液、炎性乳腺癌、皮肤癌浸润、骨及软组织肿瘤及影像诊断不能测量的腹盆腔病变。

附：实体瘤疗效评价标准
（RECIST单径测量法）

1. 目标病灶

（1）CR：所有目标病灶完全消失，至少维持4周。

（2）PR：基线病灶最大径之和至少减少30％，至少维持4周。

（3）PD：基线病灶最大径之和至少增大20％或出现新病灶。

（4）疾病稳定（stable disease, SD）：基线病灶最大径之和减少未达到PR标准，增大未达到PD标准。

2. 非目标病灶

（1）CR：所有病灶消失，肿瘤标志物恢复正常。

（2）SD：一个或多个非目标病灶持续存在，肿瘤标志物高于正常。

（3）PD：非目标病灶明显进展或出现新病灶。

注　①目标病灶：每个器官最多选测5个可测病灶，全身最多可选测10个可测病灶。②基线状态：所有目标病灶的长度总和。

四、抗肿瘤药物不良反应的管理

随着抗肿瘤药物的迅速发展和治疗方式的进展，肿瘤的化学治疗作为抗肿瘤治疗的一种主要手段越来越引起人们的重视，但由于抗肿瘤药物中的细胞毒类药物对机体各类细胞的选择性非常差，即在抑制或杀伤肿瘤细胞的同时，对机体的某些正常器官或细胞也有一定的毒性作用，导致产生比较严重的不良反应，常见的为胃肠道反应、骨髓抑制、肝脏毒性、心脏毒性、肾脏毒性、泌尿系统毒性、神经系统毒性、皮肤毒性、生殖系统毒性还有药物过敏反应等。一般来说，不良反应的发生程度与药物的性质和剂量有关。不良反应的发生常常导致化疗疗效的降低甚至化疗的失败。所以，临床药师不但要熟悉各类抗肿瘤药物的药理作用，还要清楚其不良反应的症状、预防及对策，以便对患者进行及时的监护和管理。在对肿瘤患者的药物治疗监护中，要注意遵照循证医学的原则，按照规范化和个体化的要求，尽量去预防或减少不良反应的发生，对部分患者做预处理是必要的。在用药过程中出现Ⅰ～Ⅱ度不良反应是允许的，当发现出现Ⅲ度不良反应时，临床药师应及时跟进与沟通,停止当前的化疗方案,进行不良反应的跟踪处理和治疗方案的重新制定等工作。

1. 消化系统

(1)恶心呕吐:恶心、呕吐是化疗患者比较常见的不良反应,其发生和严重程度受多种因素的影响,包括药物的种类、剂量、给药方法及患者的个体差异等。

根据发生的时间,可将恶心呕吐分为急性、迟发性和预期性3种。急性是指恶心呕吐发生于给药后的24 h内,高峰期在5～6 h;迟发性是指给药24 h以后发生,可持续6～7 d,高峰时间在2～3 d;预期性是指未给药或发生于给药前的呕吐,与心理作用有关,常发生于既往遭受过化疗引起剧烈呕吐的患者。

常用的止吐药物有5-羟色胺3(5-hydroxytryptamine, 5-HT$_3$)受体拮抗剂如昂丹司琼、格拉司琼、托烷司琼、多拉司琼,以及地塞米松、多巴胺受体拮抗剂甲氧氯普胺等,其中5-HT$_3$受体拮抗剂的疗效最好,不良反应最轻。大多数患者在化疗前及化疗后的几天内都需要止吐药物来控制恶心、呕吐症状。

(2)腹泻和便秘:化疗相关性腹泻的主要原因是药物对肠道黏膜的急性损伤所导致的肠道吸收和分泌功能失调。

常引起腹泻的化疗药包括氟尿嘧啶、伊立替康、阿糖胞苷(cytarabine, Ara-C)、放线菌素D、羟基脲、甲氨蝶呤(methotrexate, MTX)等,持续腹泻需要预防和治疗,维持水、电解质、酸、碱和营养平衡,必要时使用止泻药物。

而有些化疗药物如长春碱类可能引起便秘,患者长期卧床及使用5-HT$_3$受体拮抗剂也可能引起便秘。此时应注意药物的剂量及增加食物中的纤维素含量和水分,调节生活习惯,养成定时排便的习惯。必要时使用大便软化剂和缓泻剂。

2. 血液系统 骨髓抑制是化疗最重要和最常见的剂量限制性毒性反应,以白细胞(white blood cell, WBC)尤其是中性粒细胞的减少最为常见,有时也伴随血小板(platelet, PLT)或红细胞(red

blood cell, RBC）下降，少见贫血。作用于增殖细胞的周期特异性药物如MTX、长春碱、抗嘌呤药、抗嘧啶药等常迅速产生粒细胞缺乏症（以下简写粒缺症），但很快可恢复。Ⅲ～Ⅳ度骨髓抑制发生率对人体伤害较大，常导致化疗的中断，应及时进行积极的预防和处理：①严格掌握药物治疗的适应证；②对具有骨髓抑制风险大的药物有耐受性因素的患者，应慎用或减量化疗；③加强观察，定期检查外周血常规，以期早发现、早处理；④粒细胞单核细胞集落刺激因子、粒细胞集落刺激因子、促血小板生成因子等，可以通过诱导造血干细胞向不同血细胞的分化和增殖，一定程度上降低药物对骨髓抑制的程度和持续时间，可根据骨髓抑制的不同类型进行合理使用；⑤对有输血适应证的患者，及时进行成分输血，可降低患者在严重骨髓抑制期间的风险；⑥积极预防和控制感染；⑦加强支持治疗（表1-1）。

表1-1　骨髓抑制分度

项　　目	0度	Ⅰ度	Ⅱ度	Ⅲ度	Ⅳ度
Hb（g/L）	≥110	109～95	94～80	79～65	< 65
WBC（10^9/L）	≥4.0	3.9～3.0	2.9～2.0	1.9～1.0	< 1.0
PLT（10^9/L）	≥100	99～75	74～50	49～25	< 0.5
粒细胞（10^9/L）	≥2.0	1.9～1.5	1.4～1.0	0.9～0.5	< 25

3. 肝脏毒性　肝脏毒性是化疗药物较为常见的毒性反应，化疗药物引起的肝功能异常，轻者可出现血清谷丙转氨酶升高，重者可有明显的临床症状如乏力、食欲缺乏和黄疸等。患者在化疗的前、中、后都应检查肝功能，肝功能出现明显异常者一般应减量或停药。对于原已存在严重肝功能异常者禁用化疗；对于轻微肝功能异常者，如多项病毒性肝炎血清标志物阳性、脂肪肝或轻度肝硬

化等,在必须化疗的情况下同时用护肝药;对于化疗过程中出现单项指标升高者,也应同时使用保肝药物。常用的保肝药物有异甘草酸镁、多烯磷脂酰胆碱、甘草酸二铵、还原型谷胱甘肽、硫普罗宁等。值得重视的是目前对于药物性肝损害尚无理想的治疗方法,应设法避免药物性肝损害。肝损害一旦发生,要及时采取措施,酌情进行保肝治疗。

4. 心脏毒性 化疗药物诱发心脏毒性的发生率不高,但是容易出现不可逆性改变,导致严重后果,因此应加以重视。导致心脏毒性的药物以蒽环类较为常见,如多柔比星、表柔比星、柔红霉素等;其次为烷化剂、氟尿嘧啶、紫杉醇类;博来霉素、丝裂霉素和长春碱类药物也有一定的心脏毒性。靶向药物如曲妥珠单抗、贝伐单抗、索拉非尼和舒尼替尼等的心脏毒性也在日益受到重视。化疗药物导致心脏毒性的预防与治疗原则:① 严格限制蒽环类化疗药的用量,及时使用预防用药,如提前使用果糖、辅酶Q_{10}、门冬氨酸钾镁等药物,使用美托洛尔等保护心脏的药物,还可配合中药;② 及时监测心脏毒性;③ 改变给药方法,如延长给药时间、改变给药次数等。另外,出现毒性反应后应及时处置,对症治疗。

5. 肺毒性 可以导致肺毒性的药物主要有白消安、异环磷酰胺、博来霉素、Ara-C、吉西他滨、紫杉醇、亚硝脲类和长春碱类等。导致药物性肺损伤的机制尚不完全清楚,不同药物导致的药物性肺损伤机制也是不尽相同,目前认为主要可能与药物或其在肺内的代谢药物对肺的直接损伤,超敏反应及药物代谢有关。除药物的因素外,已知发生肺损伤的危险因素有:累积给药剂量大、高龄(> 70岁)、患有慢性肺疾病、曾行胸部放疗、肾功能不全、吸烟及合并应用具有肺损伤的药物等。

6. 神经毒性 神经毒性也是化疗药物常见的毒性反应,可能导致中枢神经毒性或周围神经毒性。MTX、氟尿嘧啶、Ara-C、多柔比星等均可损伤中枢神经系统,表现为头痛、恶心、精神抑郁、嗜睡、神经错乱、共济失调等;长春碱类药物、顺铂、奥沙利铂、依托泊苷、紫杉醇等可致周围神经炎，表现为指（趾）端麻木、跟腱反射减退或消失、四肢感觉障碍、可逆性末梢神经炎、肌肉疼痛或无力等；此外，神经毒性还可能表现为自主神经紊乱或听神经毒性如便秘、排尿障碍、耳鸣、头晕等。

神经毒性的发生和严重程度与药物的累积剂量和剂量强度明显相关，其他影响因素主要有：伴随疾病、年龄、烟酒嗜好及放疗等。出现神经毒性反应时应减量或停药对症治疗。如采用水化利尿方案促进体内化疗药物的排出，减轻化疗药物对神经系统的毒性。

7. 泌尿系统毒性　化疗药物对泌尿系统的毒性包括肾损害和泌尿系统损害。化疗药物均需经过肝肾代谢和排泄，肾排泄率高的药物易引起肾损伤，而对肾和尿路有直接毒性的药物，即使肾排泄率较低，也会引起泌尿系统的损害。泌尿系统的毒性以预防为主，应定期检查肾功能，根据肾功能的变化调整药物剂量、水化利尿、碱化尿液。为防止肾毒性，在使用顺铂、MTX等药物时必须同时给予水化方案；在应用大剂量的环磷酸酰胺（cyclophosphamide, CTX）和异环磷酰胺治疗时应给予美司钠解救，预防膀胱炎的发生。

8. 皮肤黏膜毒性和脱发　化疗药物导致的皮肤黏膜毒性主要表现为手足皮肤反应、皮疹、瘙痒症、口腔炎和皮肤颜色改变等，通常需对症治疗。如出现手足皮肤反应后，加强皮肤护理，避免压力或摩擦，防止局部受压等。而化疗药物导致的脱发，通常都是暂时性脱发，停药后1～2个月可以恢复再生。为预防脱发，可在用药前给患者头戴冰帽，使头皮冷却，局部血管收缩，通过减少药物到达毛囊而减轻脱发。

陶霞 伊佳

第二章

多发性骨髓瘤

第二章

第一节　疾病基础知识

【病因和发病机制】

多发性骨髓瘤(multiple myeloma, MM)是浆细胞单克隆增生的恶性疾病。该病占肿瘤性疾病的1%,占血液系统肿瘤的13%,多发于老年人。临床起病隐匿,进行性加重,目前仍属于难治愈性疾病。

1. 病因　MM病因尚不明确,可能与遗传的易感性、电离辐射、慢性感染和慢性抗原的刺激等因素有关。

2. 发病机制　骨髓微环境被克隆性增生的恶性浆细胞侵占,骨质被破坏和单克隆蛋白异常增多,并通过多种机制产生脏器功能的障碍。

【诊断要点】

1. 临床表现　典型症状有:高钙血症、肾功能不全、贫血、骨病。其他表现有:骨痛、肿块、出凝血异常、血液高黏滞综合征、淀粉样变、呼吸道或泌尿道感染等。

2. 实验室检查及其他辅助检查

(1)实验室检查:血常规、骨髓穿刺活检、流式细胞学检查、免疫球蛋白、尿蛋白、血液生化检查、红细胞沉降率(erythrocyte sedimentation rate, ESR)等。

(2)影像学检查:X线、MRI、CT及PET-CT检查。

【治疗】

MM目前尚难以根治,对大多数患者的治疗,主要以延长寿命、缓解骨痛、提高生活质量为目的。

1.治疗原则

(1) 无症状者不建议治疗,至少每3个月随访1次。

(2) 有症状者应立即治疗。除了抗肿瘤治疗外,多发性骨髓瘤的并发症治疗和辅助对症治疗也相当重要。

2.治疗方法

(1) 一般治疗:主要包括止痛、预防脱水和高尿酸血症、纠正贫血、抗感染、抗凝等预防与对症治疗。

(2) 抗肿瘤治疗:分为化疗、靶向治疗、骨髓或造血干细胞移植、生物免疫治疗等。

第二节 主要化疗方案

MM 通常对很多细胞毒性药物敏感,初始治疗和复发时治疗均是如此。遗憾的是,疗效虽然通常可以持续,但目前尚无治愈MM的方法。不过,由于新型药物的引入,如免疫调节药物(IMiD)、蛋白酶体抑制剂(PI)、单克隆抗体和组蛋白去乙酰化酶(HDAC)抑制剂,这使MM的治疗迅速发展。此外,随着对肿瘤生物学的理解越来越深入,也为新的联合治疗方案和新药研发奠定了基础。相关细胞遗传学异常的研究表明MM为异质性疾病,这意味着采用风险等级调整的方法和个体化治疗,将有助于进一步改善患者的治疗。

适合干细胞移植(SCT)候选患者的首选主要治疗方案为基于硼替佐米的 3 药方案,如硼替佐米+来那度胺+地塞米松、硼替佐米+多柔比星+地塞米松,以及硼替佐米+环磷酰胺+地塞米松等。老年患者或体弱患者可采用2药方案,如硼替佐米+地塞米松、来那度胺+地塞米松。适合移植患者的其他治疗方案包括卡非佐米或艾沙佐米联合来那度胺和地塞米松。上述很多用于移植候选患者的方案同样可用于非移植候选患者。与适合移植患者相同,NCCN 专家组建议优先采用3药方案,这些方案可诱导产生更高的缓解率和缓解深度。2药方案适用于老年患者和/或体弱患者。非移植候选者的首选方案列表包括:硼替佐米+环磷酰胺+地塞米松、硼替佐米+来那度胺+地塞米松,以及来那度胺+低剂量地塞米松。

多发性骨髓瘤治疗中常用的化疗方案如下(表2-1)。

表 2-1　多发性骨髓瘤主要化疗方案

分　类	方案与疗程	使用药物	剂　量	使用时间
诱导治疗	VD方案 (21 d)	硼替佐米	1.0 mg/m² 或 1.3 mg/m²	d1*、d4、d7、d10
		地塞米松	20 mg/d	d1-4、d7-10*
	PAD方案 (21 d)	硼替佐米	1.0 mg/m² 或 者 1.3 mg/m²	d1、d4、d7、d10
		表柔比星或 多柔比星	15 mg/m² （表柔比星） 或 10 mg/m² （多柔比星）	d1-4
		地塞米松	20 mg/d	d1-4、d7-10
	TAD方案 (21 d)	沙利度胺	100 200 mg/d	d1-21
		表柔比星或 多柔比星	15 mg/m² （表柔比星） 或 10 mg/m² （多柔比星）	d1-4
		地塞米松	20 mg/d	d1-4、d7-10
	RAD方案 (21 d)	来那度胺	25 mg/d	d1-21
		表柔比星或 多柔比星	15 mg/m² （表柔比星） 或 10 mg/m² （多柔比星）	d1-4
	RAD方案 (21 d)	地塞米松	20 mg/d	d1-4、d7-10
	CBD方案 (21 d)	硼替佐米	1.0 mg 或 1.3 mg/m²	d1、d4、d7、d10
		CTX	0.2 g/d	d1-4
		地塞米松	20 mg/d	d1-4、d7-10

* dn: 表示第 n 天；dn_1-n_2: 表示第 n_1 ～ n_2 天。

分　类	方案与疗程	使用药物	剂　量	使用时间
巩固强化治疗	自体造血干细胞移植	CTX	50 mg ～ 60 mg/kg	连续2 d
		重组人粒细胞集落刺激因子（rhG-CSF）	5 ～ 10 μg/kg b.i.d.	CTX用完后第6天开始
	继续原方案巩固 2 ～ 4疗程			
维持治疗	T单药	沙利度胺	100 ～ 200 mg/d	每天
	R单药	来那度胺	25 mg/d	每天
	TD方案	沙利度胺	100 ～ 200 mg/d	d1-28
		地塞米松	20 mg	d1、d8、d15
	RD方案	来那度胺	25 mg/d	d1-28
		地塞米松	20 mg	d1、d8、d15

第三节 经典案例

案例一

（一）案例回顾

【主诉】

反复双下肢水肿1年余，活动后气促、胸闷加重6个月。

【现病史】

患者，女，65岁，因多发性骨髓瘤伴淀粉样变性就诊血液科行第2个疗程化疗。

2个月前，双肺感染伴胸腔积液，胸腔积液有异常浆细胞，给予三氧化二砷治疗，同时抗感染，胸闷气促症状改善。3周后给予VD方案化疗［硼替佐米2.0 mg（d1、d4、d7、d10）；地塞米松10 mg（d1~4、d7~10）］。化疗结束后2周出现右侧胸壁带状疱疹，经抗病毒治疗明显好转。现诉精神状态差，体重增加8 kg，双下肢肿胀。

【既往史】

24年前因左侧卵巢囊肿行左侧卵巢囊肿切除术右侧输卵管结扎术，有输血史。

【社会史、家族史、过敏史】

无。

【体格检查】

体温（temperature, T）: 36.8 ℃；脉搏（pulse, P）: 72次/min；呼吸（respiration, R）: 18次/min；血压（blood pressure, BP）: 110/70 mmHg。

双肺叩诊浊音,双肺呼吸音异常;两侧语颤音不等;闻及干湿性啰音;双下肢水肿明显。

【实验室检查及其他辅助检查】

1. 实验室检查

（1）血常规: WBC 6.7×10^9/L, NEUT % 74.8%, RBC 2.51×10^{12}/L($\downarrow$), Hb 92 g/L($\downarrow$), PLT 235×10^9/L。

（2）生化: Tn 0.18 ng/mL($\uparrow$), Pro BNP 13 300 pg/mL($\uparrow$), Cr 64 μmol/L。

（3）尿常规: U-Pro(+++)。

2. 其他辅助检查　心电图检查 HR 86次/min, P-R间期0.18 s, QRS时限0.08 s, Q-T间期0.38 s, 心电轴正常。窦性心律, T波改变。

【诊断】

（1）多发性骨髓瘤合并淀粉样变性 DS分期Ⅲ A期、ISS分期Ⅱ期,淀粉样病变累及心脏、肾脏(高危组)。

（2）肺部感染(双侧)。

（3）胸腔积液(双侧)。

（4）心功能不全(Ⅲ级)。

【用药记录】

1. 抗肿瘤　注射用硼替佐米 2.0 mg + 0.9%氯化钠注射液(以下简写为0.9% NS)2.0 mL i.v.(d1、d4、d7、d10); 甲泼尼龙片24 mg p.o. q.d.(d1-4、d7-10)。

2. 化疗辅助　注射用兰索拉唑30 mg + 0.9% NS100 mL iv.gtt q.d.(d1-10); 注射用腺苷钴胺3 mg + 0.9% NS 100 mL iv.gtt q.d.(d1-10)。

3. 抗病毒　阿昔洛韦片0.4 g p.o. q6h.(d1-10)。

4. 利尿　呋塞米片20 mg p.o. b.i.d.(d1-10); 螺内酯片40 mg p.o. b.i.d.(d1-10)。

5. 抗感染　左氧氟沙星片0.5 g p.o. q.d.(d3-10); 氟康唑胶囊

150 mg p.o. q.d.（d7–10）。

6. 止泻　口服酪酸梭菌活菌片 40 mg p.o. t.i.d.（d8–10）；蒙脱石散 1 包 p.o. t.i.d.（d8–10）。

【药师记录】

入院第 2 天：评估重度贫血（Hb 为 52 g/L），输注红细胞悬液 200 mL 改善贫血；予调整的 VD 方案："硼替佐米 2.0 mg（d1、d4、d7、d10）＋甲泼尼龙 24 mg（d1–4、d7–10）"化疗；予呋塞米和螺内酯利尿消除双下肢水肿；予阿昔洛韦预防疱疹病毒。

入院第 3 天：凝血功能差［国际标准化比值（international normalized ratio, INR）为 8.78］，输注新鲜冷冻血浆 200 mL。

入院第 4 天：咳嗽咳痰，无发热畏寒等其他特殊不适，查体听诊双肺湿啰音，伴大量胸腔积液，结合 CT 检查，考虑有肺部感染存在。给予左氧氟沙星抗感染和氨溴索化痰。

入院第 8 天：痰涂片找到孢子，培养出光滑念珠菌，药敏示：对氟康唑、伏立康唑和两性霉素 B 均敏感，予氟康唑胶囊抗真菌；贫血得到有效纠正（Hb 为 82 g/L），停红细胞悬液输注；凝血功能改善明显（INR 为 4.54），但未达标，继续输注新鲜冷冻血浆 400 mL。轻度腹泻，予口服蒙脱石散和酪酸梭菌活菌片对症治疗。

入院第 11 天：患者病情稳定，双下肢水肿程度减轻，咳嗽咳痰减轻，腹泻好转。完成化疗，办理出院。

出院带药：阿昔洛韦片 0.4 g p.o. q6h.。

（二）案例分析

【抗肿瘤治疗】

患者为老年女性，诊断多为发性骨髓瘤合并淀粉样变性 DS 分期Ⅲ A 期和 ISS 分期Ⅱ期（高危组）。年龄＞65 岁，不考虑行骨髓移植，首选方案选用硼替佐米或来那度胺联合地塞米松等方案治疗。肝肾功能正常，但存在重度贫血，出现化疗禁忌证。但考虑为造血系统受肿瘤细胞损害引起，可先输血等对症缓解后，再予抗肿瘤对因治疗来纠正。本例选择硼替佐米联合地塞米松方案进行抗肿瘤治疗,辅以水化、碱化尿液,抑酸护胃,营养神经等对症支持治疗。硼替佐米单次用量2.0 mg,每周2次。计算体表面积单位剂量为1.3 mg/m²,为成人标准推荐剂量。

临床药师观点:符合化疗适应证,排除化疗禁忌证,方案选择合理,用法用量正确。

【液体潴留治疗】

患者体格检查双下肢水肿明显,体重增加8 kg。考虑化疗方案中的地塞米松引起的水钠潴留。首先,对化疗方案进行了调整,将方案中地塞米松改为盐皮质激素样作用弱、水钠潴留不良反应较小的甲泼尼龙,以减少患者双下肢水肿程度。同时,每天监测患者体重,升高显著时给予呋塞米和螺内酯脱水利尿,减轻患者双下肢水肿。

临床药师观点:血液肿瘤患者的治疗方案中常使用糖皮质激素,注意监测其不良反应,如血压、血糖、液体潴留、胃溃疡等。应及时采取预防及对症措施,以免影响后续治疗和其他药物疗效。

【抗感染治疗】

肺部听诊及CT检查支持肺部炎症,但体温及血象基本正常,胸水中找到肿瘤细胞,考虑肺部肿瘤转移,淀粉样变性累及,改变肺部正常生理,继发肺部炎症。由于患者免疫力低下,不排除肺部感染。在抗肿瘤治疗同时,应用抗菌药物经验治疗感染属合理,可选方案有:β内酰胺类(或)+酶抑制剂、喹诺酮类、碳青霉烯类等。本例喹诺酮类药物具有2个危险因素:60岁以上,同时使用糖皮质激素,发生氟喹诺酮相关的肌腱炎和肌腱断裂的危险性增加;淀粉样变性累及心脏,心功能不全(Ⅲ级),喹诺酮类存在Q-T间期延长风险。药师建议优先选择β内酰胺类(或)+酶抑制剂。痰涂片真菌培养找到光滑念珠菌,对氟康唑、伏立康唑和两性霉素B均敏感,本例选用口服氟康唑抗真菌。

临床药师观点:① 患者有唑类抗真菌药物预防史,应首选棘白菌素类；② 氟康唑可使华法林的浓度–时间曲线下面积（area under the concentration-time curve, AUC）升高，增加出血风险；③ 氟康唑也可导致Q–T间期延长，与左氧氟沙星合同，可能增加心血管风险。鉴于此，建议选用卡泊芬净等棘白菌素类抗真菌药物。

（三）药学监护要点

（1）监测心功能，注意区分病情进展导致的心功能不全和药物引起的心功能问题。慎用影响心脏功能的药物，如左氧氟沙星、氟康唑。

（2）监测患者体重和水肿症状。嘱诉患者限制饮水，避免双下肢水肿加重。

（3）嘱诉患者口服蒙脱石散和酪酸梭菌活菌片时，注意与左氧氟沙星片和氟康唑胶囊前后间隔2 h以上。

（4）腺苷钴胺与葡萄糖有配伍禁忌，应选用氯化钠溶液作为溶媒，且本品见光易分解，需加用避光袋。

案例二

（一）案例回顾

【主诉】

腰痛2.5年，确诊多发性骨髓瘤1年余，发热伴呼吸困难半月余。

【现病史】

患者，男，75岁。2015年9月确诊"多发性骨髓瘤"。2015年10月起先后予PAD方案行2个疗程化疗，疗效评估好转（minind response, MR）、CBD方案化疗1个疗程，疗效评估PR；但患者自觉腰部疼痛改善不明显，故2016年2～3月行腰椎局部放疗20次（总剂量不详），放疗后疼痛较前明显好转。随后行TCD–克拉霉素方案（沙利度胺＋环磷酰胺＋地塞米松＋克拉霉素）治疗至2016年8月，疗效评估SD；更改RD方案，维持治疗。2016年

11月，无诱因出现左下肢肿胀疼痛，3 d后晨起排便时突然发生晕厥，双肺动脉血管成像提示：疑似双下叶肺动脉部分远端分支栓塞可能。予肝素抗凝溶栓对症治疗。为求进一步诊治，入院就诊。

【既往史】

15年前诊断病毒性肝炎，具体诊治不详，已好转。

【社会史、家族史、过敏史】

无。

【体格检查】

T: 36.8℃; P: 72次/min; R: 18次/min; BP: 110/70 mmHg。

双肺叩诊浊音，双肺呼吸音异常；两侧语颤音不等；左下肢水肿明显。

【实验室检查及其他辅助检查】

1. 实验室检查

（1）血常规: WBC 2.3×10^9/L(↓), NEUT% 76.1%(↑), RBC 2.35×10^{12}/L(↓), Hb 73 g/L(↓), PLT 53×10^9/L(↓)。

（2）生化: TBIL 6.00 μmol/L(↑); TP 61 g/L(↓); ALB 28 g/L(↓); GLB 33 g/L(↑); GGT 160 U/L(↑); AKP 187 U/L(↑); Cr 109 mmol/L(↑); Ca^{2+} 1.68 mmol/L(↓); P 0.45 mmol/L(↓)。

（3）凝血功能: PT 16.2 s(↑), APTT 126.0 s(↑), TT 22.7 s(↑), D-dimer > 20 000.0 μg/L(↑)。

（4）尿常规: U-Pro(+++)。

2. 其他辅助检查　无。

【诊断】

多发性骨髓瘤(IgG-k轻链型): DS分期Ⅲ B期，ISS分期Ⅲ期；肺部栓塞(双下叶肺动脉部分远端分支)。

【用药记录】

1. 抗肿瘤　来那度胺片10 mg p.o. q.d.(d1–21)；地塞米松

20 mg/w×4。

2. 化疗辅助　注射用兰索拉唑 30 mg + 0.9% NS 100 mL iv.gtt q.d.（d1-8）。

3. 抗凝　依诺肝素 4 000 IU s.c. q12h.（d1-8）；利伐沙班 10 mg p.o. q.d.（d9-12）。

4. 改善微循环　蚓激酶肠溶胶囊 60 万 IU p.o. t.i.d.（d1-10）；脉络舒通颗粒 20 g p.o. t.i.d.（d1-10）。

5. 利尿　托拉塞米注射液 20 mg i.v. q3d（d1-7）；呋塞米片 20 mg i.v. q3d（d9-12）；螺内酯片 40 mg p.o. b.i.d.（d9-12）。

【药师记录】

入院第2天：评估肺栓塞（pulmonary embolism, PE）严重程度，属于高危患者［肺栓塞严重指数（pulmonary embolism index, PESI 107分）］，根据肝素诱导的血小板减少风险评估（4TS评分），患者属于低危组（3分），予依诺肝素抗凝治疗；予RD方案化疗；予蚓激酶肠溶胶囊和脉络舒通颗粒改善血管微循环；予依诺肝素抗凝治疗，予兰索拉唑抑酸护胃，予托拉塞米注射液利尿消除双下肢水肿。

入院第4天：两肺呼吸音粗，闻及干湿啰音，HR 82次/min，双下肢轻度水肿，但较前有明显缓解。D-dimer 2 530 μg/L 较入院大幅下降，结合目前体征患者 PE 状况有明显改善，查 PLT 升高至 68×10^9/L，基本排除患者发生肝素诱导的血小板减少症（heparin-induled thrombolyttoperuia, HIT）的可能性。治疗同前。

入院第9天：呼吸平稳，两肺呼吸音粗，闻及干湿啰音，心率82次/min，双下肢轻度水肿。更改抗凝治疗为出利伐沙班 10 mg p.o. q.d.。

入院第20天，患者病情稳定，双下肢轻度水肿，办理出院。

出院带药：呋塞米片 20 mg p.o. b.i.d.；螺内酯片 40 mg p.o. b.i.d.；利伐沙班 10 mg p.o. q.d.。

（二）案例分析

【抗肿瘤治疗】

患者老年男性,诊断为多发性骨髓瘤(IgG-k轻链型)DS分期ⅢB期、ISS分期Ⅲ期。年龄 > 65岁,不考虑行骨髓移植,首选方案选用硼替佐米或来那度胺联合地塞米松等方案治疗。本例患者相继使用PAD、CBD、TCD-克拉霉素方案化疗及腰椎局部放疗,效果欠佳,更改RD方案维持治疗。来那度胺单次用量10 mg q.d.,连续21 d,为成人标准推荐剂量。

临床药师观点:符合化疗适应证,排除化疗禁忌证,方案选择合理,用法用量正确。

【抗凝治疗】

来那度胺的重要不良反应是可引起深部静脉血栓形成和肺动脉栓塞。患者查D-dimer > 20 000 μg/mL,FDP 6.03 μg/mL,气促明显,行双肺动脉血管成像提示:双侧肺动脉干稍粗糙,疑似双下叶肺动脉部分远端分支栓塞可能。根据中国肿瘤相关静脉血栓栓塞症预防与治疗专家指南,当患者明确诊断为PE时需进行PESI,此患者评分为107分,属于高危患者。当PESI评分≥86,入院无肌钙蛋白等的异常,则无须考虑溶栓,在无抗凝禁忌证的情况下可采用抗凝治疗。根据《NCCN临床实践指南:癌症相关性静脉血栓栓塞性疾病(2016V1)》《BCSH指南:肿瘤相关静脉血栓形成(2015版)》《中国肿瘤相关静脉血栓栓塞症预防与治疗专家指南(2015版)》3项指南中推荐低分子肝素优于华法林及低分子肝素。其中依诺肝素推荐用量为80 ~ 100 U/kg s.c. q12h.。患者PLT为53×10⁹/L,且于院外已经应用肝素治疗,需要评估HIT发生的可能性,如确实发生HIT则需停用低分子肝素换用其他药物。根据4TS评分,患者评分结果为3分,属于低危组,需要密切注意患者的临床指标状态,去除降低PLT原因,权衡肝素的风险、收益,考虑继续使用低分子肝素。治疗8 d后,患者停用低分子肝素,改为利伐沙班口服序贯治疗。

临床药师观点:据各项癌症抗栓指南,癌症患者静脉血栓栓塞症(venous thromboermbilism, VTE)治疗推荐低分子肝素优于新型口服抗凝药。新型口服抗凝药物因缺乏足够数据证明疗效及安全性。但是考虑到患者院外使用低分子肝素不便而寻求口服抗凝药物,同时因居住地周边无满足测定INR条件的卫生机构,因此给予患者口服利伐沙班代替低分子肝素。利伐沙班治疗期间无须监测生化指标,同时目前没有对应的解救药剂,使用时需注意安全。另外,脉络舒通颗粒和蚓激酶肠溶胶囊对有出血倾向者或凝血功能障碍者慎用,现患者凝血功能严重异常,出血风险极大,不应使用此类非常规推荐的抗凝溶栓药物。因此,建议可谨慎选用一种改善微循环药物,并密切监测患者出血症状。

【下肢水肿治疗】

患者查体,双下肢水肿明显,考虑化疗方案中的地塞米松引起的水钠潴留。予强效利尿剂托拉塞米脱水利尿,待症状较前缓解后予以呋塞米和螺内酯口服序贯治疗。

临床药师观点:托拉塞米与呋塞米相比,其优点有以下几条:① 双靶位利尿,疗效优异、持续稳定,在排钠同时相对还有保钾作用;② 肝肾双通道代谢,安全性高,肾脏负担小,耳毒性显著低于呋塞米;③ 双重排钠,相对保钾,一般不引起低钾血症及其他电解质紊乱,有效减少糖、脂代谢紊乱和高尿酸血症的发生率;④ 口服生物利用度高(80%～90%),极少利尿抵抗,但是从经济学角度来说,患者左下肢水肿明显,药师建议可先口服呋塞米,观察其效果,若效果欠佳,再使用托拉塞米利尿脱水。

(三) 药学监护要点

(1)注意监测患者血栓症状。服用来那度胺具有持续的血栓风险。

(2)告知患者院外服用利伐沙班时,注意观察有无皮下淤血、胃肠道出血、血尿和黑便等症状的发生。谨慎合用CYP3A4和P-gp抑制或诱导剂,可能会影响利伐沙班的体内暴露量。

（3）嘱诉患者限制摄入过多水分，以避免双下肢水肿加重。

案例三

（一）案例回顾

【主诉】

诊断多发性骨髓瘤6年余，自体干细胞移植术后5年余。

【现病史】

患者，男，63岁，先行PAD、VTD（硼替佐米＋沙利度胺＋地塞米松）、VCDT（硼替佐米＋沙利度胺＋地塞米松＋CTX）、TD（沙利度胺＋地塞米松）方案化疗后行外周血干细胞移植术，之后进展行RD（雷那度胺10 mg/d＋地塞米松20 mg/w）、V–CEP［硼替佐米1.75 mg（d1、d4、d7）；顺铂20 mg（d1–4）＋依托泊苷50 mg（d1–4）＋CTX 0.2（d1–4）＋地塞米松20 mg（d1–4、d7–10）］、CTD和VTD方案治疗均结果为进展，整个化疗期间出现周围神经炎，手脚麻木影响睡眠；亦出现带状疱疹、过敏性皮炎，对症治疗后缓解；还出现严重的骨髓抑制，WBC最低降至1.9×10^9/L，予以对症处理。此次选择CKD方案［卡非佐米30 mg（d1–2）/60 mg（d8–9、d15–16）＋CTX 0.2 g（d1–2、d8–9）＋地塞米松20 mg（d1–2、d8–9）］作为补救治疗化疗方案。

【既往史】

2010年4月21日全麻下行腰后路腰1椎体及附件肿瘤切除减压重建内固定术。

【社会史、家族史、过敏史】

无。

【体格检查】

T: 36.5℃；P: 84次/min；R: 18次/min；BP: 110/66 mmHg。

【辅助检查】

1. 实验室检查

（1）血常规：WBC 3.0×10^9/L（↓），NEUT% 33.0%（↓），

RBC $3.38 \times 10^{12}/L$（↓），Hb 112 g/L，PLT $88 \times 10^{9}/L$（↓）。

(2)生化：TBIL 15.00 μmol/L；TP 113 g/L（↑）；ALB 39 g/L；GLB 74 g/L（↑）；Cr 68 μmol/L（↑）；K^+ 3.3 mmol/L（↓）；Ca^{2+} 2.09 mmol/L（↓）。

【诊断】

（1）多发性骨髓瘤IgG κ 轻链型DS分期Ⅲ A期，ISS分期 Ⅰ期。

（2）自体外周造血干细胞移植术后。

（3）腰1椎体及附件肿瘤切除减压重建内固定术后。

（4）周围神经炎Ⅱ级。

【用药记录】

1. 抗肿瘤　卡非佐米30 mg（d1−2）；60 mg（d8−9、d15−16）+ CTX 0.2 g（d1−2、d8−9）+ 地塞米松20 mg（d1−2、d8−9）。

2. 化疗辅助　注射用奥美拉唑30 mg + 0.9% NS 100 mL iv.gtt q.d.（d3−4）；注射用兰索拉唑40 mg + 0.9% NS 100 mL iv.gtt b.i.d.（d10−11、d19−20）；盐酸托烷司琼注射液3 mg + 0.9% NS 20 mL i.v. q.d.（d3−4、d10−11、d20）；异甘草酸镁注射液30 mL + 5% 葡萄糖注射液（以下简称5% GS）250 mL iv.gtt q.d.（d3−4、d10−11、d20）。

3. 营养神经及止痛　牛痘疫苗致炎兔皮提取物注射液6 mL + 0.9% NS 100 mL iv.gtt q.d.（d2−13）；注射用腺苷钴胺3 mg + 0.9% NS 100 mL iv.gtt q.d.（d2−4、d10−11）；普瑞巴林胶囊 75 mg b.i.d. p.o.（d2−13）。

4. 抗骨质破坏　注射用唑来膦酸4 mg + 0.9% NS 100 mL iv.gtt stat.（d3）。

【药师记录】

入院第2天：了解一般情况，予疼痛评分，数字分级评分法（numerical rating scale, NRS）评分2分，双下肢麻木予以牛痘疫苗致炎兔皮提取物注射液和腺苷钴胺针营养神经，WBC 和 NEUT 数目提示三系下降，予重组人粒细胞刺激因子升白，胸部和下肢疼痛予以普瑞巴林止痛。

入院第3天：排除化疗禁忌证，给予CKD方案化疗，并辅以异甘草酸镁保肝、奥美拉唑钠护胃、托烷司琼止吐、腺苷钴胺和牛痘疫苗致炎兔皮提取物注射液营养神经。

入院第6天：化疗间歇期，仍有双下肢麻木，便秘，血钾偏低，予以氯化钾口服溶液、大黄苏打片等对症处理。

入院第14天，一般情况可，双下肢麻木，精神可，睡眠可。饮食可，大小便正常。

入院第18天：双下肢麻木较前改善，精神饮食可。

入院第21天：双下肢麻木较前改善，办理出院。

出院带药：无。

（二）案例分析

【抗肿瘤治疗】

患者为老年男性，诊断多发性骨髓瘤IgG κ轻链型DS分期ⅢA期，ISS分期Ⅰ期。年龄小于65岁，先行以硼替佐米联合地塞米松等方案治疗，行自体干细胞移植术5年余后疾病复发，更改以来那度胺联合地塞米松的治疗方案，效果欠佳，疾病一直在进展，并伴有周围神经炎Ⅱ级，手脚麻木影响睡眠，此次根据指南推荐，选择卡非佐米联合CTX、地塞米松的CKD方案作为补救治疗化疗方案，辅以抑酸护胃、营养神经等对症支持治疗。

临床药师观点：符合化疗适应证，排除化疗禁忌证，方案选择合理，用法用量正确。

【周围神经病变的治疗】

本例长期化疗后出现双手麻木，胸部带状疱疹部位疼痛，下肢放射痛，NRS评分2分，影响睡眠。考虑两种可能：一是骨髓瘤本身相关的周围神经病变（peripheral neuropathy, PN）；二是药物治疗相关的PN，包括硼替佐米治疗相关。予以牛痘疫苗致炎兔皮提取物注射液和腺苷钴胺针营养神经，胸部和下肢疼痛予以普瑞巴林止痛等对症支持治疗。

临床药师观点：药物治疗相关 PN 目前尚无特异性的治疗药物，预防是最有效的措施。而调整药物剂量、给药时间及给药方式是目前降低药物治疗相关 PN 的发生率及严重程度的最好方法。本例将之前硼替佐米更换为卡非佐米，与硼替佐米相比较，卡非佐米骨髓抑制较强，PN 较弱，且卡非佐米剂量下调 20%，较好地减少了对周围神经的损害。而对于多发性骨髓瘤导致的 PN，关键在于对原发病的控制，同时及时使用神经保护剂尽可能修复神经的病变化，减轻 PN 损伤程度，本例选择腺苷钴胺起到营养神经的作用。本例还予以牛痘疫苗致炎兔皮提取物注射液，专家共识虽未推荐，药师认为亦可以联用，共同减轻 PN 症状。对于神经性疼痛的处理，在神经保护剂治疗的基础上，建议采用以下顺序治疗：一线用药采用抗惊厥药卡马西平或普瑞巴林，三环类抗抑郁药也可；二线采用曲马朵或阿片类止痛药物；三线采用抗癫痫药或氯氨酮，本例予以普瑞巴林止痛，药物选择合理。

【抗骨质破坏的治疗】

患者 2009 年 9 月以来双侧季肋、腰背部胀痛，MRI 检查见"腰 1 椎体及附件骨质破坏，呈明显压缩性改变，突入椎管内，硬膜囊及神经根明显受压"，PET-CT 检查提示"多发骨质破坏"考虑与多发性骨髓瘤引起的相关骨质破坏有关，因此给予唑来膦酸注射液抗骨质破坏治疗。

临床药师观点：药师认为唑来膦酸抑制破骨细胞重吸收在多发性骨髓瘤的治疗中很有必要，选用合理准确，注意其用法。

（三）药学监护要点

（1）注意双膦酸盐的使用：使用唑来膦酸钠时应密切监测血清中钙、磷、镁及血清 Cr 的水平，如出现过低，应予以必需的补充治疗；滴注时间应不得少于 15 min；唑来膦酸钠可能导致流感样症状，如出现发热、流涕等症状需及时告知医生；双膦酸盐可致颌骨坏死，用药期间应避免口腔操作；双膦酸盐治疗需同时补钙及维生素 D，剂量分别为钙 1 200 ～ 1 500 mg/d，维生素 D

3 400 ～ 800 IU/d，医嘱中未予钙剂的补充，建议自行服用。

（2）CTX的毒副作用：患者使用CTX后未出现膀胱毒性反应，无镜下血尿和肉眼血尿；定期检查尿中沉积物，以监测是否有RBC存在或其他尿和肾脏毒性迹象。使强化补液促进利尿可显著降低膀胱毒性发生率和严重性。保证患者有规律地排空膀胱是非常重要的。如同其他细胞毒性药物治疗，CTX治疗的远期后遗症包括癌前病变及继发肿瘤。通过预防出血性膀胱炎可显著降低膀胱癌的风险。

（3）止痛治疗：及时评估患者的疼痛及药物的疗效，确保患者的用药依从性。普瑞巴林单药效果不好的话，考虑加用阿片类药物。如无法有效控制疼痛，可考虑停止卡非佐米的治疗。

案例四

（一）案例回顾

【主诉】

双肩部、颈部疼痛7个月，确诊多发性骨髓瘤2个月。

【现病史】

患者，女，68岁。

2015年7月，双肩部、颈部疼痛，疼痛与活动无明显相关，呈进行加重，2015年12月确诊多发性骨髓瘤，给予CBD方案化疗。患者骨痛明显，第1个疗程化疗后，予氯膦酸二钠胶囊抗骨质破坏。2016年2月行第2个疗程化疗后，患者右侧胸壁出现带状疱疹，外院予以阿昔洛韦抗病毒治疗，目前右侧胸壁仍可见带状疱疹，仍诉向腰背部放射痛，贫血貌。

【既往史】

慢性肾病病史20余年，长期口服中药治疗，定期复查，疾病控制稳定，无不适，Cr维持170 ～ 290 μmol/L。

【社会史、家族史、过敏史】

其父因多发性骨髓瘤去世。

【体格检查】

T: 38.5℃; P: 70次/min; R: 18次/min; BP: 108/70 mmHg。

贫血貌,两肺呼吸音粗,未闻及明显干湿啰音,HR 70次/min,双下肢轻度水肿。

【实验室检查及其他辅助检查】

1. 实验室检查

(1) 血常规: WBC 7.4×10^9/L,NEUT% 65.6%,RBC 2.11×10^{12}/L($\downarrow$),Hb 70 g/L($\downarrow$)。

(2) 生化: TBIL 3.00 μmol/L; TP 75 g/L,ALB 24 g/L($\downarrow$),GLB 51 g/L($\uparrow$),A/G 0.47($\downarrow$),LDH 208 U/L; BUN 13.8 mmol/L($\uparrow$),Cr 237 μmol/L($\uparrow$),P 0.93 mmol/L($\downarrow$)。

(3) 凝血功能: PT 14.6 s($\uparrow$),INR 1.16($\uparrow$),D-dimer 1 840 μg/L($\uparrow$),FDP 6.9 mg/L($\uparrow$)。

(4) 尿常规: U-Pro(+)。

2. 其他辅助检查　无。

【诊断】

(1) 多发性骨髓瘤IgG-κ轻链型,DS分期ⅢB期,ISS分期Ⅲ期。

(2) 慢性肾脏病: CKD5期,慢性肾小球肾炎。

(3) 带状疱疹。

【用药记录】

1. 抗肿瘤　硼替佐米(万珂)2.2 mg(d1、d4、d7、d10); CTX 0.2 g(d1-4);地塞米松20 mg(d1-4、d7-10)。

2. 化疗辅助　注射用奥美拉唑钠40 mg + 0.9% NS 100 mL iv.gtt q.d.(d1-5);注射用还原型谷胱甘肽1.8 g + 0.9% NS 100 mL iv.gtt q.d.(d1-5);格拉司琼注射液3 mg+0.9% NS 10 mL i.v. q.d.(d1-5);注射用腺苷钴胺3 mg+0.9% NS 100 mL iv.gtt q.d.(d1-5);碱化尿液碳酸氢钠片1.0 g p.o. t.i.d.(d1-d5)。

3. 抗病毒感染　注射用阿昔洛韦0.25 g + 0.9% NS 100 mL

iv.gtt q.d.(d1-5);阿昔洛韦乳膏 10 g(d1-10)。

4. 改善贫血　重组人促红素注射液 1 万 IU(d1-5)。

5. 抗骨质破坏　氯膦酸二钠胶囊 800 mg p.o. q.d.(d1-10)。

6. 利尿　托拉塞米注射液 20 mg i.v. q.d.(d4)。

【药师记录】

入院第 2 天：评估中度贫血(Hb 70 g/L)，予重组人促红素注射液改善贫血；予 CBD 方案化疗；予奥美拉唑钠抑酸护胃，还原型谷胱甘肽保肝、格拉司琼预防恶心呕吐，同时大量水化，碳酸氢钠碱化尿液；腺苷钴胺营养神经，参麦注射液提高免疫力；阿昔洛韦治疗疱疹病毒。

入院第 3 天：贫血貌，双下肢水肿较前明显，两肺呼吸音粗，未及干湿啰音；带状疱疹疼痛较前好转，治疗同前。

入院第 4 天：贫血貌，双下肢水肿较前明显。予托拉塞米注射液脱水利尿。

入院第 6 天：病情稳定，腰背部疼痛较前好转，化疗前半疗程结束，无特殊不适，办理出院，门诊继续完成后半疗程化疗。

出院带药：氢氯噻嗪片 25 mg p.o. p.r.n.；甲钴胺片 1 mg p.o. t.i.d.；双环醇片 50 mg p.o. t.i.d.；氯膦酸二钠胶囊 800 mg p.o.；尿毒清颗粒 1 包 p.o. t.i.d.。

（二）案例分析

【抗肿瘤治疗】

患者为老年女性，诊断多发性骨髓瘤 IgG-κ 轻链型 DS 分期Ⅲ B 期，ISS 分期Ⅲ期。年龄 > 65 岁，不考虑行骨髓移植，首选方案选用硼替佐米或来那度胺联合地塞米松等方案治疗。本例选择硼替佐米联合 CTX 和地塞米松方案进行抗肿瘤治疗，辅以水化、碱化尿液，抑酸护胃，营养神经等对症支持治疗。硼替佐米单次用量 2.2 mg，每周 2 次。计算体表面积单位剂量为 1.3 mg/m^2，为成人标准推荐剂量。

临床药师观点：符合化疗适应证，排除化疗禁忌证，方案选择合理,用法用量正确。

【抗疱疹病毒治疗】

患者第2个疗程化疗后,右侧胸壁出现带状疱疹,向腰背部呈放射痛。考虑原因为患者化疗后,免疫功能低下,潜伏的水痘带状疱疹病毒(VZV)病毒重新复活发生带状疱疹。《德国皮肤病协会带状疱疹指南》推荐4种治疗带状疱疹的抗病毒药物,分别为阿昔洛韦、伐昔洛韦、泛昔洛韦、溴夫定。患者静注阿昔洛韦0.25 g抗病毒治疗,同时外用阿昔洛韦软膏涂抹于患处。

临床药师观点: 阿昔洛韦说明书上指出注射用阿昔洛韦成人1天最高剂量按体重为30 mg/kg,或按体表面积为1.5 g/m²。免疫缺陷者皮肤黏膜单纯疱疹或严重带状疱疹推荐用量为5 ～ 10 mg/kg q8h.,疗程7 ～ 10 d。本例患者按体重计算,阿昔洛韦应给剂量335 ～ 670 mg q8h.。而患者肾功能慢性肾脏病(CKD)5期,Ccr为17.3 mL/min。根据药品说明书,Ccr在10 ～ 25 mL/min的患者,阿昔洛韦的单次剂量不需要调整,用药间隔时间由8 h改为24 h。本例患者为老年女性,实际用法用量为250 mg q.d. 5 d,剂量偏小。需要注意的是,2009年中华人民共和国国家食品药品监督管理总局(CFDA)修订了阿昔洛韦静脉制剂的说明书提示"急性或慢性肾功能不全者不宜用本品静脉滴注,因为滴速过快时可引起肾衰竭"。因此,药师不建议使用阿昔洛韦抗病毒治疗,可更换为泛昔洛韦,并根据Ccr调整用法用量。

【改善贫血治疗】

患者贫血貌,Hb 70 g/L判断属于中度贫血。原则上,Hb低于80 g/L时,不建议肿瘤患者进行化疗治疗。但根据病史考虑贫血系多发性骨髓瘤相关器官功能损害的表现之一,及时进行抗肿瘤治疗才能有效纠正贫血状况。本例患者化疗前1次/d,连续5 d使用重组人促红素注射液纠正贫血。

临床药师观点: 化疗前连续使用重组人促红素注射液有所

不妥。中国抗癌协会临床肿瘤学协作专业委员会（CSCO）肿瘤相关性贫血委员会发布的《肿瘤相关性贫血临床实践指南（2015～2016版）》指出：促红细胞生成素（erythropoietin, EPO）和输血均为治疗肿瘤患者贫血的主要手段，但EPO治疗的主要目标是减少输血；较多循证医学资料提示，将EPO应用于治疗肿瘤相关性贫血，可以减少因贫血而导致的输血需求，同时也可以提高患者的生活质量。EPO是由肾脏分泌的一种活性糖蛋白，作用于骨髓中红系造血祖细胞，能促进其增殖、分化。重组人促红素注射液（CHO细胞）为重组人EPO，与天然产品相比，生物学作用在体内、外基本一致。药效学实验表明，重组人促红素注射液（CHO细胞）可增加红系造血祖细胞的集落生成率，并对慢性肾衰竭性贫血有明显的治疗作用。依据指南，本例中度贫血，有指征应用重组人促红素注射液（CHO细胞）治疗肿瘤相关性贫血。对于肿瘤引起的贫血，建议2～3次/周使用，因此，建议调整使用频次。

【抗骨质破坏治疗】

85%的骨髓瘤患者多表现为弥漫性骨质疏松和/或骨性改变，本例患者以双肩部、颈部疼痛起病，是多发性骨髓瘤器官损害的临床表现之一，对于骨病的治疗，指南推荐口服或静脉注射使用双膦酸盐。双膦酸盐适用于所有活动性多发性骨髓瘤患者。本例患者于1个疗程化疗结束后，予以氯膦酸二钠胶囊口服抗骨质破坏治疗。患者肾功能属于CKD 5期，使用前后注意监测肾功能，并根据肾功能调整药物剂量，

临床药师观点：该患者肾功能CKD 5期，计算患者的CRE清除率 < 30 mL/min，根据药品说明书，给予氯膦酸二钠胶囊日剂量800 mg，单次口服，选择的剂量及用法合理。同时，药师建议在氯膦酸二钠服用期间尽量保证有足够的水分摄入。

（三）药学监护要点

（1）CTX代谢产物对尿路有刺激性，嘱患者增加饮水量至1 500～2 000 mL，同时防止因尿酸沉积加重肾脏损伤。监测

CTX用药后的尿常规,观察有无肉眼血尿或镜下血尿。

（2）叶酸或维生素B_{12}不足会降低重组人促红素注射液（CHO细胞）的疗效,因此建议可适当补充叶酸或维生素B_{12}。

（3）注意氯膦酸二钠的服用方法和常见的胃肠道不良反应。

案例五

（一）案例回顾

【主诉】

胸、腰及背部疼痛2年余,诊断多发性骨髓瘤1年余。

【现病史】

患者,女,45岁。自确诊多发性骨髓瘤起,先后予以PAD方案化疗2个疗程,疗效SD；VT-PACE方案（硼替佐米＋地塞米松＋表柔比星＋CTX＋依托泊苷＋反应停）化疗5疗程,疗效CR,予自体造血干细胞移植术,半年后复发,予以TD方案化疗[沙利度胺100 mg q.n.＋地塞米松20 mg（d1-4、d8-11）],疗效评估PD。改为VTD方案化疗[硼替佐米1.75 mg×4次＋沙利度胺100 mg q.n.＋地塞米松20 mg（d1-4）],期间继续予升白治疗,并输红细胞血液,PLT支持治疗。另外,出现胸闷、气促,胸片提示双肺炎症,考虑粒缺期合并重症感染,暂停硼替佐米、地塞米松化疗,予持续吸氧,甲泼尼龙抗炎,多索茶碱、沙美特罗替卡松粉吸入剂、复方甲氧那明舒张支气管、平喘,亚胺培南西司他丁＋米卡芬净抗感染治疗等对症处理后,症状缓解。现患者WBC及PLT计数有所恢复,入院继续抗肿瘤治疗。

【既往史】

无。

【社会史、家族史、过敏史】

无。

【体格检查】

T: 36.2℃; P: 78次/min; R: 18次/min; BP: 90/60 mmHg。

胸腰背部疼痛,视觉模拟评分法(visual analogue scale, VAS)评分 5 分。

【实验室检查及其他辅助检查】

1. 实验室检查

(1) 血常规:WBC 3.0×10^9/L(↓),NEUT 1.05×10^9/L(↓),Hb 85 g/L(↓),PLT 11×10^9/L(↓)。

(2) 生化:TBIL 33.00 μmol/L(↑); TP 57 g/L; ALB 37 g/L; Cr 65 μmol/L; Ca^{2+} 2.37 mmol/L; Na^+ 134 mmol/L(↓)。

(3) 尿常规:WBC 酯酶(+,↑); U-Pro(++,↑)。

(4) 其他:HIV 阴性。乙肝五项:HBs Ag(-),HBs Ab(+),HBe Ag(-),HBe Ab(-),HBc Ab(+)。丙肝抗体(-)。梅毒特异性抗体(-),梅毒血清反应素 TRUST(-)。

2. 其他辅助检查 无。

【诊断】

(1) 多发性骨髓瘤(κ 轻链型),DS 分期Ⅲ B 期,ISS 分期Ⅲ期。

(2) 肺部感染。

(3) 自体造血干细胞移植术后。

(4) 脑出血(陈旧性)。

【用药记录】

1. 抗肿瘤 来那度胺片 10 mg p.o. q.d.(d1-21); 环磷酰胺片 50 mg p.o. q.d.(d1-28); 泼尼松片 15 mg p.o. q.d.(d1-28)。

2. 化疗辅助 注射用兰索拉唑 40 mg + 转化糖注射液 250 mL iv.gtt q.d.(d2-10),复方法莫替丁胶囊 1 片 p.o. p.r.n.(d8); 腺苷钴胺注射液 3 mg + 0.9% NS 100 mL iv.gtt q.d.(d8-10)。

3. 止痛 芬太尼贴 4.2 mg 贴胸 q72 h.(d1)。

4. 升白 注射用重组人粒细胞巨噬细胞刺激因子 300 μg s.c. q.n.(d1-10)。

5. 抗感染 左氧氟沙星片 0.5 g p.o. q.d.(d2-10); 伏立康唑片 75 mg p.o. b.i.d.(d2-10)。

6. 补充氨基酸　复方氨基酸注射液（18AA-Ⅱ）41.3 g iv.gtt q.d.（d2-6）。

7. 止血　酚磺乙胺注射液 0.5 g + 5% GS 250 mL iv.gtt q.d.（d3-8）。

8. 改善心肌功能（极化液）　维生素C注射液2 g + 10%氯化钾注射液 0.75 g + 50% GS 20 mL + 人胰岛素 R 6 V + 5% GS 250 mL iv.gtt q.d.（d2-8）。

【药师记录】

入院第1天：稍有咳嗽、咳痰。贫血貌，胸骨压痛，心腹未及明显异常，双肺可闻及散在干啰音，双下肢不肿。疼痛 VAS 评分 5 分，予以芬太尼贴胸止痛；血常规提示患者处于粒缺期，予以注射用重组人粒细胞巨噬细胞刺激因子升高 WBC。

入院第2天：无咳嗽、咳痰，双侧中下肺野可闻及干性啰音，双下肢不肿，皮肤表面可见散在瘀点。疼痛评分 VAS 2 分。予左氧氟沙星片和伏立康唑片抗感染，极化液改善心肌功能。

入院第3天：双下肢瘀点较前增多，无活动性出血。疼痛评分 VAS 2 分。予酚磺乙胺止血。

入院第5天：左侧中下肺野少量干啰音，双下肢不肿，皮肤散在瘀点。疼痛评分 VAS 2 分。行 RCP 方案化疗 [来那度胺片 10 mg p.o. q.d.（d1-21）+ 环磷酰胺片 50 mg p.o. q.d.（d1-28）+ 泼尼松片 15 mg p.o. q.d.（d1-28）/q28d]，继续原有酚磺乙胺止血，重组人粒细胞巨噬细胞刺激因子升白，左氧氟沙星片、伏立康唑片抗感染，兰索拉唑制酸，极化液改善心肌功能，复方氨基酸补充氨基酸。

入院第7天：腹胀、食欲缺乏，入院第5天以来未排便，余未诉特殊不适，查体：生命体征平稳，心肺腹未及明显异常，双下肢出血点色暗。疼痛评分 VAS 1 分。予乳果糖口服溶液和甘油灌肠剂通便。

入院第8天：出现饮水呛咳、右口角、口周麻木，予腺苷钴胺营养神经对症支持治疗。

入院第10天：WBC、PLT较入院时上升，咳嗽、咳痰缓解，听诊双肺啰音消失，且无皮下新发出血点。

出院带药：来那度胺片10 mg p.o. q.n.；环磷酰胺片50 mg p.o. q.d.；泼尼松片15 mg p.o. q.d.；奥美拉唑肠溶胶囊20 mg p.o. q.d.；芬太尼贴剂4.2 mg贴胸q72 h.；伏立康唑片75 mg p.o. b.i.d.。

（二）案例分析

【抗肿瘤治疗】

患者中年女性，多发性骨髓瘤自体干细胞移植后多次进展，此次入院三系血细胞减少合并肺部感染、皮下瘀点，结合既往化疗方案，与患者及家属沟通，建议尝试基于来那度胺为基础的化疗方案，并反复告知调整用药后仍存在病情进展、无效、因化疗副作用导致三系血细胞进一步减少及不可预知的不良反应，患者及家属表示理解并同意用药，遂于入院第5天行RCP方案（来那度胺＋环磷酰胺＋泼尼松）化疗，辅以抑酸护胃、止痛、营养心肌等对症支持治疗。

临床药师观点：本例属难治复发患者，对硼替佐米和沙利度胺均出现耐药。来那度胺化学性质比沙利度胺更加稳定，具有更强的抑制血管生成和免疫调节作用；而且相比沙利度胺，其临床应用更安全，不良反应更小。对接受过沙利度胺治疗的患者疗效也较好（总有效率54%），稍差于没有接受过沙利度胺的患者（总有效率65%）。

【止痛治疗】

患者入院伴有胸骨压痛，疼痛评分VAS 5分，予芬太尼贴4.2 mg贴胸，1 d后疼痛缓解，疼痛评分VAS 2分。

临床药师观点：疼痛属于主观判断，建议患者记录每天暴发痛的次数。根据《NCCN成人癌痛指南（2014）》和WHO止痛三阶梯方案，该患者可选用第3阶梯强阿片类止痛药，常用的药物品种有吗啡、羟考酮、芬太尼等，制剂类型宜选用缓释剂型，药时曲线较平缓，患者耐受性好。首次使用阿片患者，可先从小剂量起用。本例中芬太尼透皮贴剂用量4.2 mg q72h.相当于羟考酮20 mg p.o. q24h.，阿片剂量稍大。另外，芬太尼透皮贴剂属中枢镇痛药，具有呼吸抑制副作用，有导致严重或危及生命的通气不足的风险，患者有肺炎、呼吸困难等症状，应用需谨慎。另一方面，芬太尼主要经CYP3A4代谢，研究表明，伏立康唑与静脉芬太尼合用，可使芬太尼的清除率降低23%，药时曲线下面积(area under the curve, AUC)增加1.4倍，药师建议加强对芬太尼不良反应的监测，以免发生呼吸抑制。另外，根据指南推荐，药师建议患者进行阿片类药物的剂量滴定，选择合适的止痛药物，合适的给药剂量，有效地控制疼痛。

【骨髓抑制的治疗】

患者入院时处于粒缺期，考虑是上一疗程化疗后产生的骨髓抑制，患者的骨髓造血功能未得到及时的恢复，需要进行输注血小板，升高至50×10^9/L以上方可进行这一疗程的化疗；予重组人粒细胞巨噬细胞刺激因子注射液升高WBC；恢复血象。患者连续使用了10 d的重组人粒细胞巨噬细胞刺激因子，保证了化疗的顺利进行。

临床药师观点：《NCCN骨髓生长因子指南(2010版)》里建议重组人粒细胞集落刺激因子(rhG-CSF)应在化疗结束后24～72 h开始应用，不推荐化疗前或化疗过程中使用。因为rhG-CSF若在化疗前或化疗过程中应用，经rhG-CSF刺激后的中性粒细胞很快会被化疗药物破坏，非但不能减轻化疗药物对骨髓造血功能的抑制，还会加重其对骨髓储备的损伤，增加重度骨髓抑制的风险。因此，药师建议在化疗期间，使用重组人粒细胞巨噬细胞刺激因子注射液升高WBC需慎重考虑。

（三）药学监护要点

（1）注意升白药物与化疗的间隔控制在24～48 h。

（2）做好疼痛评估及阿片药物不良反应的监测及对症措施。

（3）给予复方氨基酸注射液时，控制输液速度（20 ～ 30 滴/min），避免过敏反应。

（4）通便药的使用目标为1 ～ 2次/d软便，若出现腹泻需及时停药。排便时注意不要过度用力，以免撑破肠道导致出血。指导患者掌握甘油灌肠剂的使用方法。

（5）芬太尼透皮贴剂的注意事项：体温升高可使芬太尼吸收增加，作用增强；CYP3A4抑制剂可使芬太尼代谢减少，体内暴露量增加；注意监测呼吸抑制、便秘等不良反应，及时停药或采取对症措施。

第四节 案例评述

一、临床药学监护要点

(一) MM治疗

在抗肿瘤药物治疗方案确定过程中,药学监护的任务同时产生了,主要的工作包括:适应证和禁忌证的审核、化疗方案的选择及剂量和给药途径的确定。通过医生与药师的沟通协调,制订合理的个体化的抗肿瘤治疗方案。MM属于血液系统肿瘤,为全身性疾病,化疗是其主要的治疗方式。

(1) 适应证和禁忌证的审核:临床开展肿瘤化疗,需要审核适应证,排除禁忌证。化疗适应证的一般原则为:具有明确的恶性肿瘤病理诊断,满足耐受化疗的一般条件,包括:① 体力状况KPS(卡氏)评分 > 70、NEUT $\geq 1.5 \times 10^9/L$、PLT $\geq 80 \times 10^9/L$、肝肾功能无明显异常;② 化疗禁忌证或慎用的情况包括高龄、一般状况差、心肺肝肾和肾上腺等脏器功能异常、明显的造血功能不良(贫血、WBC 或 PLT减少)、骨髓转移或多发骨转移、既往接受过多疗程放化疗或大面积放疗、既往放化疗后骨髓抑制严重、存在感染等并发症、存在胃肠出血或穿孔的危险、肿瘤与血管关系密切、化疗后可能发生肿瘤溶解综合征等;③ 无症状MM或DS分期 Ⅰ 期患者不建议化疗,3个月复查1次,直至出现症状后再治疗,有症状的MM患者应积极治疗。

（2）化疗方案的选择：① 年龄≤65岁，适合自体干细胞移植者，避免使用烷化剂和亚硝基脲类药物；② 心功能不全者慎用蒽环类药物，蒽环类药物达到累积限制剂量后不能继续应用；③ 选择硼替佐米需要考虑患者的外周神经功能；④ 选择沙利度胺或来那度胺需要考虑患者的血栓风险。

（3）剂量和给药途径的确定：化疗过程中需根据化疗副作用调整用药剂量，具体因药物而定（参见主要治疗药物）。一般来说，上次化疗出现Ⅲ度血液学毒性并已恢复，此次化疗剂量应下调25%。如果出现Ⅲ度以上非血液学毒性（脱发除外）、Ⅳ度血液学毒性、化疗所致的外周神经病变或心肌损伤、中毒性肝炎、中毒性肾炎、化学性肺炎或肺纤维化、感染性发热，或穿孔、出血、栓塞、休克等严重并发症，则考虑停止相关药物治疗，并采取相应措施。硼替佐米所致的外周神经病变是其限制性毒性。给药方法上，皮下注射给药的外周神经病变发生率较静脉注射给药显著减少。

（二）预处理与支持治疗

为减少抗肿瘤药物带来的治疗风险和毒副反应，应该重视预处理、对症措施或支持治疗。

（1）常规预处理：包括止吐措施，水化、碱化预处理，一般从化疗前1 d开始，用到化疗结束后1 ~ 2 d。① 常用MM化疗方案基本属于低致吐风险药物，止吐措施比较简单；② 水化需要考虑方案中糖皮质激素的水钠潴留不良反应；③ 碱化主要目的是加快化疗药物的排泄和预防肿瘤溶解综合征。

（2）液体潴留处理：由于方案中使用地塞米松等糖皮质激素，部分患者会发生液体潴留，需监测患者体重变化，必要时限液和使用利尿剂处理。也可以更改为盐皮质激素样作用弱、水钠潴留不良反应较小的甲泼尼龙。

（3）抗感染治疗：血液肿瘤患者免疫力低下，加之抗肿瘤治疗进一步损伤骨髓功能，发生感染的概率大大增加。留取感染标本后，尽早进行经验抗感染治疗。由于免疫力缺陷，要考虑真菌感染可能。

硼替佐米使用期间可发生疱疹病毒感染，及时进行抗病毒和镇痛处置。

多次使用硼替佐米可导致外周神经病变，应根据常用药物毒性标准评级采取停药、调整剂量或改变给药途径、神经保护和镇痛等不同程度的措施。

（4）应用硼替佐米常发生腹泻、便秘等消化道反应，分别采取止泻措施或应用缓泻剂处理。

（5）注意糖皮质激素所致的水钠潴留不良反应，监测患者液体出入量及体重增加，及时采取限液、利尿等对症处理。

（三）并发症的对因及对症治疗

（1）骨病：MM可发生多发性骨质破坏，严重者可导致骨折等不良事件。一般采取双膦酸盐来抵抗肿瘤细胞对骨质的破坏，保护维持骨质结构。

（2）静脉血栓栓塞症：MM患者常发生高黏滞血症，发生血栓风险非常高。另外治疗方案中血管生成抑制剂沙利度胺和来那度胺也具有血栓形成不良反应。药学监护时，对高风险患者进行抗凝预防，如口服华法林等。

（3）感染：MM患者免疫力低下或在化疗后骨髓抑制，容易发生肺部或消化道感染。出现感染早期症状时，应先经验使用抗菌药物，同时进行病原体培养，根据药敏结果调整用药。广谱抗生素使用时间长，要注意侵袭性真菌感染。

（4）PN：MM病情进展可导致PN，硼替佐米或沙利度胺也具有外周神经毒性，两者需注意鉴别。前者可通过抗肿瘤治疗缓解，后者需要调整剂量，应用神经保护、镇痛等对症处理。

二、常见用药错误归纳与要点

（一）镇痛治疗不规范

（1）芬太尼透皮贴剂属控释制剂，不适合用于初次使用阿片类药物和未耐受阿片的患者。

（2）初次使用阿片类药物未使用阿片即释剂型进行剂量滴定，使患者逐渐耐受阿片类药物的不良反应，并找到合适的阿片剂量。

（二）升白药物使用时机不合适

rhG–CSF应在化疗结束后24～72 h开始应用，不推荐化疗前或化疗过程中使用。因为rhG–CSF若在化疗前或化疗过程中应用，经rhG–CSF刺激后的中性粒细胞很快会被化疗药物破坏，非但不能减轻化疗药物对骨髓造血功能的抑制，还会加重其对骨髓储备的损伤，增加重度骨髓抑制的风险。

（三）抗菌药物使用不合理

（1）未注意抗菌药物的不良反应。如心功能不全应避免选用有心血管副作用的药物。

（2）未结合用药史来选择抗菌药物，可能会导致抗感染疗效不佳。

（四）抗凝治疗不规范

高黏滞血症是多发性骨髓瘤患者的临床表现。另外，沙利度胺和来那度胺这类药物都有血栓风险。而临床往往未进行常规抗凝预防，一般在患者出现深静脉血栓症状或PE后，才会进行抗凝治疗。

（五）肾功能不全患者的用药不够谨慎

虽然有Ccr来指导肾功能不全患者的剂量调整，但患者肾功能在处于动态变化中时，常无法计算出准确的剂量。应尽量选用不受肾功能影响的药物，如无其他选择时，应及时监测和评估患者肾功能状况，严密观察患者的临床反应。

（六）药物相互作用未重视

（1）在使用肝药酶代谢的药物时，未考虑避免合用肝药酶抑制剂或诱导剂。

（2）在使用药物转运体底物的药物时，未考虑避免合用转运体抑制剂等药物。

（3）同时合用具有相同毒副作用的药物，可增加药物毒副反应。

（4）活菌制剂往往和抗菌药物一起使用，导致活菌制剂无效。

第五节　规范化药学监护路径

　　MM的病理基础虽然明确,但可通过多种机制产生脏器功能的障碍,且患者由于生理、疾病状态等不同从而对药物的疗效和毒副反应存在个体差异,因此,为了使化疗和对症治疗达到最佳效果,并确保患者用药安全,临床药师要按照个体化治疗的要求,依据规范化药学监护路径,开展具体的药学监护工作。

　　参照MM临床路径(clinical pathway, CP)中的临床治疗模式与程序,建立MM治疗的药学监护路径(pharmaceutical care pathway, PCP)(表2-2)。意义在于规范临床药师对多发性骨髓瘤患者开展有序的、适当的临床药学服务工作,并以其为导向为肿瘤患者提供个体化的药学服务。

表2-2　多发性骨髓瘤药学监护路径

适用对象:第一诊断为多发性骨髓瘤(ICD-10: C90.001)

患者姓名:＿＿＿＿　　　性别:＿＿＿＿　　　年龄:＿＿＿＿

门诊号:＿＿＿＿　　　住院号:＿＿＿＿

住院日期:＿＿＿年＿＿＿月＿＿＿日

出院日期:＿＿＿年＿＿＿月＿＿＿日

标准住院日:21 d内

时间	住院第1天	住院第2天	住院第3天	住院第4～14天	住院第15天（出院日）
主要诊疗工作	□ 药学问诊(附录1) □ 用药重整	□ 药学评估(附录2) □ 药历书写(附录3)	□ 化疗方案分析 □ 完善药学评估 □ 制定监护计划 □ 化疗宣教	□ 医嘱审核 □ 疗效评价 □ 不良反应监测 □ 用药注意事项	□ 药学查房 □ 完成药历书写 □ 出院用药教育
重点监护内容	□ 一般患者信息 □ 药物相互作用审查 □ 其他药物治疗相关问题	□ 体力状况评估 □ 肿瘤诊疗评估 □ 疼痛诊疗评估 □ 既往病史评估 □ 用药依从性评估 **治疗风险和矛盾** □ 骨髓造血功能 □ 肝肾功能 □ 出、凝血风险 □ 心功能 □ 外周神经功能 □ 过敏体质 □ 胃肠功能 □ 其他	**化疗方案** □ PAD方案硼替佐米1.3 mg/m², d1、d4、d8、d11; 表柔比星15 mg/m²或者阿霉素10 mg/m² (d1~4); 地塞米松20 mg/d (d1~4、d8-11) □ TAD方案沙利度胺200 mg/d (d1-21); 表柔比星15 mg/m²或者阿霉素10 mg/m²(d1-4); 地塞米松20 mg/d (d1~4、d9-12) □ CBD方案硼替佐米1.3 mg/m² (d1、d4、d8、d11); CTX 0.2 g(d1-4); 地塞米松20 mg/d (d1~4、d8-11)	**病情观察** □ 参加医生查房,注意病情变化 □ 药学独立查房,观察患者药物反应,检查药物治疗相关问题 □ 查看检查、检验报告指标变化 □ 检查患者服药情况 □ 药师记录 **监测指标** □症状 □注意观察体温、血压、体重等 □血常规 □肝肾功能	**治疗评估** □化疗不良反应 □疼痛 □支持治疗 □造血生长因子 □并发症 □既往疾病 **出院教育** □ 正确用药 □ 患者自我管理 □ 定期门诊随访 □ 监测血常规、肝肾功能、电解质

50

时间	住院第1天	住院第2天	住院第3天	住院第4～14天	住院第15天（出院日）
重点监护内容			**预处理** □ 补液治疗（碱化、水化） □ 止吐、保肝、抑酸等医嘱 □ 其他医嘱		
病情变异记录	□无 □有，原因： 1. 2.	□无 □有，原因： 1. 2.	□无 □有，原因： 1. 2.	□无 □有，原因： 1. 2.	□无 □有，原因： 1. 2.
药师签名					

黄立峰　许　英　李　荣

第三章

淋巴瘤

第一节　疾病基础知识

【病因和发病机制】

恶性淋巴瘤（malignant lymphoma, ML）是一组起源于淋巴网状组织原发于淋巴结或淋巴结外组织、器官的恶性肿瘤的总称。根据病理、临床特点及预后转归等，将淋巴瘤分为非霍奇金淋巴瘤（non-Hodgkin's lymphoma, NHL）和霍奇金淋巴瘤（Hodgkin's lymphoma, HL）两类。

1. 病因　恶性淋巴瘤病因尚不明确，可能与感染、免疫功能失调、遗传因素、物理化学因素、职业暴露、生活方式等有关。大多数恶性淋巴瘤是多种因素共同作用的结果。

2. 发病机制　发病机制尚不明确。研究表明其可能与遗传性或获得性免疫障碍有关。淋巴细胞长期受到外源性或内源性抗原的刺激，导致细胞增殖反应。由于抑制性T细胞的缺失或功能障碍，淋巴细胞无法反馈抑制抗原刺激的增殖反应，因而出现无限制的增殖，最后导致淋巴瘤的发生。

【诊断要点】

1. 临床表现　典型症状主要包括：淋巴结肿大、发热、消瘦、盗汗等。主要有：① 无痛性淋巴结肿大，是淋巴瘤最常见、最典型的临床表现。可累及任何浅表淋巴结。② 全身症状，包括发热、盗汗、体重减轻，称为"B"症状。③ 结外侵犯，最常见的累及部位是胃肠道，其次是鼻咽部，其余骨髓、皮肤、肝、肾、肺、中枢神经系统也有可能被累及。

2. 实验室检查及其他辅助检查

（1）实验室检查：血常规、血生化、血清免疫球蛋白、尿常规、大便潜血。

（2）影像学检查：B超、消化道造影、胸腹盆腔增强CT、脑或脊椎磁共振、PET-CT。

（3）其他检查：骨髓穿刺及活检、病理学检查、细胞免疫检查。

【治疗】

1. 治疗原则　恶性淋巴瘤对化疗和放疗都高度敏感。

（1）HL：早期HL采用化疗和放疗综合治疗；晚期病变以化疗为主。对于大病灶或化疗后孤立的残留病灶，放疗可作为姑息治疗的手段。

（2）NHL：

1）NHL为全身性疾病，治疗上多数患者应以联合化疗为主。

2）惰性、侵袭性和高度侵袭性3类NHL采用不同的方案和疗程，并且均采用国际预后指数（international prognostic index, IPI），作为预后指标。

3）侵袭性NHL，治疗的目标为根治。起始治疗过程中，保证正规、足剂量、足疗程的化疗是病情完全缓解的关键。

4）目前，分子靶向药物与化疗联合应用也是NHL的一种治疗选择。

2. 治疗方法

（1）HL：

1）结节性淋巴细胞为主型：根据疾病分期，可采用单独受累处放疗（involved-site radiotherapy, ISRT）或联合化疗、利妥昔单抗治疗。

2）经典型：最常采用化疗方案包括ABVD、Stanford Ⅴ、BEACOPP加量方案（表2-1），也可联合受累处放疗（ISRT）治疗。

（2）NHL：

1）惰性淋巴瘤：根据疾病分期，可采用放疗、单药化疗、联合化疗、利妥昔单抗、放射活性单克隆抗体、INF-α、姑息性放疗。

2）侵袭性淋巴瘤：联合化疗CHOP方案是一线基础治疗方案，还可以采用放疗、免疫及靶向治疗。

3）高度侵袭性淋巴瘤：需要根据患者情况，选择强效化疗方案，如Hyper-CVAD、HD-MTX。

第二节 主要化疗方案

经典霍奇金淋巴瘤（年龄≥18岁）最常使用的化疗方案变化形式包括ABVD方案和Stanford V方案。淋巴细胞为主型除ABVD，也可给予CHOP方案。HL主要化疗方案见表3-1。

表3-1 主要用于 HL 的联合化疗方案

方案与疗程	使用药物	剂量与用法	使用时间
ABVD方案（28d）	阿霉素	20mg/m² i.v.	d1、d15
	博来霉素	10mg/m² iv.gtt	d1、d15
	长春花碱	6mg/m² iv.gtt	d1、d15
	达卡巴嗪	375mg/d i.v.	d1、d15
Stanford V方案（28d）	多柔比星	25mg/m² i.v.	d1、d15
	长春碱	6mg/m² i.v.	d1、d15
	长春新碱	1.4mg/m²（最大剂量2mg/m²）i.v.	d8、d22
	氮芥	6mg/m² i.v.	d1、d15
	博来霉素	10mg/m² iv.gtt	d8、d22

方案与疗程	使用药物	剂量与用法	使用时间
Stanford V 方案(28d)	依托泊苷	60mg/m² iv.gtt	d15、d16
	泼尼松	40mg/m² p.o.	d1-14
BEACOPP 方案(21d)	博来霉素	10mg/m² iv.gtt	d8
	依托泊苷	100mg/m²(强化方案采用 200mg/m²) iv.gtt	d1-3
	多柔比星	25mg/m²(强化方案采用 35mg/m²) i.v.	d1
	CTX	650mg/m²(强化方案采用 1.2g/m²) i.v.	d1
	长春新碱	14mg/m²(最大剂量2mg/m²) i.v.	d8
	甲基苄肼	100mg/m² p.o.	d1-7
	泼尼松	100mg/m² p.o.	d1-7
ESHAP 方案(21d)	依托泊苷	100mg/m²(强化方案采用 200g/m²) iv.gtt	d1-3
	Ara-C	1~2g/m² q12h. iv.gtt 1 次	d1、d3、d5
	顺铂	50~100mg/m² iv.gtt	每3~4 周1次
	甲泼尼龙	40~48mg p.o.	q.d.
GVD 方案(21d)	吉西他滨	1g/m² iv.gtt	每周给药 1次,连 用3周

true（续表）

常见疾病临床药学监护案例分析——恶性肿瘤分册

方案与疗程	使用药物	剂量与用法	使用时间
GVD方案（21d）	长春瑞滨	60～80mg/m²，每周给药1次；或25～30mg/m²，第1、8天iv.gtt，每3周重复	每周1次或d1、d8，每3周重复
	多柔比星	30～40mg/m² iv.gtt	每3周1次
GDP方案（28d）	吉西他滨	1g/m² iv.gtt	每周给药1次，连用3周
	顺铂	50～100mg/m²，iv.gtt	每3～4周给药1次
	地塞米松	40mg，口服	q.d.

NHL分为B细胞来源与T细胞来源。弥漫大B细胞淋巴瘤（DLBCL）首选R-CHOP方案；原发于中枢神经系统的DLBCL选用能透过血脑屏障的药物，首选化疗方案为含高剂量MTX（HD-MTX）的方案。套细胞淋巴瘤（MCL）是起源于淋巴结套区的B细胞淋巴瘤，低强度常用VR-CAP或CHOP或CVP方案，高强度常用CHOP或HyperCVAD方案。伯基特（Burkitt）淋巴瘤（KL）优先选择短周期、短疗程治疗，常用方案为CALGB 10002、HyperCVAD、CODOX-M/IVAC±R、剂量调整的EPOCH方案等。外周T细胞淋巴瘤非特指型的初治方案首选含蒽环类药物联合化疗，如CHOP、CHOEP、剂量调整的EPOCH、HyperCVAD方案等。结外NK/T细胞淋巴瘤-鼻型常用化疗方案包括AspaMetDex方案、SMILE方案、GELOX方案。NHL的主要化疗方案见表3-2。

表 3-2　主要用于 NHL 的联合化疗方

方案与疗程	使用药物	剂量与用法	使用时间
CVP（-R）方案（21d）	利妥昔单抗	375mg/m² iv.gtt	d1
	CTX	750mg/m² i.v.	d1
	长春新碱	1.4mg/m²（总量≤2mg）i.v.	d1
	泼尼松	40mg/m² p.o.	d1-5
FC(-R)方案（28d）	利妥昔单抗	375mg/m² iv.gtt	d1
	氟达拉滨	25mg/m² iv.gtt	d1-3
	CTX	200mg/m² i.v.	d1-3
DICE方案（21d）	地塞米松	10mg/m² i.v. 或 p.o.	d1-3
	异环磷酰胺	1g/m² iv.gtt	d1-3
	顺铂	25mg/m² iv.gtt	d1-3
	依托泊苷	60mg/m² iv.gtt	d1-3
VR-CAP方案 (21-28d)	CTX	750mg/m² i.v.	d1
	多柔比星	50mg/m² i.v.	d1
	硼替佐米	1.3mg/m² i.v.	d1、d4、d8、d11
	泼尼松	100mg/m² p.o.	d1-5
	利妥昔单抗	375mg/m² iv.gtt	d1
CHOP(-R)方案（21-28d）	CTX	750mg/m² i.v.	d1
	多柔比星	50mg/m² i.v.	d1

常见疾病临床药学监护案例分析——恶性肿瘤分册

方案与疗程	使用药物	剂量与用法	使用时间
CHOP(−R)方案（21−28d）	长春新碱	1.4mg/ m² （总量 ≤ 2mg） i.v.	d1
	泼尼松	60 ～ 100mg/ m² p.o.	d1−5
	利妥昔单抗	375mg/m² iv.gtt	d1
CHOEP 方案（21−28d）	CTX	750mg/ m² i.v.	d1
	多柔比星	50mg/ m² i.v.	d1
	长春新碱	1.4mg/ m² （总量 ≤ 2mg） i.v.	d1
	依托泊苷	120mg/ m² i.v.	d3−5
	泼尼松	60−100mg/ m² p.o.	d1−5
EPOCH 方案（21−28d）	泼尼松	40mg/ m² p.o.	d1−5
	长春新碱	1.4mg/ m² （总量 ≤ 2mg） i.v.	d1
	CTX	200mg/ m² i.v.	d1−3
	多柔比星	50mg/ m² i.v.	d1
	吉西他滨	1000mg/ m² iv.gtt	d1、d8
GELOX 方案（21d）	奥沙利铂	85mg/ m² iv.gtt	d1
	培门冬酶	2500IU/ m² i.m.	d1
	吉西他滨	1250mg/ m² iv.gtt	d1、d8
AspaMetDex 方案（21d）	培门冬酶	6000IU/ m² i.m.	d2、d4、d6、d8
	MTX	3000mg/ m² i.v.	d1

方案与疗程	使用药物	剂量与用法	使用时间
AspaMetDex 方案（21d）	地塞米松	40mg/ m² p.o.	d1–4
SMILE 方案（28d）	MTX	2g/ m² i.v. q6h.	d1
	异环磷酰胺	1500mg/ m² i.v.	d2–4
	地塞米松	40mg/ m² i.v. 或 p.o.	d2–4
	依托泊苷	100 mg/m² i.v.	d2–4
	培门冬酶	6,000 U/m² i.v.	d8、 d10、 d12、 d14、 d16、 d18、 d20
hyper–CVAD（A）方案（28d）	CTX	300mg/ m² q12h. i.v.	d1–3
	长春新碱	1.4mg/d 最多2mg/d i.v.	d4、d11
	阿霉素	50mg/m² iv.gtt	d4
	吡柔比星	50mg/m² i.v.	d4
	地塞米松	40mg/d i.v. 或 p.o.	d1–4、d11–14
hyper–CVAD（B）方案（MA方案）（28d）	MTX	1g/ m² iv.gtt	d1
	Ara–C	3g/ m² q12h. iv.gtt,	d2–3

第三节 经典案例

案例一

（一）案例回顾

【主诉】

记忆力减退2月余,发作性面部抽搐伴左上肢无力。

【现病史】

患者,男,59岁。因NHL(原发中枢弥漫大B细胞淋巴瘤) GCB型,ⅠA期,行第2周期MA方案[MTX 5.5 g(iv.gtt维持 6～8 h,d1) + Ara-C 50 mg(d1)鞘内,1.5 g iv.gtt q21d(d2-3)] 化疗。

3个月前,头颅CT检查示右侧额颞叶皮层下占位病灶;MRI 检查提示右侧额叶实性占位,考虑恶性肿瘤性病变。2个月前行 右额叶肿瘤切除术,术后病理显示"右额叶弥漫大B细胞淋巴 瘤"。术后给予降颅内压、腰穿 + Ara-C鞘内注射、MA方案治疗 并用亚叶酸钙解救。化疗后患者出现Ⅳ度骨髓抑制,PLT下降, 舌及右额部出现散在溃疡,予重组人粒细胞集落刺激因子注射 液(吉粒芬)升白后,WBC及PLT恢复至正常水平,溃疡消退。另 外,患者出现发热,最高达38.7℃,自服退烧药后,症状好转。复查 PET/CT示:肝脏多发囊肿,双肾囊肿,腰4/5、腰5/骶1椎间盘脊 柱退变。现患者NHL收治入院。

【既往史】

高血压病史30年,最高达170/100 mmHg,平素未规律服药及监测。2个月前在全麻下行"右额叶肿瘤切除术"。

【社会史、家族史、过敏史】

无。

【体格检查】

T: 36.5℃; P: 80次/min; R: 18次/min; BP: 114/72 mmHg。

腹部叩诊鼓音, 移动性浊音阴性, 肠鸣音正常, 双下肢无水肿。

【实验室检查及其他辅助检查】

1. 实验室检查

(1) 血常规: Hb 109 g/L($\downarrow$), RBC 3.38×10^{12}/L($\downarrow$), PLT 524×10^9/L($\uparrow$), 其他指标正常。

(2) 肝肾功能: LDH 259 U/L($\uparrow$), 其余指标正常。

(3) 肿瘤标志物: β_2微球蛋白2.07 mg/L, 脑脊液氯化物 111 mmol/L($\downarrow$), 特定蛋白282 μg/L($\uparrow$)。

2. 其他辅助检查　B超: 肝囊肿、双肾囊肿。

【诊断】

(1) NHL(原发中枢弥漫大B细胞淋巴瘤)GCB型Ⅰ A期IPI 1分。

(2) 高血压2级(中危组)。

(3) 右额叶肿瘤切除术。

【用药记录】

1. 化疗　MTX注射液0.5 g + 0.9 % NS 100 mL iv.gtt (30 min内滴注结束)(d2); MTX注射液5 g + 0.9 % NS 500 mL iv.gtt(6 ～ 8 h维持)(d2); Ara-C注射液50 mg + 地塞米松针 5 mg + 0.9 % NS 10 mL 鞘内注射(d2); Ara-C注射液1.25 mg + 0.9 % NS 250 mL iv.gtt q12h.(d3-4)。

2. 化疗辅助

(1) 保胃: 注射用奥美拉钠40 mg + 0.9 % NS 100 mL iv.gtt(d 2-5)。

（2）保肝：注射用还原型谷胱甘肽 1.8 g + 0.9% NS 20 mL i.v.（d2–5）。

（3）止吐：格雷司琼 3 mg + 0.9% NS 100 mL iv.gtt（d2–5）。地塞米松注射液 5 mg。

（4）碱化尿液：碳酸氢钠片 1 g p.o. t.i.d.（d2–5）；碳酸氢钠注射液 125 mL iv.gtt（d3–4）。

（5）MTX 解救：亚叶酸钙注射液 30 mg + 0.9% NS 100 mL iv.gtt/6 h（d3–5）。

3. 营养神经　注射用腺苷钴胺 3 mg + 0.9% NS 100 mL iv.gtt（d2–5）。

4. 利尿　20% 甘露醇注射液 150 mL iv.gtt（快速）（d2–5）。

5. 口腔黏膜保护　口腔溃疡膜，适量外用复方替硝唑漱口液 200 mL（d2），适量外用。

【药师记录】

入院第 2 天：行血常规检查。Hb 109 g/L，RBC 3.38×10^{12}/L，PLT 524×10^{9}/L。予化疗 MA 方案：MTX 5.5 g dL iv.gtt（维持 6～8 h）+ Ara-C 1.25 g（d2–4）q21d。辅助治疗：亚叶酸钙解救、止吐、保胃、保肝、碱化尿液。予腺苷钴胺营养神经，20% 甘露醇利尿，口腔溃疡膜和复方替硝唑漱口液口腔黏膜保护。

入院第 3 天：行脑脊液检查，脑脊液糖 3.2 mmol/L，脑脊液氯化物 111 mmol/L，脑脊液特定蛋白 282 mmol/L，外观无色透明，潘氏试验阴性。

入院第 4 天：MTX 血药浓度（44 h）为 1.41 μmol/L。加强碱化尿液（碳酸氢钠注射液）、利尿（20% 甘露醇注射液）。

入院第 5 天：MTX 血药浓度（68 h）为 0.45 μmol/L 解救：亚叶酸钙注射液 30 mg + 0.9% NS 100 mL iv.gtt/6 h。

出院带药：重组人粒细胞刺激因子注射液 300 μg/次 s.c.；碳酸氢钠片 1 g p.o. t.i.d.；口腔溃疡贴 2 盒 适量外用；复方替硝唑漱口液 20 mg t.i.d. 外用漱口。

（二）案例分析

【初始治疗方案分析】

患者，男，中老年人。诊断为N1（原发中枢弥漫大B细胞淋巴瘤）GCB型、ⅠA期、IPI 1分。根据《NCCN临床实践指南：中枢神经系统肿瘤（2017.V1）》，原发中枢性弥漫大B细胞淋巴瘤ⅠA期。最主要的治疗为化疗，全脑放疗可有效缩小肿瘤，缓解症状，却可造成一定神经毒性，因此放疗仅局限于不能接受有效化疗的患者，且对于化疗后获得完全缓解的老年患者（＞60岁），目前倾向于在化疗后不给予巩固性放疗，而将放疗留至复发时使用。手术在本病中的作用仅限于活检，完全切除肿瘤并无益处。化疗选用的药物的原则是能透过血脑屏障，首选的化疗方案为高剂量MTX的方案（HD-MTX），辅以抑酸、止吐、保肝、水化等辅助支持治疗。按照患者体表面积1.764 m² 计算剂量，高剂量Ara-C为1～3 g/m²，需使用Ara-C 1.764～5.29 g，因患者为中老年患者，且第一周期后骨髓抑制Ⅳ度，考虑Ara-C减量为1.25 g，并用亚叶酸钙解救。再计算Ara-C剂量：Ara-C 5～30 mg/m² 鞘内（d1）；1～3 g/m² iv.gtt（d2-3）。实际采用剂量在计算范围内。

临床药师观点： 符合化疗适应证，方案选择合理，用法用量正确。需密切监测MTX剂量。

【MTX剂量与解救】

常规剂量MTX不易透过血脑屏障，MTX在脑脊液中的浓度很低，而在HD-MTX（3～5 g/m²）治疗中，高浓度的MTX可以穿透血脑屏障，对耐药肿瘤细胞和深部肿瘤细胞起到强大的杀伤作用。给药方法包括24 h维持给药和6 h维持给药，分别与其对应的MTX安全血药浓度见表3-3。大剂量或超剂量MTX的化疗，在增高血浆及细胞内的药物浓度，增强细胞毒性作用的同时，常出现严重的骨髓抑制、消化道黏膜出血及肾脏功能障碍等毒性作用。利用正常细胞和肿瘤细胞之间的差异，可叶酸解救超大剂量的MTX对正常细胞的毒性。亚叶酸钙解救的剂量及时间与MTX的剂量相关。亚叶酸钙的剂量为 $6 \sim 15$ mg/m^2,多为肌注或静脉给药,q6h.,常规持续 8 次,根据 MTX 的 24 h、48 h、72 h 血药浓度做相应的调整。

表3-3　HD-MTX 的安全血药浓度

时　间	给药方式	
	HD-MTX 24 h 给药	HD-MTX 6 h 给药
	正常值(mol/L)	正常值(mol/L)
MTX 开始后 24 h	$\leqslant 2 \times 10^{-4}$	$\leqslant 5 \times 10^{-6}$
MTX 开始后 48 h	$\leqslant 4 \times 10^{-7}$	$\leqslant 1 \times 10^{-6}$
MTX 开始后 72 h	$\leqslant 1 \times 10^{-7}$	$\leqslant 1 \times 10^{-7}$

临床药师观点:① 患者化疗过程中监测肝肾功能;② 监测 MTX 24 h(< 5 μmol/L)、48 h(< 1 μmol/L)、72 h(< 0.1 μmol/L)的血药浓度,如血药浓度过高,采取加大亚叶酸钙解救剂量或增加解救时间等相关措施;③ 使用 HD-MTX 时尽量少用其他药物,以免干扰 MTX 的血药浓度。早期中毒表现为皮疹、口腔黏膜充血、溃疡;④ 用药期间 10 d 内不应合用非甾体类抗炎药,有合并使用苯唑西林、万古霉素导致肾衰竭的报道,应尽量避免。⑤ 质子泵抑制剂(proton pump inhibitor, PPI)能延迟 MTX 在肾脏中的排泄,建议常规保胃药物更改为其他机制的药物。

（三）药学监护要点

（1）注意监测骨髓抑制情况:观察 WBC 、Rb 和 PLT 等指标变化情况,必要时可急查,并对症处理,如给予重组人粒细胞刺激因子、重组人促红素或重组人血小板生成素注射液等,必要时可输血处理。

（2）监测消化道反应、肾功能、肝功能、皮肤过敏、神经系统反应及全身症状。

（3）发生口腔黏膜溃疡，及时对症处理，每天用替硝唑漱口液和亚叶酸钙漱口，注意口腔卫生。

（4）嘱咐患者多饮水，建议医生加强水化液体量和做好每天尿量检测，同时建议给予利尿剂加速尿液的排泄和美司钠等保护肾脏。

案例二

（一）案例回顾

【主诉】

反复发热1年余，确诊外周T细胞淋巴瘤3月余。

【现病史】

患者，女，71岁。因外周T细胞淋巴瘤，NK-T，鼻型，ⅡE，采用AspaMetDex方案化疗。

反复发热1年余，鼻咽部病例活检示鼻咽部纤毛柱状上皮下淋巴组织增生，伴坏死；免疫组化示：NK/T细胞淋巴瘤，临床分期为ⅡE期。两个月前排除化疗禁忌证，予以COP方案［具体：CTX 0.6 g（d1），长春新春 3 mg（d1），泼尼松片20 mg b.i.d.（d1-5）］化疗，辅以护胃、止吐、保肝等对症支持治疗，无明显化疗不良反应。1个月前，患者无明显诱因出现发热，最高体温39.1℃，咳嗽咳痰，量少，抗感染治疗后未见好转。此次患者入院虽精神状态欠佳、体重减轻约3 kg，但饮食、睡眠尚可，大小便未见明显异常。体力活动状态（performance status, PS）评分1分，肝肾功能基本正常，轻度贫血。

【既往史】

病史：鼻窦炎病史1年余。

用药史：1个月前给予COP方案化疗1个疗程。

【社会史、家族史、过敏史】

无。

【体格检查】

BP：110/70 mmHg，HR：74次/min，R：18次/min，T：39.0℃。两侧颈部多发小淋巴结，双肺呼吸音粗，闻及湿啰音。

【实验室检查及其他辅助检查】

1. 实验室检查

（1）血常规：WBC 6.5×10^9/L、NEUT% 84.1%（↑）、RBC 3.47×10^{12}/L（↓）、Hb 95 g/L（↓）、PLT 199×10^9/L。

（2）生化：TBIL 10 μmol/L、DBIL 0 μmol/L、TP 62 g/L（↓）、ALB 33 g/L（↓）、ALT 18 U/L、AST 20 U/L、LDH 460 U/L、GLU 10.6 mmol/L（↑）、UA 163 μmol/L、Cr 33 μmol/L（↓）、K^+ 3.46 mmol/L（↓）、Ca^{2+} 2.18 mmol/L。

（3）其他：PCT 0.033 ng/mL、B型钠尿肽 5.0 pg/mL。

2. 其他辅助检查　肺部CT检查：右肺中叶见小斑片及结节状高密度影。

【诊断】

外周T-细胞淋巴瘤：NK-T鼻型，ⅡE。

【用药记录】

1. 化疗　MTX 2.0 g（d1）＋地塞米松40 mg（d1-3）＋培门冬酶3 750 IU（d2）。

2. 辅助治疗

（1）解毒：注射用亚叶酸钙50 mg＋0.9% NS 10 mL i.v. q3h（d4）。

（2）止吐：格拉司琼注射液3 mg＋0.9% NS 10 mL i.v. b.i.d.（d4-5）。

（3）护胃：注射用兰索拉唑30 mg＋0.9% NS 100 mL iv.gtt b.i.d.（d2-3）；注射用奥美拉唑钠40 mg i.v. b.i.d.（d4-7）。

（4）保肝：异甘草酸镁注射液40 mL＋5% GS 250 mL iv.gtt q.d.（d4-7）。

（5）碱化尿液：碳酸氢钠片1.0 g p.o. t.i.d.（d4-7）。

3. 抗感染　注射用头孢哌酮钠舒巴坦钠 3.0 g + 0.9% NS 100 mL iv. gtt q8 h (d1−7)；莫西沙星注射液 0.4 g iv.gtt q.d. (d2−7)；氟康唑胶囊 300 mg p.o. q.d. (d5−7)。

4. 止咳化痰　注射用盐酸氨溴索 60 mg + 0.9% NS 100 mL iv.gtt b.i.d. (d2−7)；糜蛋白酶注射液 0.4 万 U + 0.9% NS 5 mL 雾化吸入 t.i.d. (d2−7)。

【药师记录】

入院第 2 天：患者精神状态欠佳，主诉咳嗽咳痰明显，痰稠呈黄绿色，肺部闻及湿啰音。今日最高体温为 38.8℃，生命体征平稳，两侧颈部多发小淋巴结，无压痛。血常规：WBC 6.5×10⁹/L、NEUT% 84.1% (↑)、PCT 0.033 ng/mL。予莫西沙星抗感染，同时给予氨溴索化痰、糜蛋白酶雾化吸入祛痰、兰索拉唑抑酸抗应激护胃等对症支持治疗。

入院第 4 天，化疗第 1 天：患者病情平稳，咳嗽咳痰较前明显减轻，双肺无明显干湿啰音。T: 36.8℃，P: 76 次/min，BP: 120/70 mmHg。开始采用 AspaMetDex 方案给予地塞米松和大剂量 MTX 化疗，同时采用亚叶酸钙解毒、格拉司琼预防呕吐、奥美拉唑抑酸抗应激护胃、异甘草酸镁预防肝损伤、碳酸氢钠碱化尿液及水化等对症支持治疗。

入院第 5 天，化疗第 2 天：患者病情稳定，咳嗽咳痰症状较轻，无发热、气促、恶心呕吐等。痰培养结果 (入院第 2 天取样)：白色珠菌、金黄色葡萄球菌、少量鲍曼不动杆菌。药敏试验：不详。继续按照 AspaMetDex 方案给予培门冬酶和地塞米松化疗，继续给予头孢哌酮钠舒巴坦钠和莫西沙星抗感染治疗，今日加用氟康唑抗真菌感染。

入院第 7 天：患者病情平稳，心肺查体无新发阳性体征。完成化疗，予以出院。

出院带药：氟康唑胶囊 300 mg p.o. q.d.；奥美拉唑肠溶胶囊 20 mg p.o. b.i.d.；多烯磷脂酰胆碱胶囊 456 mg p.o. t.i.d.。

（二）案例分析

【抗肿瘤治疗】

患者，女，71岁。诊断外周T细胞淋巴瘤NK-T鼻型ⅡE。依据《NCCN临床实践指南：T细胞淋巴瘤（2018.V3）》，EK/T细胞淋巴瘤是极少见的恶性肿瘤，还没有建立标准治疗。大部分现有数据都来源于回顾性分析和小型前瞻性研究。目前推荐的联合化疗方案（以培门冬酶为基础）主要包括：AspaMetDex方案、SMILE方案和GELOX方案。培门冬酶可使进入肿瘤的L-天冬酰胺水解，从而影响其蛋白质的合成，最终使肿瘤细胞的增长繁殖受到抑制。而不影响有合成L-天冬酰胺的能力的正常组织细胞。对于晚期、复发或难治性患者具有疗效。需要在较大规模的随机临床试验中证实长期效益。培门冬酶注射液，体表面积单位剂量为2 500 IU/m²。

临床药师观点：① 此次化疗采用AspaMetDex方案，符合指南的推荐意见和要求。② 使用MTX的同时进行放射治疗可能会增加软组织坏死和骨坏死的风险，因此建议医生尽量避免采用MTX和放射疗法同时进行治疗。③ 培门冬酶与MTX联合应用时，可通过抑制细胞复制的作用而阻断MTX的抗肿瘤作用，培门冬酶可在给予MTX后24 h内应用，以避免产生抑制MTX的抗肿瘤作用，起到增效并减少MTX对胃肠道和血液系统的毒副反应。

【抗感染治疗】

患者基础疾病为淋巴瘤，咳嗽咳痰明显，痰稠呈黄绿色，此次入院最高体温为39.0℃，中性粒细胞比例升高，肺部闻及湿啰音，存在肺部感染的可能。同时，考虑患者既往反复多次给予广谱抗菌药物抗感染治疗未见好转，且目前尚未明确患者肺部感染的具体病原菌，因此需要给予广谱抗菌药物进行抗感染治疗，需要覆盖肠杆菌科杆菌［产超广谱β-内酰胺酶（extended spectrum beta-lactamases, ESBLs）肠杆菌科细菌］、非发酵菌如铜绿假单胞菌。依据《多重耐药菌医院感染预防与控制中国专家共识》和《中国产超广谱 β 内酰胺酶肠杆菌科细菌感染应对策略专家共识》指导意见，选用 β 内酰胺类／β 内酰胺酶抑制剂注射用头孢哌酮钠舒巴坦钠和呼吸喹诺酮类莫西沙星进行联合抗感染治疗。

住院第5天，患者痰培养出白色珠菌。依据2016年美国感染病学会（Infectious Diseases Soliety of America, IDSA）制定的《念珠菌临床实践指南》处理意见，呼吸道分泌物分离到念珠菌属，不推荐进行抗念珠菌属治疗。但考虑到本例患者既往接受过广谱抗菌药物、化疗药物和糖皮质激素等免疫抑制剂治疗，为念珠菌感染的高危人群，可以考虑给予氟康唑进行抗真菌感染治疗。

临床药师观点：患者入院初期的抗感染治疗用药指征明确，选药合理，覆盖了可能的病原菌。在明确病原菌后，沿用之前的抗感染方案，同时加用氟康唑作为真菌感染的治疗，用药合理。

（三）药学监护要点

（1）监测不良反应：包括头孢哌酮钠–舒巴坦钠的胃肠道反应和凝血功能；莫西沙星的可能导致的肌腱炎和肌腱断裂、伪膜性肠炎；培门冬酶的过敏反应及导致急性胰腺炎的可能性，暴发型胰腺炎很危重，可能致命，需密切关注。

（2）培门冬酶可致过敏反应，一般表现为突然发作的呼吸困难、关节肿痛、皮疹、皮肤瘙痒、面部水肿，严重者可发生呼吸窘迫、休克甚至致死。因此，建议医生在每次使用培门冬酶时，必须备有抗过敏反应的药物（包括肾上腺素、抗组胺药物、静脉用的类固醇药物如地塞米松等），以及相关抢救器械。

（3）培门冬酶肌注时，单次给药容量应限于 2 mL，如果大于 2 mL，应使用多处部位注射。静脉给药时，培门冬酶应以 100 mL 生理盐水或5% GS稀释后连续静脉滴注 1 ～ 2 h。

（4）化疗后患者进入骨髓抑制期，观察患者是否因粒细胞减少或缺乏而发生细菌性感染，或病毒性感染，如有需要给予抗菌药物或抗病毒药物处理，及时预防。

（5）糖皮质激素与培门冬酶同时使用会增强培门冬酶的致高血糖作用，因此建议主管医师，可先应用糖皮质激素类药物，再使用培门冬酶，毒性较先用培门冬酶或同时使用两药时轻。

（6）多烯磷脂酰胆碱胶囊需随餐服用，用足够量的液体整粒吞服，不要咀嚼。在大剂量服用时偶尔会出现胃肠道紊乱，例如胃部不适的、软便和腹泻等。如在服药过程中发生任何药品说明书中未提及的不良反应，请咨询主管医师或药师。

案例三

（一）案例回顾

【主诉】

反复咳嗽2个月，确诊急性淋巴细胞白血病1个月余。

【现病史】

患者，男，24岁。因T淋巴母细胞性淋巴瘤，予以第一疗程hyper-CVAD（B）方案化疗。

1个月前诊断为T淋巴母细胞性淋巴瘤。予以hyper-CVAD（A）方案，化疗1个疗程，过程顺利。化疗结束后处于粒细胞缺乏期（以下简称粒缺期）。12 d前入院治疗，化验血常规：WBC 0.2×10^9/L，PLT 10×10^9/L，入院后第2天出现发热，最高达38.9℃，予亚胺培南西司他丁钠抗感染、重组人粒细胞刺激因子注射液升白、重组人血小板生成素注射液升PLT等治疗，复查血常规提示骨髓造血功能恢复，予出院处理。现为再次入院治疗，患者自患病以来，无发热、盗汗，精神状态良好，体重无明显变化，饮食正常，大、小便正常，睡眠无异常。

【既往史】

否认各种疾病史。

【社会史、家族史、过敏史】

无。

【体格检查】

T: 36.6℃; P: 18次/min; R: 82次/min; BP: 112/70 mmHg。

有贫血貌。口腔黏膜溃疡。

【实验室检查及其他辅助检查】

1. 实验室检查

(1) 血常规: WBC 5.3×10^9/L、NEUT% 83.3%(↑)、LYM% 9.6%(↓)、RBC 3.12×10^{12}/L(↓)、Hb 88 g/L(↓)、HCT 27.70% (↓)、RDW 18.50%(↑)、PLT 433×10^9/L(↑)、RC 5.59%(↑)。

(2) 生化检查: TBIL 6.00 μmol/L、TP 64 g/L、ALT 134 U/L (↑)、AST 45 U/L(↑)、GGT 64 U/L(↑)、BUN 7.5 mmol/L (↑)、UA 360 μmol/L、Cr 51 μmol/L(↓)、P 1.82 mmol/L (↑)。

(3) 凝血功能: FIB 5.17 g/L(↑)、D-dimer 470 μg/L。

2. 其他辅助检查　肺部CT检查示双肺上叶见少许小斑片状模糊密度增高影。

【诊断】

(1) T淋巴母细胞性淋巴瘤。

(2) 粒细胞缺乏症。

【用药记录】

1. 化疗　hyper-CVAD(B)方案: MTX 2g(d1) + Ara-C 3.0 g(d2-3)。

2. 化疗辅助

(1) 保肝: 注射用还原型谷胱甘肽1.8 g + 0.9% NS 100 mL iv.gtt q.d.(d4-14)。

(2) 护胃: 注射用埃索美拉唑镁40 mg + 0.9% NS 100 mL iv.gtt q.d.(d4)、注射用兰索拉唑30 mg + 0.9% NS 100 mL iv.gtt q.d.(d5-21)。

(3) 止吐: 注射用格拉司琼3 mg + 0.9% NS 20 mL i.v. q12h. (d5-7)。

（4）解救MTX毒性：注射用亚叶酸钙25 mg i.v. q6h.（d5–14）。

3. 营养神经　注射用腺苷钴胺3 mg + 0.9% NS 100 mL iv.gtt q.d.（d4–14）。

4. 抗感染

（1）抗细菌感染：左氧氟沙星片0.5 g p.o. q.d.（d7–9）；注射用比阿培南0.3 g + 0.9% NS 100 mL iv.gtt q8h.（d10–13）；注射用亚胺培南西司他丁钠0.5 g + 0.9% NS 100 mL iv.gtt q8h.（d14–17）；注射用盐酸万古霉素（稳可信）1 g + 0.9% NS 250 mL iv.gtt q8h.（d16–19）；注射用替加环素50 mg + 0.9% NS 100 mL iv.gtt q12h.（d17–21）。

（2）抗真菌感染：注射用伏立康唑0.2 g + 0.9% NS 100 mL iv.gtt q12h.（d19–21）。

5. 升红、升白　重组人粒细胞集落刺激因子注射液（吉粒芬）300 μg s.c.（d10–19）；重组人血小板生成素注射液（特比澳针）1.5万 IU s.c. q.o.d.（d15–17）。

6. 止血　卡络磺钠氯化钠注射液80 mg iv.gtt q8 h（d16–19）。

7. 保护心肌　10%氯化钾注射液1.5 g + 生物合成人胰岛素注射液（诺和灵R针）4 IU + 5% GS 500 mL iv.gtt q.d.（d5–7）。

【药师记录】

入院第3天，化疗第1天：患者生命体征平稳，贫血貌，口腔溃疡。血常规：WBC 3.4×10^9/L（↓）、NEUT % 97.4 %（↑）、LYM % 2.6 %（↓）、RBC 2.67×10^{12}/L（↓）、HCT 24.0 %（↓）、RDW 18.80%（↑）、RC 0.38%（↓）。生化：CRP 5.24 mg/L（↑）、TBIL 12.80 μmol/L、DBIL 5.70 μmol/L（↑）、ALT 52 U/L（↑）、AST 35 U/L、LDH 337 U/L（↑）、BUN 7.3 mmol / L（↑）、Cr 146 μmol / L（↑）。24 h MTX浓度0.34 μmol/L。予hyper-CVAD（B）方案，具体如下：MTX 2 g（d1）+ Ara-C 3.0 g（d2–3），同时予水化、碱化、亚叶酸钙解救治疗，同时行Ara-C 50 mg + 地塞米松5 mg鞘内注射治疗。

入院第4天，化疗第2天：患者稍感恶心、呕吐。24 h尿量达1 800 mL。继续化疗，予以亚叶酸钙解救。同时，给予腺苷钴胺营养神经、还原型谷胱甘肽保肝、埃索美拉唑镁抑酸护胃及水化等对症支持治疗。

入院第5天，化疗第3天：患者24 h尿量3 000 mL。生化：TBIL 7.90 μmol/L、DBIL 0 μmol/L（↑）、ALT 75 U/L（↑）、AST 34 U/L、BUN 9.5 mmol/L（↑）、Cr 160 μmol/L（↑）、K$^+$ 3.53 mmol/L、Ca^{2+} 2.09 mmol/L（↓）。继续对症支持治疗，给予极化液保护缺血损伤的心肌。

入院第7天：患者24 h尿量4 000 mL。预防感染对症支持治疗。

入院第10天：患者WBC 0.1×10^9/L（↓）、NEUT % 0、RBC 2.21×10^{12}/L（↓）、Hb 66 g/L（↓）、HCT 18.9 %（↓）、RDW 15.40 %、RC 0.08 %（↓）。CRP 12.31 mg/L（↑）。144 h MTX浓度0.17 μmol/L，192 h MTX浓度0.09 μmol/L。患者出现发热，体温达38.5℃，胸部CT示双肺上叶少许炎症，为防止感染加重，故将抗生素左氧氟沙星调整为比阿培南抗感染治疗。

入院第14天：患者体温39℃，真菌D-葡聚糖检测35.72。WBC 0.1×10^9/L（↓）、NEUT 0.01×10^9/L（↓）、LYM 0.09×10^9/L（↓）、RBC 2.26×10^{12}/L（↓）、Hb 66 g/L（↓）、RBC比容19.0 %（↓）、RDW 14.70 %、PLT 6×10^9/L（↓），CRP 86.04 mg/L（↑）。患者WBC及PLT水平较低，继续予重组人粒细胞集落刺激因子升白，并加用重组人血小板生成素刺激PLT的生成。目前患者处于粒缺伴发热，比阿培南抗感染3 d后，发热症状未控制，调整为亚安培南西司他丁钠继续抗感染。

入院第15天：患者仍有发热，体温39.5℃。细菌培养＋药敏提示无厌氧菌。患者仍处于粒细胞缺乏期，予亚胺培南西司他丁钠抗感染过程中，体温达38.5℃以上，感染控制不佳，加用万古霉素抗感染治疗。

入院第17天：患者体温39℃，基本情况一般。血常规WBC 7.8×10⁹/L、NEUT 5.91×10⁹/L、LYM 0.31×10⁹/L（↓）、RBC 1.83×10¹²/L（↓）、Hb 54 g/L（↓）、HCT 15.50 %（↓）、RDW 14.40 %、PLT 49×10⁹/L、CRP 40.47 mg/L（↑）。患者一直持续发热，抗感染效果不佳，停用亚胺培南西司他丁和盐酸万古霉素，调整替加环素抗感染治疗。

入院第19天：患者体温39.3 ℃，处于粒缺期。生化：TBIL 5.00 μmol/L、TP 61 g/L（↓）、ALB 31 g/L（↓）、ALT 22 U/L、AST 43 U/L（↑）、LDH 527 U/L（↑）、UA 294 μmol/L、CRE 72 μmol/L、AKP 243 U/L（↑）、K⁺ 3.3 mmol/L（↓）、Ca²⁺ 2.22 mmol/L（↓）。真菌G试验：内毒素试验5.039、真菌D-葡聚糖检测112.9（↑）。降钙素原（PCT）：2.85 ng/mL（↑）。患者仍处于粒缺发热期，继续抗感染治疗。根据真菌葡聚糖试验结果及患者长期使用抗生素，考虑患者存在真菌感染，加用伏立康唑抗感染治疗。

入院第21天：患者经过替加环素＋伏立康唑抗感染治疗后，体温恢复正常达3天，予以出院。院外口服抗生素，并定期复查血常规等感染指标。

出院带药：盐酸莫西沙星片0.4 g p.o. q.d.；伏立康唑片0.2 g p.o. q.d.。

（二）案例分析

【抗肿瘤治疗】

患者，男，24岁。诊断T-淋巴母细胞性白血病，粒细胞缺乏症。根据《NCCN临床实践指南非霍奇金淋巴瘤（2016.V3）》指出T-淋巴母细胞性白血病，建议的化疗方案有CHOP、CHOPE、剂量调整的EPOCH、hyper-CVAD，4个化疗方案均为2A类推荐。hyper-CVAD方案由前后两部分组成，可分别组成独立的方案，实际应用是两方案交替进行，各4个疗程。患者明确诊断后，既往已予hyper-CVAD（A）方案化疗1个疗程，化疗后出现粒缺、发热，给予对症处理后,患者骨髓造血功能恢复。此次入院患者无化疗禁忌证,行hyper-CVAD方案第1个疗程B方案。

临床药师观点:该方案剂量强度大,能达Ⅳ度骨髓抑制,考虑大剂量的Ara-C和MTX联合用药,患者上次化疗处于粒缺期,为了避免严重的不良反应出现,将Ara-C剂量下调约40%。

【化疗后感染的预防和治疗】

80%以上的造血系统恶性肿瘤患者在≥1个疗程化疗后会发生与中性粒细胞缺乏有关的发热。患者既往化疗后出现粒缺伴发热,属于高危患者。《中国中性粒细胞缺乏伴发热患者抗菌药物临床应用指南(2016年版)》中指出,对于高危患者,推荐预防性用药。可选择氟喹诺酮类药物、复方磺胺甲恶唑,不建议预防性应用第三代头孢菌素。最佳的开始给药时间和给药持续时间尚无定论,推荐从中性粒细胞缺乏开始应用直至中性粒细胞绝对计数(ANC)$> 0.5 \times 10^9$/L或出现明显的血细胞恢复证据。患者于化疗后第5天,给予左氧氟沙星片预防感染。左氧氟沙星具有广谱抗菌作用,抗菌作用强,对多数肠杆菌科细菌有较强的抗菌活性。

患者在使用左氧氟沙星预防感染3 d后,即化疗第8天,患者粒缺伴发热,体温38.5℃,行胸部CT检查示双肺上叶少许炎症。为防止感染加重,故予以比阿培南抗感染治疗。《中国中性粒细胞缺乏伴发热患者抗菌药物临床应用指南(2016年版)》指出,在接受经验性抗菌药物治疗后,应根据危险分层、确诊的病原菌和患者对初始治疗的反应等综合判断,决定后续如何调整抗菌治疗。正在接受经验性口服或静脉治疗的低危门诊患者,如果其发热和临床症状在48 h内无好转,应住院重新评估并开始静脉应用广谱抗菌药物治疗。患者已使用左氧氟沙星3 d,患者的体温一直在38℃左右,疗效不明显,更换为比阿培南。比阿培南抗感染4 d后,发热症状仍未控制,调整亚胺培南西司他丁钠继续抗感染。亚胺培南西司他丁钠抗感染治疗1 d后,体温达38.5℃

以上,加用万古霉素抗感染治疗。治疗 1 d,患者一直持续发热,抗感染效果不佳,停用亚胺培南西司他丁钠和万古霉素,调整为替加环素抗感染治疗。入院 19 d,患者仍处于粒缺发热期,继续抗感染治疗。根据真菌试验结果,考虑到患者长期使用抗生素,可能存在真菌二重感染,加用伏立康唑抗感染治疗。治疗 2 d 后体温恢复正常。

临床药师观点:① 该患者有使用预防性抗生素的指征,使用左氧氟沙星选药合理,但是使用时机有待商榷,建议患者检测血常规来判断患者骨髓抑制的程度。② 患者使用左氧氟沙星 3 d,感染未得到控制,患者又处于化疗后粒缺期,使用广谱抗菌药物比阿培南,认为是合理的。③ 比阿培南治疗 4 d 后,更改为亚胺培南西司他丁,认为不妥。亚胺培南属于第一代碳青霉烯类抗生素。而比阿培南是第二代碳青霉烯类抗生素,比亚胺培南对肾脱氢肽酶-1 稳定性高,无须联合西司他丁。而 C2 位三唑阳离子增加了对细菌的膜穿透性,对革兰阴性菌(特别是铜绿假单胞菌)抗菌力增强。肾毒性更小,中枢安全性更高。④ 患者住院时间较长,体温仍控制不佳,加用万古霉素,加强革兰氏阳性菌的覆盖,尤其是耐甲氧西林金黄色葡萄球菌。加用药物合理。⑤ 患者已使用过碳青霉烯类抗生素、盐酸万古霉素,患者体温仍然控制不佳,抗感染疗效不明显,按照《中国中性粒细胞缺乏伴发热患者抗菌药物临床应用指南(2016年版)》,考虑耐药 G⁻菌、G⁺菌感染,抗生素升阶梯治疗,更换替加环素。换用药物合理。⑥《中国中性粒细胞缺乏伴发热患者抗菌药物临床应用指南(2016版)》指出,在抗菌药物治疗无效时,应考虑真菌和其他病原菌感染的可能性,参照血液病患者的真菌诊治指南开始抗真菌或抗其他病原菌治疗。《血液病/恶性肿瘤患者侵袭性真菌病的诊断标准与治疗原则(第五次修订版)》提出经验治疗的推荐药物为:伊曲康唑、卡泊芬净、脂质体两性霉素 B、伏立康唑、米卡芬净。患者选用伏立康唑抗真菌感染,符合指南推荐。

（三）药学监护要点

（1）鞘内注射 Ara-C 等化疗药物,用药后患者可发生一系列的不良反应。在鞘内注射过程中至术后 8 h 内,发生头痛、头晕或恶心、呕吐的患者一般症状较轻,给予对症治疗后,症状常在 24 h 内消失,少数患者卧床 2～3 d 均可消失。临床药师提醒护士避免推注速度过快,可致颅内压力突然增加,可能会发生头痛、恶心、呕吐及颈项强直等严重脑膜刺激征,立即静脉注射地塞米松 5～10 mg 加高渗葡萄糖液及止痛、镇静等处理后数小时症状缓解,24 h 内症状消失。当减慢推注速度（约 15 min）,并边回抽边推注,上述症状发生明显减少,且发生程度也比较轻微。

（2）配制鞘内注射 Ara-C 时,不能用含苯甲醇的稀释液。

（3）重组人血小板生成素使用过程中应定期检查血常规,一般应隔日 1 次,密切注意外周 PLT 变化,PLT 达到所需指标时,应及时停药。告知医生,在用药前、用药中及用药后随访中,应监测包括 PLT 和外周血涂片在内的血常规。

（4）快速推注或短时内静脉滴注万古霉素可使组胺释放出现红人综合征（面部、颈躯干红斑性充血、瘙痒等）、低血压等副作用,所以每次静脉滴注应在 60 min 以上。另外,药液渗漏于血管外可引起坏死,所以在给药时应慎重,不要渗漏于血管外。

（5）替加环素使用时推荐首剂加倍,初始剂量予 100 mg,维持剂量为 50 mg,每 12 h 静脉滴注 1 次,每次滴注时间为 30～60 min。

（6）在使用伏立康唑治疗初及治疗中均应检查肝功能,如在治疗中出现肝功能异常,则需严密监测,以防发生更重的肝损害。

（7）伏立康唑不仅是 CYP2C19、CYP2C9 和 CYP3A4 的底物,也是其抑制剂,注意与 CYP 酶的抑制剂、诱导剂或经 CYP 酶代谢的药物合用时的药物相互作用。

（8）应用伏立康唑治疗前必须严格纠正钾、镁和钙的异常。

案例四

（一）案例回顾

【主诉】

体检发现盆腔肿物1月余，确诊淋巴瘤半月余。

【现病史】

患者，女，39岁。因NHL（BurKitt淋巴瘤），行第2个疗程化疗，采用R-A-EPOCH方案（参见下文"用药记录"）。

2个月前单位体检超声发现左侧卵巢包块，B超提示：盆腔囊性包块，宫颈纳氏腺囊肿（多发）。当月在全麻下行腹腔镜下左侧附件切除＋右侧卵巢肿块切除术，病理提示：弥漫性大B细胞淋巴瘤。诊断为"卵巢恶性淋巴瘤"，建议患者进行化疗。1个月前行PET-CT检查提示：双侧乳腺、心包、左侧肾上腺、盆腔内、左侧腹股沟多发病变，均考虑为淋巴瘤。予以R-A-EPOCH方案化疗，化疗后无特殊不适。现患者为再次化疗入院。患者自患病以来，精神状态良好，体重无明显变化。

【既往史】

2个月前在全麻下行腹腔镜下左侧附件切除＋右侧卵巢肿块切除术。

【社会史、家族史、过敏史】

无。

【体格检查】

T：36.6℃；P：78次/min；R：18次/min；BP：115/78 mmHg。

左侧腹股沟可及肿大淋巴结，大小约4 cm，质地坚韧，表面光滑，不可推动，无触痛。

【实验室检查及其他辅助检查】

1. 实验室检查

（1）血常规：WBC 7.4×10^9/L、NEUT% 78.5%（↑）、LYM%

16.1%(↓)、EOS % 0.1 %(↓)、NEUT 5.81×10⁹/L 、EOS 0.01×10⁹/L(↓)、RBC 3.87×10¹²/L、Hb 105 g/L(↓)、PLT 468×10⁹/L(↑)。

（2）生化：ALB 37 g/L、GLO 32 g/L(↑)、A/G 1.16(↓)、ALT 24 U/L、AST 22 U/L、PTT 9.5 mmol/L(↑)、Cr 55 μmol/L。

（3）凝血功能：PT 14.4s(↑)、INR 1.31(↑)、D-dimer 630 μg/L(↑)。

（4）尿常规：尿白细胞酯酶(＋＋,↑)、尿白细胞计数29.1/μL(↑)、尿上皮细胞计数22/μL(↑)。

（5）乙肝病毒抗原抗体检查：HBsAg(－)，抗-HBsAb(±)，HBeAg(－)，抗-HBeAb(＋)，抗-HBcAb(＋)。

（6）乙肝病毒DNA：乙肝病毒DNA＜500 IU/mL。

2.其他辅助检查　无。

【诊断】

（1）NHL Ⅳ A期。

（2）左侧附件切除＋右侧卵巢肿块切除后。

【用药记录】

1.化疗　R-A-EPOCH方案：利妥昔单抗600 mg(d0)＋CTX 1.2 g(d5)＋依托泊苷75 mg(d1-4)＋表柔比星15 mg(d1-4)＋长春地辛1 mg(d1-4)＋泼尼松30 mg(d1-5)；注射用Ara-C 50 mg＋注射用地塞米松磷酸钠5 mg＋0.9% NS 10 mL 鞘内注射(d5)。

2.辅助治疗

（1）护胃：注射用兰索拉唑30 mg＋0.9% NS 100 mL iv.gtt q.d.(d1-6)。

（2）保肝：还原型谷胱甘肽1.8 g＋0.9% NS 100 mL iv.gtt q.d.(d2-6)；异甘草酸镁注射液30 mL＋5% GS 250 mL iv.gtt q.d.(d2-6)；注射用腺苷甲硫氨酸1.5 g＋0.9% NS 100 mL iv.gtt q.d.(d2-6)；拉米夫定片0.1 g p.o. q.d.(d2-6)。

（3）止吐：托烷司琼注射液5 mg + 0.9 % NS 20 mL i.v. q.d.（d2-6）。

（4）碱化尿液：碳酸氢钠片1 g p.o. t.i.d.（d2-6）。

【药师记录】

入院第1天：患者一般情况尚可。血常规：WBC 7.4×10^9/L、NEUT % 78.5 %（↑）、LYM % 16.1 %（↓）、EOS % 0.1 %（↓）、NEUT 5.81×10^9/L、EOS 0.01×10^9/L（↓）、RBC 3.87×10^{12}/L、Hb 105 g/L（↓）、PLT 468×10^9/L（↑）。生化：ALT 24 U/L、AST 22 U/L。乙肝病毒感染血清标志物检测：HBsAg（-），抗-HBsAb（±），HBeAg（-），抗-HBeAb（+），抗-HBcAb（+）。甲泼尼龙琥珀酸钠预处理后，利妥昔单抗注射液治疗，兰索拉唑抑酸抗应激护胃对症支持治疗。

入院第2天：强化多药诱导化疗，按照R-A-EPOCH方案给予依托泊苷、硫酸长春地辛、表柔比星和泼尼松化疗，同时给予托烷司琼止吐、还原型谷胱甘肽、异甘草酸镁和丁二磺酸腺苷甲硫氨酸保肝、拉米夫定预防乙肝病毒感染等对症支持治疗。

入院第5天，化疗第4天：为观察患者中枢神经情况并治疗，行腰椎穿刺＋鞘内注射术。脑脊液：脑脊液白蛋白211.00 mg/L、脑脊液糖4.1 mmol/L（↑）、脑脊液蛋白319 mg/L、脑脊液氯化物130 mmol/L。予Ara-C 50 mg，地塞米松10 mg缓慢鞘内注射。

入院第6天，化疗第5天：患者病情平稳，一般情况可，无恶心呕吐、发热畏寒等特殊不适，生命体征平稳。淋巴结超声：全身浅表淋巴结、腹腔深部淋巴结未见异常。化疗结束，化疗中未诉特殊不适，予以出院。

出院带药：多烯酸磷脂酰胆碱胶囊456 mg p.o. t.i.d.；碳酸氢钠片1 g p.o. t.i.d.；甲钴胺片0.5 mg p.o. t.i.d.；双环醇片25 mg p.o. t.i.d.；奥美拉唑肠溶胶囊20 mg p.o. q.d.。

（二）案例分析

【抗肿瘤治疗】

患者，女，39岁，NHL。给予第2次化疗。完善相关检查后，排除化疗禁忌证，给予免疫＋化疗和相关对症支持治疗。《NCCN临床实践指南：非霍奇金淋巴瘤（2016.V3）》指出NHL可选择CALGB 10002方案＋利妥昔单抗、CODOX-M/IVAC±R、R-A-EPOCH、R-hyper-CVAD交替应用（2A类推荐）。同时指南还指出，通过同样包括中枢神经系统预防性治疗在内的强化剂量多药联合化疗，很多NHL患者可治愈。该患者39岁，比较年轻，肝肾功能基本正常，选择了R-A-EPOCH方案进行化疗，强化多药联合诱导化疗。考虑患者上1个疗程曾经接受R-A-EPOCH方案化疗，无任何不适症状，因此，现继续采用该方案。

本方案联用药物较多，毒性作用加强，为了避免严重的不良反应出现同时又不影响患者化疗的效果，将方案中其他药物的剂量做了调整，CTX的剂量增加了50%，依托泊苷、长春地辛和表柔比星的剂量分别下调约52%、15%和69%。

临床药师观点：符合化疗适应证，排除化疗禁忌证，方案选择合理，剂量正确。

【保肝和预防乙肝病毒治疗】

此次化疗方案中主要的化疗药物如CTX、表柔比星和长春地辛均为主要经过肝脏代谢消除，可导致肝功能异常，因此需要预防性应用保护肝脏的药物。选用了还原型谷胱甘肽、异甘草酸镁和丁二磺酸腺苷甲硫氨酸3种不同作用机制的保肝药物联合预防多药化疗导致的肝脏损害，其中，还原型谷胱甘肽主要促进肝脏解毒；异甘草酸镁注射液降低转氨酶；腺苷甲硫氨酸转甲基、转硫基和丙氨化作用，增加肝脏解毒物质，三者联合保肝作用优于单药使用。

同时，患者接受化疗＋利妥昔单抗联合治疗，医生考虑可以提前使用拉米夫定预防性治疗，可以降低乙型肝炎病毒再激活的概率。

临床药师观点：① 三药联合具有保护肝功能促使胆汁排泄、降低转氨酶的作用，能有效改善化疗药物肝损害，使患者可以顺利完成化疗。② 患者为非乙肝病毒携带者，拉米夫定的预防性治疗不妥。

（三）药学监护要点

（1）利妥昔单抗监护：利妥昔单抗为第1个获准用于治疗人类肿瘤的单抗类药品，主要用于CD20阳性B淋巴细胞非霍奇金淋巴瘤。常用剂量为375 mg/m^2，可于化疗当天用药，也可化疗前1 d给药。该药物本身毒副作用轻微，主要表现为寒战、发热、恶心、瘙痒、皮疹、呼吸困难、一过性低血压等，通常发生在首次输注开始后30 min ～ 2 h，预防性应用地塞米松或非甾体抗炎药有效。所以在最初用药时应密切观察不良反应，输液过程中注意监测血压和脉搏。

（2）告知医生，应用利妥昔单抗治疗前应对患者进行乙肝病毒（HBV）的筛查，不应对处于活动性乙肝的患者使用利妥昔单抗进行治疗，如患者乙肝病毒血清学检测阳性，则应给予抗病毒药物，以预防利妥昔单抗诱发乙肝病毒感染。

（3）告知护士，利妥昔单抗可使用0.9 % NS或5% GS作为溶媒，稀释到利妥昔单抗的浓度为1 mg/mL，配制过程中避免产生泡沫。利妥昔单抗应在化疗方案中的其他组分应用前使用，推荐起始滴注速度为50 mg/h；最初 60 min 过后，可每30 min增加50 mg/h，直至最大速度400 mg/h；以后的静脉滴注中，利妥昔单抗滴注的开始速度可为100 mg/h，每30 min增加100 mg/h，直至最大速度400 mg/h。

（4）配制鞘内注射的Ara-C时，不能用含苯甲醇的稀释液；依托泊苷不宜静脉推注，静脉滴注的时候速度不得过快，至少大于30 min；CTX需用生理盐水作为溶媒，并且其水溶液不稳定，仅能稳定2 ～ 3 h，最好现配现用。

（5）CTX需要在肝内活化，因此腔内给药无直接作用，需采用静脉或肌注给药,当患者肝肾功能损害、骨髓转移或既往曾接受多程化放疗时,CTX的剂量应减少至治疗量的1/3~1/2。

（6）长春地辛在静脉滴注时应小心,防止外漏,以免漏出血管外造成疼痛、皮肤坏死、溃疡,一旦出现应立刻冷敷,并用0.5%普鲁卡因封闭,且应在溶解后在6 h内使用。如患者WBC降到3×10^9/L及PLT降到50×10^9/L应停药。

（7）表柔比星注射时溢出静脉会造成组织的严重损伤甚至坏死,建议以中心静脉输注。

（8）还原型谷胱甘肽应在给化疗药物前15 min内将本品溶于100 mL溶媒中,于15 min内静脉滴注。不得与维生素B_{12}、维生素K_3、甲萘醌、泛酸钙、乳清酸、抗组胺制剂、磺胺药及四环素等混合使用。

案例五

（一）案例回顾

【主诉】

发现颈部肿块1年余,增大2个月。

【现病史】

患者,女,76岁。诊断HL（混合细胞型）,给予第1个疗程的ABVD方案化疗。

1年前,患者无明显诱因下发现颈部肿块,B超示颈部淋巴结炎性肿大可能,口服阿莫西林后肿块较前稍有缩小,后肿块大小未进展。近2个月发现肿块进行性增大、质硬、与周围组织粘连、无触痛,行颈部肿块活检送病理示淋巴结血液系统肿瘤,考虑霍奇金淋巴瘤可能,行免疫组化,结果显示大细胞CD30（＋＋＋）、CD15（－）、淋巴组织CK（－）、S100（＋）、CD20（＋）、pax-5（＋）、CD43（＋）、EMA（－）、TIA（＋）、ALK（－）、Ki67大细胞高表达,诊断为:淋巴结经典型HL（混合型）。患者自患病以来,精神状态尚可,2个月体重减轻

10 kg,饮食差,大小便正常,睡眠无异常。

【既往史】

无。

【社会史、家族史、过敏史】

青霉素过敏史。

【体格检查】

T：36.4℃；R：18次/min；P：68次/min；BP：110/66 mmHg。

左侧颈部可触及肿大淋巴结,大小约4 cm×4 cm,质硬,无触痛,余浅表淋巴结未及肿大。

【实验室检查及其他辅助检查】

1. 实验室检查

（1）血常规：WBC 7.2×10^9/L、NEUT % 83.0 %（↑）、RBC 4.19×10^{12}/L、Hb 112 g/L、PLT 156×10^9/L。

（2）生化：TBIL 14 μmol/L、DBIL 5 μmol/L、ALT 9 U/L、AST 19 U/L、LDH 158 U/L、Cr 60 μmol/L。

（3）肿瘤标志物：NSE 12.4、CYFRA 211 3.60 μg/L（↑）、AFP 2.67 μg/L、Cr 1.23 μg/L、CA199 3.68 U/mL、CA125 11.39 U/mL、CA153 9.88 U/mL。

（4）其他：B型钠尿肽前体158 pg/mL（↑）。

2. 其他辅助检查

（1）腹部超声：肝囊肿。

（2）B超：左侧上淋巴结肿大。

【诊断】

（1）HL（混合细胞型）ⅣB期,IPI评分3分（中高危组）。

（2）心律失常（左前分支传导阻滞）。

【用药记录】

1. 化疗 采用ABVD方案化疗,具体方案为：表柔比星40 mg + 博来霉素14 mg + 长春瑞滨36 mg + 氮烯咪胺（达卡巴嗪）500 mg（d1、d14）。

2. 辅助治疗

（1）止吐：格拉司琼注射液6 mg + 0.9 % NS 20 mL i.v. q.d.（d1）。

（2）护胃：注射用兰索拉唑30 mg + 0.9 % NS 100 mL iv.gtt q.d.（d1）。

（3）保肝：注射用还原型谷胱甘肽1.8 g + 0.9 % NS 100 mL iv.gtt q.d.（d1）。

（4）碱化尿液：碳酸氢钠片1.0 g p.o. t.i.d.（d1–2）。

3. 解热、镇痛　酚咖片（加合百服宁片）1片 p.o., 博来霉素前 0.5 h（d1）。

【药师记录】

入院第1天，化疗第1天：患者病情稳定。予ABVD方案化疗，给予表柔比星、博来霉素、长春瑞滨和达卡巴嗪。同时给予格拉司琼止吐、兰索拉唑护胃、还原型谷胱甘肽保肝、碳酸氢钠碱化体液等对症支持治疗。

入院第2天，化疗第2天：患者病情平稳，一般情况可，无恶心呕吐、畏寒发热等特殊不适，神志清楚，生命体征平稳，未见异常新发阳性体征。完成此次ABVD方案化疗的前半部分疗程，化疗过程顺利，化疗过程中患者无特殊不适。予以出院。

出院带药：无。

（二）案例分析

【抗肿瘤治疗】

患者为76岁高龄女性，诊断HL（混合细胞型）ⅣB期，IPI评分3分（中高危组）。依据《NCCN临床实践指南：霍奇金淋巴瘤（2015.V2）》，HL临床治疗以联合化疗为主，放疗是局限期HD的重要治疗手段，对于进展期局部残存病变放疗仍具有重要临床意义。Ⅲ和Ⅳ期经典HL患者需要进行化疗，尤其是患者近2个月颈部肿块进行性增大，需要通过化疗控制颈部淋巴结肿块进一步增大。主要方案包括ABVD ± RT方案、Stanford Ⅴ方案或递增剂量 BEACOPP 方案。ABVD 是 Ⅲ～Ⅳ 期病变患者的标准化治疗方案，该方案具有总体疗效更高、毒副作用小、不易引起第二肿瘤等特点，因此，选择 ABVD 方案。完善相关检查后，排除化疗禁忌证，给予化疗和相关对症支持治疗。根据体表面积计算为成人标准推荐剂量。

临床药师观点：ABVD 方案中最主要的不良反应为骨髓抑制和胃肠道反应，因此需要于化疗后每 3～4 d 监测 1 次血常规，观察 WBC、Hb 和 PLT 等情指标变化情况，并给予对症处理；针对消化道反应可以给予 H^+/K^+-ATP 质子泵抑制剂抑酸、抗应激、护胃和 5-HT_3 受体拮抗剂止吐处理等。

【预防呕吐治疗】

依据《NCCN 临床实践指南：止吐(2017.V2)》，达卡巴嗪属于高度致吐风险级化疗药物(呕吐频率大于 90%)，表柔比星($\leqslant 90$ mg/m^2)属于中度致吐风险级化疗药物(致吐频率为 30%～90%)，博来霉素、长春瑞滨属于轻微致吐风险级化疗药物(呕吐频率 < 10%)。依据指南指导意见，对于高度致吐风险级化疗药物导致的急性或延迟性化疗相关性呕吐，应在化疗前当天预防性给予：NK-1 受体拮抗剂 + 5-HT_3 受体拮抗剂 + 皮质类固醇激素，化疗后第 2、3、4 天预防性给予 NK-1 受体拮抗剂 + 皮质类固醇激素。

NK-1 受体拮抗剂主要有阿瑞匹坦和福沙匹坦，阿瑞匹坦是人 P 物质神经激肽 1(NK-1)受体的选择性高亲和力拮抗剂。对其他现有治疗化疗引起恶心呕吐和术后恶心呕吐的药物的作用靶点(5-HT_3 受体、多巴胺受体和糖皮质激素受体)的亲和力低或无亲和力。可抑制顺铂引起的急性期和延迟期呕吐，并增强 5-HT_3 受体拮抗剂昂丹司琼和糖皮质激素地塞米松对顺铂引起的呕吐的止吐活性。多项临床实验表明，含有阿瑞匹坦的止吐方案在预防高、中度致吐风险化疗药物所致的急性和迟发性的呕吐时疗效更佳，且不加重副作用。目前，阿瑞匹坦已得到 NCCN 和国际癌症姑息治疗学会、欧洲肿瘤内科学会等权威指南一致推荐,作为预防肿瘤化疗后引起的急性和迟发性恶心呕吐的一线用药/推荐用药。

5-HT$_3$受体拮抗剂多拉司琼、格拉司琼或昂丹司琼对因放疗、化疗及手术引起的恶心和呕吐具有良好的预防和治疗作用。格拉司琼通过拮抗中枢化学感受区及外周迷走神经末梢的5-HT$_3$受体,抑制恶心、呕吐的发生。选择性高,无锥体外系反应和过度镇静等副反应。皮质类固醇激素用于预防化疗所致呕吐是也有很高的治疗指数,是最常用的止吐药物之一。单剂应用适用于接受低致吐风险药物化疗的患者,与5-HT$_3$受体拮抗剂和NK-1受体拮抗剂三药联合对接受高、中度致吐风险药物化疗的患者具有独特的疗效。

临床药师观点:本例患者理论上遵照指南,给予NK-1受体拮抗剂(阿瑞匹坦或福沙匹坦) + 5-HT$_3$受体拮抗剂 + 皮质类固醇激素(地塞米松)方案预防化疗所致的呕吐效果最佳。在无NK-1受体拮抗剂供应的情况下,患者的止吐方案也可采用5-HT$_3$受体拮抗剂 + 皮质类固醇激素(地塞米松)方案;或也可按照指南推荐的其他预防呕吐方案,如采用奥氮平 + 帕洛诺司琼 + 地塞米松方案。而仅采用5-HT$_3$受体拮抗剂格拉司琼单药方案预防高度致吐风险级化疗药物化疗所致的呕吐,可能疗效不佳。

(三)药学监护要点

(1)蒽环类药物多柔比星、表柔比星、吡柔比星可替换使用,该类药物主要毒副作用为心脏毒性,多周期化疗后随着药物的蓄积效应患者可出现心律失常、左心室功能不全等症状,心电图改变主要表现为室上性心动过速、室性期前收缩、ST-T改变等。其中后两种药物的心脏毒性明显低于多柔比星。表柔比星蓄积剂量 > 900 mg/m^{2}时进展性充血性心力衰竭的发生率明显增高,超过该累积剂量的使用需要非常小心;多柔比星在蓄积剂量 > 400 mg/m^{2}时容易发生急性充血性心力衰竭。与基础疾病无关,且心脏病变往往出现在停止化疗后1 ~ 6个月,用药期间应严密监测心电图注意观察患者反应,可选择辅酶Q_{10}、右雷佐生等具有一定心脏保护作用的辅助药物。

（2）表柔比星和其他细胞毒药物一样,可致肿瘤细胞的迅速崩解而引起高尿酸血症,应仔细检查血尿酸水平,通过采用碱化尿液等措施以减少肿瘤溶解综合征、并发症的发生。同时嘱诉患者多饮水,保证每天饮水量不少于1 500 mL,以保证尿量2 000 mL以上,加速尿酸的排出。

（3）表柔比星可致脱发,60%～90%的患者可发生,且在用药1～2 d可致尿液红染,提前告知患者让其做好心理准备。

（4）博来霉素类药物可促进内源性致热原释放,预防性应用地塞米松及非甾体类抗炎药加以对抗。该患者应用博来霉素出现发热、寒战,应用吲哚美辛缓解发热、寒战,效果好。博来霉素类药物还可以引起肺纤维化,应避免与胸部放疗同时进行。

（5）监测博来霉素可引起皮肤色素沉着、指甲变色脱落、脱发、口腔溃破、食欲缺乏等,提前告知患者让其做好心理准备。

（6）达卡巴嗪对光、热非常不稳定,用药过程中应注意严格避光,应尽量临用现配,快速注射或滴入。3周给药方案中连续多日应用达卡巴嗪应选择强效止吐药物足量足疗程应用,防止患者因严重恶心呕吐而不能完成化疗。

（7）监测达卡巴嗪的流感样症状反应,可发生于给药后7 d,建议患者如有不适需及时就诊。

（8）长春碱类和蒽环类药物均具有明显的局部刺激作用,静脉用药容易引起化学性静脉炎,一旦外渗可造成局部组织坏死,建议采用中心静脉置管给药,化疗输注前后注意冲管,避免与其他药物发生输液管内的相互作用。

（9）监测长春瑞滨可能导致的周围神经毒性,以及皮肤红斑、注射部位疼痛和静脉变色等注射部位的反应。

第四节　案例评述

一、临床药学监护要点

（一）抗肿瘤治疗

（1）预治疗：对于肿瘤负荷大、一般状况差或高龄患者，在正式联合化疗前先给予长春新碱＋泼尼松1周，有助于改善一般状况、预防肿瘤溶解综合征、降低治疗相关性死亡率。

（2）诱导治疗：对于侵袭性或高度侵袭性NHL的亚型，给予积极的一线联合化疗方案进行诱导治疗，力争在短期内获得缓解，但这种高强度的化疗通常会引起较严重的药物不良反应。

（3）巩固治疗：对于滤泡性淋巴瘤，在获得完全或部分缓解后，给予利妥昔单抗或放射免疫药物；对于高危弥漫大B细胞淋巴瘤（diffuse large B-cell lymphoma, DLBCL）、高度侵袭性NHL亚型的诱导化疗后，给予大剂量化疗＋造血干细胞移植；对于套细胞淋巴瘤，在一线治疗获得缓解后，给予自体造血干细胞移植，在复发经二线治疗获得缓解后，给予异基因造血干细胞移植，以巩固疗效。

（4）维持治疗：对于滤泡性淋巴瘤，在一线或二线治疗后，给予利妥昔单抗进行维持治疗；对于前体淋巴母细胞性淋巴瘤，由于复发率较高，给予治疗急性淋巴细胞白血病的化疗方案进行维持治疗。

（5）挽救治疗：对于一线治疗无效（原发耐药或不能达到完全缓解），或首次治疗后复发的NHL，应选用与一线联合化疗方案无交叉耐药的化疗方案进行挽救治疗,但此类患者通常处于疾病晚期、肿瘤负荷大、一般情况差、既往经历过强化治疗,因而需要积极预防和处理并发症。

（6）化疗禁忌证：全身衰竭或恶病质、卡氏评分（karnnofsky,KPS）<50分、伴有重要器官功能不全,严重骨髓抑制,感染,发热,出血,胃肠梗阻,水、电解质、酸碱失衡。

（二）粒细胞缺乏伴发热

粒细胞缺乏是指中性粒细胞（NEUT）计数少于0.5×10^9/L或NEUT计数在$0.5 \sim 1.0 \times 10^9$/L,但预期在48 h内会下降至0.5×10^9/L;是肿瘤化疗和放疗患者发生感染的重要危险因素。25%～40%的化疗患者,可能会出现粒细胞减少性发热。在粒细胞减少性发热患者中,60%以上合并感染,有10%～20%的患者会发展成为败血症。

中性粒细胞减少的程度和持续时间与感染概率呈正比,且随着粒细胞减少的加重,感染也加重。一般化疗后的7～14 d中性粒细胞开始减少,21 d恢复。但部分药物也有延迟性的骨髓抑制,具体如表3-4所示。

表 3-4　常用抗肿瘤药物所致的骨髓抑制评估

药物分类	药物名称	WBC下降时间（d）	恢复时间（d）	骨髓抑制程度
烷化剂	苯丁酸氮芥	7～14	14～28	中度
	CTX	7～14	21～28	中度
	达卡巴嗪	16～25	30～40	中度

药物分类	药物名称	WBC下降时间（d）	恢复时间（d）	骨髓抑制程度
铂类制剂	顺铂	18～23	28～42	中度
	奥沙利铂	—	—	轻度
抗代谢药	MTX	5～10	14～28	大剂量或长期口服时严重
	卡培他滨	7～20	30	轻～中度
	Ara-C	7～9,15～25	28～35	严重
	吉西他滨	7～14	21～35	轻～中度
	氟达拉滨	13～16	21～35	严重，可有累积效应
抗肿瘤抗生素	多柔比星	10～15	21	严重
	表柔比星	10～14	21	严重
	米托蒽醌	8～15	22	中度
植物类抗肿瘤药	长春新碱	5～10	12～24	较轻
	长春地辛	3～5	7～10	中度
	长春瑞滨	5～10	12～24	严重
	依托泊苷	7～14	21	严重
	替尼泊苷	7～14	14～21	严重

（1）预防性应用抗微生物药物：预防性的应用抗菌药物，应遵循以下原则：对于预计出现严重中性粒细胞缺乏（ANC ≤ 0.1 × 10 L）或持续时间较长（＞7 d）的高危患者推荐预防性应用抗菌药物。而对于预计中性粒细胞缺乏≤ 7 d的低危患者，不推荐。可以考虑给予氟喹诺酮类药物，常用有左氧氟沙星或环丙沙星。从出现中性粒细胞缺乏开始应用，直至 ANC ＞ 0.5 × 10/L，或出现明显的血细胞恢复的证据。

对于侵袭性真菌病（invasive fungal disease, IFD）的高危患者，在出现感染症状前，应使用抗真菌药物以预防真菌感染的发生。高危患者包括那些接受异基因造血干细胞移植、急性白血病初次诱导或挽救化疗、预计中性粒细胞减少持续时间＞1周（如骨髓增生异常综合征）、伴有严重中性粒细胞缺乏的肿瘤患者。化疗患者建议选用氟康唑、伊曲康唑、泊沙康唑；造血干细胞移植患者选用伊曲康唑、米卡芬净、卡泊芬净、泊沙康唑、氟康唑。对有确诊或临床诊断IFD病史的患者，在真菌感染达到完全或部分缓解后再接受免疫抑制剂治疗或造血干细胞移植时，应给予更为广谱的抗真菌药物，以预防真菌感染的复发或新发IFD。

（2）抗微生物治疗原则：由于中性粒细胞下降显著改变炎症反应过程，发生感染时局部症状和体征减少，只有发热仍然是非特异性的早期症状。即使合并了感染，能被病原学检查证实的也仅占25%～30%。因此，对粒细胞减少性发热即使没有临床症状体征，也无病原学检查证实仍需尽早开始抗感染治疗。

抗微生物的治疗需要考虑到以下几个因素：① 感染风险评估、可能的病原体、感染部位、基础疾病及既往抗微生物药物的治疗情况、当地病原菌耐药情况、患者是否存在器官功能的障碍及药物过敏；② 在给予抗微生物药物之前，应先留取标本做病原学检查及药敏试验，为进一步换用针对性治疗提供依据；③ 原发性感染的主要病原是细菌，继发性感染的病原体一般是耐药菌株、真菌和病毒。

推荐的经验性抗生素使用方法是：① 静脉单药，亚胺培南、美罗培南、哌拉西林钠他唑巴坦钠，或广谱抗铜绿假单胞菌头孢菌素（头孢吡肟，头孢他啶）。② 联合用药。氨基糖苷类＋抗假单胞菌青霉素（加或不加 β 内酰胺酶抑制剂）；环丙沙星十抗假单胞菌青霉素；氨基糖苷类＋广谱抗铜绿假单胞菌头孢菌素。③ 下列情况考虑使用万古霉素：临床确诊的导管相关性感染，严重黏膜损伤，曾预防性用复方磺胺甲噁唑或喹诺酮类抗菌药物，耐青霉素和头孢菌素的肺炎球菌或耐甲氧西林的金黄色葡萄球菌，血培养革兰阳性菌，低血压或病原体不明的脓毒症休克。在治疗过程中，根据疗效和病情的变化，适当调节抗菌药物。表3-5为具体调节方法。

表 3-5　抗菌药物调整治疗方案

	调整药物治疗
换用药物	初始经验性治疗使用碳青霉烯类药物疗效不佳的患者，可换用抗非发酵菌效果较好的药物，如头孢哌酮/舒巴坦
	正在接受口服或静脉经验性抗菌药物治疗，其发热和临床症状在48 h 内无好转的低危门诊患者，应住院重新评估病情，并静脉应用广谱抗菌药物
	临床或微生物学检查明确的感染患者，根据感染部位、对经验性治疗的反应、分离出的病原菌及其药敏感情况换用敏感的抗菌药物进行病原特异性治疗
加用药物	有持续性发热，但无明确感染来源、血液动力学不稳定的患者，可将初始使用的头孢菌素类改为碳青霉烯类，也可以加用1种氨基糖苷类、氟喹诺酮类、糖肽类药物或氨曲南
	应用广谱抗菌药物治疗4 ～ 7 d后仍有持续或反复发热的高危患者和预计中性粒细胞缺乏持续＞10 d的患者应加用抗真菌药物进行经验性治疗

（续表）

调整药物治疗	
停用药物	初始经验性治疗应用抗革兰阳性菌的抗菌药物,而后来未发现革兰阳性菌感染证据的患者,应尽早停用抗革兰阳性菌药物

（3）粒细胞集落刺激因子的应用：人们最初认识到的集落刺激因子的作用是刺激髓系祖细胞的克隆增殖,近年发现它们还可以调节凋亡,延缓中性粒细胞的程序性死亡,从而延长其半衰期。另外,集落刺激因子还可增强中性粒细胞和单核细胞的吞噬功能,特别是增强了中性粒细胞中超氧化物的产生、吞噬功能及其抗真菌（白念珠菌、曲霉菌）的活性。现投入临床应用的有粒细胞集落刺激因子（G—CSF）和粒-巨噬细胞集落刺激因子（GM—CSF）,但只有G—CSF被美国食品药品管理局（FDA）批准用于化疗引起的中性粒细胞减少。对于粒细胞减少性发热的患者,使用G—CSF可缩短中性粒细胞减少的持续时间,缩短药物治疗和住院时间,降低患者的住院费用。

（4）随访：① 每天检查感染部位的情况,评估临床表现,如发热的趋势、感染的症状和体征。② 每天复查实验室检查和病原培养,通过重复血培养证实菌血症和真菌血症的清除（微生物学检查提示真菌清除,或GM试验转阴）。③ 确定中性粒细胞计数是否逐日回升。④ 评估药物毒性反应,包括终末器官的毒性。⑤ 每周至少检查2次肝、肾功能。⑥ 按需复查X线、CT、超声波等检查。

（三）化疗中的不良反应及处置措施

当前临床上使用的大多数化疗药物属细胞毒药物,这些药物的选择性差,在杀伤癌细胞的同时,对正常细胞特别是增殖旺盛的细胞有杀伤作用。因此对全身各个系统，器官都会有或多或少的损害。

抗肿瘤药物的骨髓抑肝功能损害，泌尿系统毒性心脏功能损害参考第一章中"抗肿瘤药物不良反应管理"。

除此以外抗肿瘤药物还有其他的不良反应，如：

（1）过敏反应：门冬酰胺酶是蛋白质制剂，易过敏，首剂应小剂量做皮试。紫杉醇过敏为Ⅰ型反应，应预防用药。

（2）发热：博来霉素可引起发热。偶尔出现高热，呼吸困难，血压下降，甚至死亡。应先肌注1 mg做试验。试验阴性者可给博来霉素，用药前给地塞米松，吲哚美辛栓更安全。

（3）肺毒性：MTX可出现肺毒性，主要为肺间质炎和纤维化。

分子靶向治疗药物毒副作用相对较轻。主要反应有发热、过敏、皮疹等。应用利妥昔单抗前应检测乙肝五项，有病毒复制者应该抗病毒治疗，以防诱发肝炎。

总之，在对恶性淋巴瘤的诊治过程中要严密监测重要脏器的功能，有异常情况时及时调整剂量或暂停治疗。

对存在以下情况之一的患者应停止治疗：① 全身衰竭或恶病质，KPS身体状态评分 < 50。② 重要脏器功能不全；严重骨髓抑制、肝肾功能异常、心脏功能失代偿、严重肺气肿，肺功能差。③ 感染、发热、出血。水电解质紊乱，酸碱平衡失调。④ 胃肠道梗阻。

二、常见用药错误归纳与要点

（一）止吐药物选择不当与使用时机不妥

应用止吐药物的目的在于预防化疗引起的恶心呕吐的发生，需要根据止吐药物的达峰时间，在化疗之前给药。并且对于延迟性呕吐应持续用药，覆盖呕吐的整个危险期。在止吐药物的选择方面，应考虑化疗药物催吐的危险性等级、患者既往止吐的方案和患者的整体情况。

（二）预防性使用保肝药物不合理

在预防性使用保肝药物防止化疗药物引发的肝损害过程中，应仔细地评估抗肿瘤治疗造成肝损伤的概率、类型、程度及药物的剂量，并且结合患者的肝肾功能及肝脏基础疾病的情况，综合给出最佳的预防方案，而不是将所有保肝药都用上，增加患者的经济负担。

（三）预防性应用抗菌药物的药物选择或使用时机不合理

预防性的应用抗菌药物只用于可能出现中性粒细胞严重缺乏的高危患者，并根据指南选择合适的抗菌药物，最佳的开始给药时间目前认为是从中性粒细胞缺乏开始应用至 ANC > 0.5×10^9/L 或出现明显的血细胞恢复证据。

（四）错误的给药方式造成的不良反应增加

正确的给药方式可以减少不良反应的发生，同时，错误的给药方式也会增加药物治疗的不良反应。比如ABVD方案中肺毒性最强的博来霉素，静脉推注较静脉滴注会加重肺损伤的发生。

第五节　规范化药学监护路径

淋巴瘤的治疗过程中，药物的不良反应涉及多个脏器器官，可造成不同程度的器官损害。同时由于患者生理、基础疾病状态、病情进展不同，对药物的疗效与不良反应也存在个体差异。因此，为了规范化药师监护流程，达到最佳疗效的同时保障患者用药安全，临床药师根据个体化诊疗的要求，设计了具有临床特色的药学监护路径。

现参照HL和NHL的CP中的临床治疗模式与程序，建立HL和NHL治疗的PCP（表3-6）。

表3-6　恶性淋巴瘤药学监护路径

适用对象：第一诊断为HL（ICD-10：C81）或非霍奇金淋巴瘤（ICD-10：C85）

患者姓名：＿＿＿＿　　性别：＿＿＿＿　　年龄：＿＿＿＿

门诊号：＿＿＿＿　　住院号：＿＿＿＿

住院日期：＿＿年＿＿月＿＿日

出院日期：＿＿年＿＿月＿＿日

标准住院日：21 d内

时间	住院第1、2天	住院第3、4天	住院第5～8天	住院第9天	住院第10天
主要诊疗工作	□ 药学问诊（附录1） □ 用药重整	□ 药学评估（附录2） □ 药历书写（附录3）	□ 化疗方案分析 □ 完善药学评估 □ 制定监护计划 □ 化疗宣教	□ 医嘱审核 □ 疗效评估 □ 不良反应监测 □ 用药注意事项	□ 药学查房 □ 完成药历书写 □ 出院用药教育
重点监护内容	□ 一般患者信息 □ 药物相互作用审查 □ 其他药物治疗相关问题	□ 体力状况评估 □ 肿瘤诊疗评估 □ 疼痛诊疗评估 □ 既往病史评估 □ 用药依从性评估 **治疗风险和矛盾** □ 骨髓造血功能 □ 肝肾功能 □ 出、凝血风险 □ 心功能 □ 外周神经功能 □ 过敏体质 □ 胃肠功能 □ 其他	**化疗方案** 霍奇金淋巴瘤 □ ABVD方案 □ MOPP方案 □ BEACOPP方案 非霍奇金淋巴瘤 □ R-CHOP方案 □ CHOP方案 □ COP方案 □ EPOCH方案 □ IMVP-16方案 □ DHAP方案 □ Hyper-CVAD □其他 **预处理** □ 补液治	**病情观察** □ 参加医生查房，注意病情变化 □ 药学独立查房，观察患者药物反应，检查药物治疗相关问题 □ 查看检查、检验报告指标变化 □ 检查患者服药情况 □ 药师记录 **监测指标** □症状 □ 注意观察体温、血压、体重等 □ 血常规 □ 肝肾功能、电解质	**治疗评估** □化疗不良反应 □ 疼痛 □ 支持治疗 □ 造血生长因子 □ 并发症 □ 既往疾病 **出院教育** □ 正确用药 □ 患者自我管理 □ 定期随访 □ 监测血常规、肝肾功能、电解质
重点监护内容			疗(碱化、水化) □ 止吐、保肝、抗感染等 □ 化疗期间嘱患者多饮水 **临时处理** □输血(必要时) □ 心电监护(必要时) □ 血培养(高热时)	□心电图 □血培养(高热时) □影像学检查(必要时)	

时间	住院 第1,2天	住院 第3,4天	住院第 5～8天	住院 第9天	住院 第10天
病情变 异记录	□无 □有,原因: 1. 2.	□无 □有,原因: 1. 2.	□无 □有,原因: 1. 2.	□无 □有,原因: 1. 2.	□无 □有,原因: 1. 2.
药师 签名					

陈 溪 姜 华

第四章

肺　癌

第一节　疾病基础知识

【病因和发病机制】

原发性肺癌(以下简称肺癌)是我国最常见的恶性肿瘤之一。根据中国肿瘤登记中心最新发布的《2017年中国肿瘤登记年报》,全国每天约1万人确诊癌症,每分钟约7人确诊患癌。而肺癌仍然为我国癌症发病率、死亡率第一位的恶性肿瘤,已与发达国家水平相当。

1. 病因　肺癌发生的确切原因还不完全清楚,但研究表明,肺癌的发生与吸烟、大气污染、职业因素、肺部慢性疾病、遗传等因素有关。对于城市居民来说,二手烟暴露/吸烟和大气污染(包括室内/室外环境污染)与肺癌的发病相关性越来越得到证实。吸烟史并且吸烟指数 > 400,有高危职业接触史(如接触石棉)及肺癌家族史等,年龄在45岁以上者,是肺癌的高危人群。

2. 发病机制　肺癌的发病机制目前尚未明确。随着分子水平的发展,目前认为肺癌的发生是一组多基因损伤变异的过程,基因突变导致了细胞的恶性增殖。

【诊断要点】

1. 临床表现　肺癌早期可无明显症状。当病情发展到一定程度时,常出现刺激性干咳、痰中带血或血痰、胸痛、发热、气促等。若肺癌侵犯到周围组织或转移时,可出现其他对应症状。

2. 实验室检查及其他辅助检查

(1) 实验室检查:血液生化检查、血液肿瘤标志物检查、痰细菌学检查、病理学活检。

（2）其他辅助检查：胸部X线、胸部CT、B超、MRI、PET-CT、纤维支气管镜、经纤维支气管镜引导透壁穿刺纵隔淋巴结活检术等检查。

【治疗】

1. 治疗原则　由于肺癌容易侵犯周围组织、器官，且可通过血液和淋巴结在远处器官形成转移灶，故肺癌的治疗不仅要针对肺部，而且必须兼顾全身。基于患者病变范围、疾病分期的不同，治疗方案也有所不同。目前，肺癌的治疗以手术治疗、放射治疗、化学治疗和靶向治疗为主。单一的治疗手段往往不能取得良好的治疗效果，应采用多种治疗方法联合的模式才能达到最佳疗效。肺癌的治疗应以患者为中心，在了解患者体质、精神心理状态、生活质量的基础上，明确肺癌类型和分期，再制订个体化治疗方案。

2. 治疗方法　手术切除是肺癌的主要治疗手段，也是目前临床治愈的唯一方法。放疗包括根治性放疗、姑息放疗、辅助放疗和预防性放疗等。化疗也分为姑息化疗、辅助化疗和新辅助化疗。随着医药研究水平的进展，靶向治疗和相应的靶向药物发展迅速，已成为肺癌患者的重要治疗方式。

第二节 主要化疗方案

肺癌依据组织学主要分为小细胞肺癌（SCLC）和非小细胞肺癌（NSCLC）两大类。约20%的肺癌患者为SCLC，其肿瘤细胞倍增时间短、进展快，常伴内分泌异常或类癌症状；由于患者早期即发生血行转移且对放化疗敏感，故SCLC的治疗应以全身化疗为主，联合放疗和手术为主要治疗手段。约80%的肺癌患者为NSCLC，区别于SCLC，外科手术主要适用于NSCLC患者，化疗也是治疗NSCLC的主要手段，能延长患者生存和改善患者生活质量。

常用NSCLC及SCLC化疗方案如下（表4-1、表4-2）。

肺癌治疗的铂类药物主要包括顺铂、卡铂和奈达铂。顺铂和卡铂为临床常用铂类化疗药物，循证医学证据较多，美国国立综合癌症网络（NCCN）、美国临床肿瘤学会（ASCO）、中国抗癌协会临床肿瘤学协作专业委员会（CSCO）等发布的肺癌相关指南均推荐其为一线治疗用药。而奈达铂是第二代铂类抗肿瘤药物，1995年在日本首次获准上市，2005年在国内上市，2010年进入全国医疗保险目录。奈达铂为顺铂类似物，有较顺铂明显的肾毒性和胃肠道不良反应，奈达铂水溶性是顺铂的10倍，无须水化，使用更方便，且耳、肾、胃肠道毒性发生率低，患者依从性更高；另外，奈达铂与顺铂、卡铂无完全交叉耐药，对顺铂、卡铂耐药的患者使用奈达铂后仍可能使症状获得客观缓解。目前临床肺癌患者选用含铂方案化疗时，医师常依据患者身体状况、既往用药情况、经济负担等选用适宜的顺铂、卡铂或奈达铂治疗。

表 4-1　常用 NSCLC 化疗方案

方案	药　物	剂量（mg/m²）	给药时间	给药间隔
NP	长春瑞滨	25	d1、d8	q21d
	顺铂	80	d1	
TP	紫杉醇	135～175	d1	q21d
	顺铂	75	d1	
	或卡铂	AUC=5～6	d1	
GP	吉西他滨	1.25	d1、d8	q21d
	顺铂	75	d1	
	或卡铂	AUC=5～6	d1	
DP	多西他赛	75	d1	q21d
	顺铂	75	d1	
	或卡铂	AUC=5～6	d1	
PC	培美曲塞（非鳞癌）	500	d1	q21d
	顺铂	75	d1	
	或卡铂	AUC=5～6	d1	
SP	替吉奥	40 p.o. b.i.d.	d1-21	q35d
	顺铂	60	d1	

表 4-2　常用 SCLC 化疗方案

方案	药　物	剂量（mg/m²）	给药时间	给药间隔
EP	依托泊苷	100	d1-3	q21d

方案	药物	剂量（mg/m²）	给药时间	给药间隔
EP	顺铂	80	d1	
EC	依托泊苷	100	d1-3	q21d
	卡铂	AUC=5～6	d1	
IP	伊立替康	65	d1、d8	q21d
	顺铂	30	d1、d8	
IP-2	伊立替康	60	d1、d8、d15	q28d
	顺铂	60	d1	
IC	伊立替康	50	d1、d8、d15	q28d
	卡铂	AUC=5～6	d1	

第三节 经典案例

案例一

（一）案例回顾

【主诉】

诊断肺癌8个月。

【现病史】

患者，男，68岁。2016年3月全麻下行右肺癌根治术，术后病理明确诊断：原发性支气管肺癌、右肺下叶鳞癌、pT4N2M0 ⅢB期。2016年4月行GP方案[吉西他滨1.4 g（d1、d8）＋卡铂600 mg（d1）q21d.]化疗1程，化疗后出现Ⅳ度骨髓抑制[WBC 0.8×10^9/L（↓），PLT 7×10^9/L（↓）]。2016年5月行GP方案（吉西他滨1.2 g ＋卡铂400 mg q21d.）减量化疗2程。现为进一步治疗入院，近期精神状态良好，体重无明显变化，饮食正常，大小便正常。

【既往史】

有高血压病史20余年，最高血压180/90 mmHg，近5年血压正常，未服降压药。有糖尿病病史20余年，自服降糖药物，血糖控制好。否认结核、肝炎等传染病史，2015年9月车祸造成肋骨骨折保守治疗后好转，具体不详。

【社会史、家族史、过敏史】

无。

【体格检查】

T: 36.5℃; P: 78次/min; R: 16次/min; BP: 110/80 mmHg。身高: 160 cm, 体重: 47 kg。PS评分0分, NPS评分0分。右侧胸背部可见长20 cm手术瘢痕, 愈合好。双肺叩诊清音, 双肺呼吸音正常, 未闻及干湿性啰音。余无异常。

【实验室检查及其他辅助检查】

1. 实验室检查

（1）血常规: WBC 3.2×10^9/L(↓)、NEUT% 51.2%、NEUT 1.64×10^9/L(↓)、RBC 3.33×10^{12}/L(↓)、Hb 103 g/L(↓)、HCT 31.4%(↓)、MCV 94.3 fL、PLT 202×10^9/L(↓)、CRP 3.11 mg/L; 其余指标基本正常。

（2）粪常规（-）; 尿常规: 尿pH 5.00。

（3）生化: TBIL 13.00 μmol/L、IBIL 5.00 μmol/L、TP 66 g/L、ALB 37 g/L、GLO 29 g/L、A/G 1.28、ALT 18 U/L、AST 25 U/L、GLU 7.0 mmol/L(↑)、BUN 4.2 mmol/L、UA 367 μmol/L、Cr 48 μmol/L(↓); 其余指标基本正常。

（4）凝血功能: PT 14.3 s(↑)、INR 1.13、D-dimer 1 270 μg/L(↑)。

（5）肿瘤标志物: AFP 1.57 μg/L、CEA 4.14 μg/L、CA199 10.08 U/mL。

2. 其他辅助检查　无。

【诊断】

（1）原发性支气管肺癌, 右肺下叶鳞癌, pT4N2M0 ⅢB期, PS评分0分。

（2）2型糖尿病。

（3）原发性高血压3级, 极高危。

【用药记录】

1. 化疗　吉西他滨1.2 g(d1) + 卡铂400 mg(d1)q21d(d2)。

2. 辅助化疗

（1）止吐: 盐酸托烷司琼注射液5 mg + 注射用地塞米松磷酸

钠5 mg + 0.9% NS 100 mL iv.gtt q.d.(d2)。

（2）护胃：注射用兰索拉唑30 mg + 0.9% NS 100 mL iv.gtt（d2-4）。

（3）保肝：注射用还原型谷胱甘肽2.7 g + 5% GS 250 mL iv.gtt q.d.(d2-12)。

（4）调节肠道菌群：口服酪酸梭菌活菌片40 mg p.o. t.i.d.(d2-12)。

（5）缓解便秘：乳果糖口服溶液10 mL p.o. t.i.d.(d4-12)；开塞露40 mL纳肛(d4)。

（6）升白：重组人粒细胞刺激因子注射液200 μg s.c.(d8-11)。

（7）升红：重组人促红素注射液1万 IU s.c.(d8)。

【药师记录】

入院第2天，化疗第1天：完善检查，以评估治疗前基线状态。继续行GP方案［吉西他滨1.2 g(d1、d8) + 卡铂400 mg(d1) q21d］化疗，加用托烷司琼止吐、兰索拉唑抑酸、还原型谷胱甘肽保肝。

入院第5天，化疗第4天：患者主诉大便难解。血常规回报：WBC 3.1×10^9/L(↓)、NEUT% 51.3%、NEUT 1.59×10^9/L(↓)、RBC 3.03×10^{12}/L(↓)、Hb 96 g/L(↓)、PLT 264×10^9/L；其余指标基本正常。加用开塞露纳肛，并口服乳果糖溶液缓解便秘。

入院第8天，化疗第7天：患者大便正常。血常规回报：WBC 2.1×10^9/L(↓)、NEUT% 41.6%、NEUT 0.87×10^9/L(↓)、RBC 3.04×10^{12}/L(↓)、Hb 96 g/L(↓)、PLT 232×10^9/L；其余指标基本正常。患者出现Ⅲ度骨髓抑制，暂停吉西他滨后半疗程化疗，立即加用重组人粒细胞集落刺激因子和重组人促红素对症治疗。

入院第12天：患者大便正常。血常规回报：WBC 16.8×10^9/L(↑)、NEUT% 78.7%(↑)、NEUT 13.22×10^9/L(↑)、RBC 3.00×10^{12}/L(↓)、Hb 96 g/L(↓)、PLT 108×10^9/L(↓)；其余指标基本正常。暂停重组人粒细胞集落刺激因子注射液，予以出院。PLT

较前显著下降，嘱患者出院后继续升 PLT 治疗。

出院带药：还原型谷胱甘肽片 400 mg p.o. t.i.d.；地榆升白片 0.4 g p.o. t.i.d.；重组人粒细胞集落刺激因子注射液 200 μg s.c. q.d.（共计 3 d）；重组人促红素注射液 1 万 IU s.c. q.d.（共计 6 d）。

（二）案例分析

【肺癌化疗】

依据《2017 年 NCCN 非小细胞肺癌临床实践指南》（以下称《指南》）认为：非小细胞肺癌Ⅲ B 期（T4，N2-3）的患者手术后继续化疗辅助治疗。PS 评分 0 ～ 1 分的鳞癌一线治疗推荐采用含铂两药方案（1 类证据）。与其他联合铂类方案相比，顺铂/吉西他滨方案在组织学类型为鳞癌的患者中有更好的疗效。顺铂具有很强的肾毒性，而卡铂主要通过肾小球滤过和肾小管的排泄作用，以原药形式从尿路排出体外，因此，同时给予对肾脏有危害的药物会延迟卡铂的清除。与顺铂相比，卡铂具有更低肾毒性。

临床药师观点：该患者 68 岁男性，术后病理明确诊断为原发性支气管肺癌 右肺下叶鳞癌、pT4N2M0 Ⅲ B 期、ECOG 评分 1 分。选用卡铂联合吉西他滨化疗方案治疗，选药合理。

剂量方面，患者 GP 方案第 1 个疗程方案为"吉西他滨 1.4 g（d1、d8）+ 卡铂 600 mg（d1）"，用药后出现Ⅳ度骨髓抑制；第 2、3 个疗程调整为"吉西他滨 1.2 g（d1、d8）+ 卡铂 600 mg（d1）"，未出现明显不适；故本次第 4 个疗程化疗仍采用"吉西他滨 1.2 g（d1、d8）+ 卡铂 600 mg（d1）"。用法用量选择合理。

但患者第 1 天用药后，第 4 天复查 WBC 3.1×10^9/L（↓），第 7 天复查 WBC 2.1×10^9/L（↓），出现Ⅲ度骨髓抑制，故暂停吉西他滨第 8 天后半程化疗，立即予对症处理。

【骨髓抑制】

该患者化疗后第 7 天出现粒细胞减少，Ⅲ度骨髓抑制；化疗后第 12 天，PLT 计数开始出现下降。出现骨髓抑制后立即停用吉西他滨后半疗程化疗,予对症治疗,加用重组人粒细胞集落刺激因子200 μg s.c. q.d.和重组人促红素注射液1万IU s.c. q.d.,用药4 d后复查较前好转,故出院继续该方案治疗。

临床药师观点:骨髓抑制是化疗常见的不良反应,不仅延缓化疗进行而影响治疗效果,而且可能导致并发症而危及患者生命。及时发现骨髓抑制并给予相应处理是化疗的重要环节。

卡铂的肾脏毒性小于顺铂,但其骨髓抑制的作用强于顺铂,说明书示"骨髓抑制是卡铂剂量限制性毒性。注射后14~24 d WBC和PLT降至最低,一般在35~41 d可恢复正常水平。对WBC计数低于4 000/mm³及PLT计数低于80 000/mm³都应慎用或减量应用"。而吉西他滨说明书示"由于吉西他滨具有骨髓抑制作用,因此应用吉西他滨后可出现贫血、WBC数降低和PLT数减少。骨髓抑制常常为轻到中度,多为中性粒细胞减少。PLT数减少也比较常见"。故该患者行"吉西他滨联合卡铂"化疗需密切关注骨髓抑制这一药物不良反应。

研究表明,粒细胞的减少通常开始于化疗停药后1周,至少停药10~14 d达到最低点,而PLT降低比粒细胞降低出现稍晚,通常在两周左右下降到最低值。对于Ⅲ度和Ⅳ度严重的骨髓抑制必须立即给予干预已成为国内外治疗的共识。rhG-CSF治疗性应用于骨髓抑制为5~7 μg/(kg·d),并在中性粒细胞绝对值连续两次大于10×10⁹/L,或当WBC总数两次超过10×10⁹/L,应考虑停药。重组人促血小板生成素治疗PLT的减少用法为300 IU/(kg·d),(15 000 U/d) s.c.,通常7 d为一个疗程。

(三)药学监护要点

(1)化疗前后需监测包括WBC、Hb和PLT计数在内的等血细胞计数检查,监测血细胞降低和恢复情况,必要时给予重组人粒细胞刺激因子、重组人促红素或重组人血小板生成素注射液等对症治疗处理,甚至可给予输血处理。

(2)卡铂注射液需用5% GS作为溶媒。

（3）生脉注射液滴注时，告知护士滴速不宜过快，患者老年男性，宜控制在 20 ～ 40 滴 /min 为宜，静脉滴注初始 30 min 内加强监护，发现异常及时停药。

（4）患者化疗，运用止吐药物之后产生了便秘症状，予以乳果糖口服和开塞露纳肛缓解便秘。

（5）叶酸或维生素 B_{12} 不足会降低重组人促红素注射液（CHO 细胞）的疗效，建议患者使用同时补充叶酸或维生素 B_{12}。

（6）当 WBC 总数两次超过 10×10^9/L 可停用 rhG–CSF。

案例二

（一）案例回顾

【主诉】

胸闷 3 月余，确诊肺癌 2 个月。

【现病史】

患者，男，46 岁。2014 年 9 月病理明确诊断：肺癌，右肺，周围型；腺癌 T2aN2M1a（胸膜）Ⅳ期，PS 评分 0 分（*EGFR19* 外显子突变），排除化疗禁忌后于 9 月 11 日行 PC［培美曲塞 0.8 g（d1）+ 奈达铂 120 mg（d1）］方案化疗，化疗后无明显不适。9 月 21 日复查胸腔 B 超示右侧胸腔积液（95 mm），胸腔抽液 900 mL，10 月 4 日行原方案第 2 个疗程化疗，化疗后 1 周出现胸闷、气喘，10 月 14 日胸腔超声示右侧胸腔积液（98 mm），胸腔抽液 800 mL。此次入院拟行第 3 个疗程化疗。患病精神状态可，饮食正常，大、小便正常，睡眠无异常，体重减轻 3 kg。

【既往史】

无。

【社会史、家族史、过敏史】

无。

【体格检查】

T：36.6℃；P：80 次 /min；R：20 次 /min；BP：124/78 mmHg。

身高：169 cm，体重：65 kg。PS评分1分，NRS评分0分。神志清楚，生命体征平稳，无颈静脉怒张，浅表淋巴结无肿大，右侧语颤减弱，右下肺叩诊浊音，右下肺呼吸音减低，双肺未闻及干湿性啰音。心、腹、神经查体未见异常，双下肢不肿。

【实验室检查及其他辅助检查】

血常规：WBC $6.2 \times 10^9/L$，NEUT $3.26 \times 10^9/L$，Hb 129 g/L，PLT $393 \times 10^9/L$。

尿常规：尿蛋白质（＋），余正常。

粪常规：正常，隐血阴性。

肝肾功能：ALT 25 U/L，AST 22 U/L，GGT 80 U/L（↑），Cr 73 μmol/L。电解质：Ca^{2+} 2.11 mmol/L（↓），余正常。

肿瘤标志物：NSE 11.5 U/L，CYFRA211 1.48 μg/L，CEA 34.63 μg/L（↑），CA125 37.61 U/mL（↑），CA199 22.37 U/mL。

【诊断】

肺癌：右肺，周围型；腺癌：T2aN2M1a（胸膜）Ⅳ期，PS评分0分（*EGFR19*外显子突变）。

【用药记录】

1. 化疗　注射用奈达铂120 mg + 0.9 % NS 500 mL iv.gtt（d5）；培美曲塞二钠 0.8 g + 0.9% NS 100 mL iv.gtt（d5）。

2. 辅助化疗　奥美拉唑肠溶胶囊 20 mg p.o. b.i.d.（d5-6）；复方法莫替丁胶囊 2粒 p.o. b.i.d.（d4）；地塞米松片4.5 mg p.o. b.i.d.（d4-6）；多拉司琼 50 mg + 0.9 % NS 100 mL iv.gtt（d5-6）；甲氧氯普胺注射液 20 mg + 0.9 % NS 100 mL iv.gtt q.d.（d5-6）。

3. 胸腔积液治疗　注射用三氧化二砷20 mg + 0.9 % NS 20 mL 胸腔注射（d4、d7-8）。

4. 辅助抗肿瘤　参芪扶正注射液 250 mL iv.gtt q.d.（d2-3），艾迪注射液50 mL + 0.9 % NS 250 mL iv.gtt q.d.（d4-7），康艾注射液60 mL + 0.9% NS 250 mL iv.gtt q.d.（d4-7）。

5. 增强免疫 胸腺肽 1.6 mg + 0.9% NS 2 mL s.c. q.d.（d2–7）。

6. 升白治疗 重组人粒细胞集落刺激因子注射液 200 μg s.c. × 2次（d7）。

【药师记录】

入院第1天：患者一般情况可，自诉胸闷，对症对患者进行胸腔积液引流处理。复查血常规、肝肾功能、肿瘤指标、胸部CT、胸腔积液B超等，一方面明确化疗疗效，另一方面为胸腔积液引流和下一步治疗方案提供依据。患者目前自行服用多维元素片，用法用量为1片 p.o. q.d.。

入院第4天：患者仍诉有左侧颈部及双侧腰臀部疼痛，疼痛影响睡眠，B超示右侧胸腔积液。对症加用注射用三氧化二砷 20 mg + 0.9% NS 20 mL 胸腔注射治疗胸腔积液。病情评估为SD，拟继续第3个疗程化疗。今日加用地塞米松、复方法莫替丁化疗前预处理；胸腺肽增强免疫。

入院第6天，化疗第1天：患者主诉气喘好转，胸腔引流出血性胸腔积液约100 mL。行PC方案"奈达铂120 mg（d1）+ 培美曲塞0.8 g（d1）"方案第3个疗程治疗。加用甲氧氯普胺联合多拉司琼预防性止吐；奥美拉唑护胃。

入院第7天，化疗第2天：患者出现纳差，无明显恶心、呕吐，胸腔引流出血性胸腔积液约100 mL。再次应用注射用三氧化二砷20 mg + 0.9% NS 20 mL 胸腔注射治疗。

入院第8天，化疗第3天：患者主诉纳差较昨日好转，胸腔积液引流出100 mL。胸部CT回报：右肺下叶肺癌伴右肺门及纵隔多发淋巴结、右侧胸膜多发转移；右侧液气胸，对比2016年9月5日片，气胸已吸收，胸腔积液有增多。再次应用注射用三氧化二砷20 mg + 0.9% NS 20 mL 胸腔注射治疗。加用重组人粒细胞集落刺激因子预防粒缺。患者化疗已结束，无明显不适，出院。

（二）案例分析

【肺癌化疗】

《指南》推荐："在开始治疗前应明确组织类型，非鳞状细胞癌患者推荐进行 *EGFR*、*ALK* 基因的突变检测：*EGFR* 突变阳性，建议一线使用厄洛替尼和阿法替尼；*ALK* 突变阳性，建议一线使用克唑替尼。"该患者虽基因检测结果提示外显子 19 位点缺失，有 TKIs 靶向治疗指征，但考虑靶向药物价格昂贵，自身经济条件有限，故患者仍要求行传统化疗。

该患者目前已结束 2 个疗程化疗（培美曲塞 + 奈达铂），评估疗效：

（1）影像学：胸部 CT 示肺部病灶较前减小。

（2）肿瘤指标：NSE、CEA 指标逐渐降低，提示治疗有效。考虑疗效评估为 SD，且既往用药后患者无明显不适，故可继续原方案［培美曲塞 0.8 g（d1）+ 奈达铂 120 mg（d1）］治疗。

临床药师观点：符合化疗适应证，排除化疗禁忌，方案选择、用法用量合理。

【胸腔积液治疗】

患者肺癌胸膜转移，伴胸腔积液，体力状态良好，应先确定胸水性质，对症治疗，以减少胸腔积液可能造成的不良影响。患者首次入院时查胸腔积液脱落细胞见腺癌细胞，明确为肿瘤导致，故治疗上一方面需抑制胸腔积液，减轻其对肺脏和心脏的压迫，改善患者气喘，另一方面针对原发病进行治疗。

《2014 中国恶性胸腔积液诊断与治疗专家共识》和《英国胸科协会胸膜疾病指南（2010 版）》提出，一旦确诊为恶性胸腔积液，患者的平均生存期为 3 ～ 12 个月。患者的生存期与基础疾病有关，肺癌合并胸腔积液生存期相对较短。而治疗的主要目的是减轻呼吸困难症状。胸腔积液引流后治疗方式主要有全身化疗、局部治疗等。胸膜固定术是首选的治疗方案，首选的固定剂为医用滑石粉，但因我国无医用滑石粉和喷洒仪器，故一般选用其他方式。三氧化二砷能抑制肺癌细胞株和人脐静脉内皮细胞中 HIF-1α 和 VEGF2、Dll4 和 Notch 1 的表达，下调 VEGF 和 Dll4 通路的活性，对原发病和胸腔积液都有抑制作用。近年来，临床选用三氧化二砷抑制恶性胸腔积液，缓解患者症状的病例较多，且大多疗效显著。

临床药师观点：该患者共用药 3 次（共 60 mg），胸腔注入治疗，患者主诉气喘等症状明显好转，考虑治疗有效，建议多关注患者胸痛等可能的不良反应。

（三）药学监护要点

（1）培美曲塞用药时需加用叶酸制剂或含叶酸的复合维生素减轻毒性。询问患者得知，患者既往曾服用多维元素片（29）补充叶酸，建议患者继续服用至最后 1 个疗程结束后的 21 d。每片多维元素片（29）中含叶酸 400 μg，足以满足使用需求。

（2）奈达铂滴注时间不应少于 1 h（控制在 160 ～ 170 滴/min）。确定用药当日液体输注量大于 1 000 mL。

（3）患者出现纳差表现，嘱患者无须过度担心，一般情况会逐渐缓解，若无法耐受可告知医师对症处理。

（4）三氧化二砷的不良反应与患者个体对砷化物的解毒和排泄功能及对砷的敏感性有关，常见的不良反应有：WBC 过多综合征、体液潴留、消化系统反应、泌尿系统、神经系统损害、皮肤干燥、红斑或色素沉着。目前该患者未出现明显相关的不良反应。

（5）嘱患者出院后 1 周复查血常规、肝肾功能，特别注意 PLT 和 WBC 情况，如有异常及时就诊。

案例三

（一）案例回顾

【主诉】

确诊肺癌 9 月余，发现颅内转移 3 个月。

【现病史】

患者，男，62岁。2014年9月病理明确肺鳞癌诊断。2014年10月1日、10月30日，2015年2月4日、3月6日分别行NP方案[长春瑞滨40 mg(d1、d8) + 顺铂130 mg(d1)]，化疗4个疗程，交叉行24次肺部肿瘤姑息放疗至2015年3月6日。2015年初无明显诱因出现声音嘶哑、饮水呛咳、嗜睡；3月24日行头颅MRI检查，提示脑多发转移性MT，行头部放疗10次，同时行脱水、激素等治疗。5月病情评估为PD，5月7日行DP方案"多西他赛120 mg(d1) + 奈达铂140 mg(d1)"方案化疗，后因患者肺部感染不能耐受停止化疗。复查MRI见右侧小脑半球转移水肿，2015年6月16～26日于某专科医院行全脑放疗后残留的右小脑病灶伽马刀定向放疗8次(200 cGy/次，累计量为1 600 cGy)。近期仍有咳嗽、咳痰，收治入院。患者患病以来，精神状态较差，体重无明显变化，饮食正常，大、小便正常，睡眠较差。

【既往史】

患者慢支病史30余年。

【社会史、家族史、过敏史】

无。

【体格检查】

T: 37℃; P: 78次/min; R: 16次/min; BP: 120/70 mmHg。身高165 cm；体重70 kg。PS评分2分；NRS评分0分。双肺叩诊过清音，双肺可闻及哮鸣音，右肺明显。余无异常。

【实验室检查及其他辅助检查】

1. 实验室检查

(1) 血常规：WBC $11.5 \times 10^9/L$(↑)，NEUT $9.89 \times 10^9/L$，RBC $3.32 \times 10^{12}/L$(↓)，Hb 105 g/L(↓)，PLT $359 \times 10^9/L$(↑)，其余指标正常。

(2) 肝肾功能：TP 6.2 g/L(↓)，ALB 34 g/L(↓)，A/G 1.21(↓)，Cr 51 μmol/L(↓)，GGT 102 U/L(↑)，CRP 36.07 mg/L

（↑），其余指标正常。

（3）粪常规：隐血弱阳性（－）。

（4）电解质：指标正常。

（5）肿瘤标志物：CYFRA211 5.86 μg/L，CA125 81.95 U/mL，SCC 2.5 μg/L。

2. 其他辅助检查　无。

【诊断】

（1）原发性支气管肺癌，右肺鳞癌，cT4N2M1（脑）Ⅳ期，PS评分2分。

（2）肺炎，双肺。

【用药记录】

1. 免疫治疗　Pembrolizumab 150 mg iv.gtt（d1）q21d、d12。

2. 抗感染　注射用盐酸头孢替安针2 g + 0.9% NS 100 mL b.i.d. iv.gtt（d1-3），左氧氟沙星注射液0.3 g 100 mL b.i.d. iv.gtt（d1-3），莫西沙星氯化钠注射液0.4 g iv.gtt（d4-8、d12-17），头孢他啶注射液2 g + 0.9% NS 100 mL b.i.d. iv.gtt（d4-23），氟康唑注射液200 mg iv.gtt（d1-15）。

3. 脑脱水　20%甘露醇注射液125 mL iv.gtt（d2-18）。

4. 抑酸护胃　兰索拉唑注射液30 mg + 0.9% NS 100 mL iv.gtt（d2-23）。

5. 祛痰　注射用盐酸氨溴索90 mg + 0.9% NS 100 mL iv.gtt（d2-23）。

6. 雾化平喘　注射用糜蛋白酶0.8万IU + 地塞米松注射液5 mg + 0.9% NS 20 mL（d2-23），氨茶碱注射液250 mg + 5% GS 250 mL iv.gtt（d15-23）。

7. 通大便、改善肠道菌群　大黄碳酸氢钠片0.3 g p.o. t.i.d.（d15-23），口服酪酸梭菌活菌片40 mg p.o. t.i.d.（d17-23）。

8. 其他　盐酸异丙嗪注射液12.5 mg s.c.（d12），维生素C 3 g + 维生素B$_6$ 0.2 g + 10% GS 500 mL b.i.d. iv.gtt（d3-23），50%硫酸镁注射液100 mL 外敷（d19、d21）。

【药师记录】

入院第1天：经验性选用头孢替安、左氧氟沙星、氟康唑抗感染治疗，复查血常规、多次送检病原学检查，及时调整抗感染治疗方案。加用20%甘露醇脱水治疗。

入院第4天：调整为头孢他啶联合莫西沙星抗细菌感染。加用氨溴索、糜蛋白酶对症治疗。

入院第12天，免疫治疗第1天：患者主诉仍有咳嗽、咳痰，为白色黏痰，但较前好转。胸部CT检查回报：右肺下叶中央型肺癌伴肺不张，与2015年6月11日的胸部CT片相仿；右肺炎症，与前片相比，炎症稍吸收，胸腔积液基本吸收。血常规、肝肾功能、电解质、心电图等未见明显异常。患者家属在外购得药物pembrolizumab，今日行"pembrolizumab 150 mg iv.gtt（d1）q21d"方案治疗。

入院第15天：患者主诉有少量咳嗽、咳痰，诉腹胀、进食后呕吐，饮食差，大小便正常，量较前减少。加用大黄碳酸氢钠、口服酪酸梭菌活菌对症治疗。

入院第19天：患者因颈静脉置管堵塞后改外周静脉输液，今日出现四肢静脉炎，左下肢皮肤红肿触痛，考虑与药物榄香烯注射液相关，停用该药并加用硫酸镁注射液局部湿敷对症处理。

入院第21天：腹部立位片回报：未见明显异常。腹水超声回报：腹腔未见积液；右侧肋缘下肿块超声回报：皮下脂肪层实行占位，脂肪瘤可能。

入院第23天：患者主诉咳嗽、咳痰、胸闷较前明显好转，四肢静脉周围局部皮肤红肿明显好转，余无异常。今日出院。

（二）案例分析

【肺癌免疫治疗】

患者既往曾行多种方案的化疗及多次脑部放疗，目前效果不佳且不能耐受，此次入院伴有支气管肺炎等不适宜化疗的症状，因此考虑近几年比较热门的新兴治疗手段：免疫治疗。免疫疗法是通过驾驭免疫系统先天性的功能来治疗肿瘤,由于免疫系统独特的性质,免疫疗法具有比现有疗法更有潜能的抵抗肿瘤的能力,能够为机体提供一个长期的保护机制,同时又没有显著的副作用,且免疫疗法对多种类型肿瘤有效。免疫治疗分为主动免疫和被动免疫两大类。而被动免疫中的单克隆抗体又分为抗细胞病毒T淋巴细胞抗原-4(cytotoxic T lymphocyte associated antigen-4, CTLA-4)和抗程序性死亡因子(programmed cell death proteinl, PD-1)/PD-L1两类药物。

pembrolizumab是一种单克隆抗体,可与PD-1的配体PD-L1结合,几乎所有的人类癌症类型都带有PD-L1配体表达,pembrolizumab与肿瘤表面PD-L1结合,阻断PD-1/PD-L1通路,阻止肿瘤细胞的逃逸,增强T细胞介导的抗肿瘤作用。

penmbrolizumab的标准使用剂量为$2\sim3$ mg/kg,该患者体表面积1.8 m^2,因此患者理论药物剂量应为$140\sim210$ mg,实际使用剂量为150 mg。pembrolizumab主要药物不良反应有以下几点。发生率较高的(>10%):疲劳、瘙痒、食欲减退;其他(<10%):皮疹、关节痛、腹泻、呕吐、甲状腺功能减退、无力、贫血、呼吸困难、发热、体重减轻、皮肤干燥等,其中肺炎发生率为3.6%。该患者入院时伴有支气管肺炎,需要密切关注。因常见不良反应事件评价标准(CTCEA)$3\sim5$级不良反应较少,因此该患者只采用了吩噻嗪类抗组胺药异丙嗪,预防皮肤过敏和呕吐。

临床药师观点:该患者肺癌晚期且脑转移,既往多次行化疗及放疗,目前选用免疫治疗方案积极处理选择合理,用法用量正确。

【抗感染治疗】

患者胸部CT示右肺肺炎伴肺不张,痰培养提示肺炎克雷伯菌、白念球菌,予氟康唑注射液抗真菌治疗,头孢替安联合左氧氟沙星抗细菌治疗。

临床药师观点:该患者选用的为国产左氧氟沙星0.3 g, 100 mL

规格,故依据说明书0.3 g b.i.d.给药。调整为莫西沙星治疗后,莫西沙星为浓度依赖性药物,故用法用量调整为0.4 g q.d.给药。该患者氟康唑用药为200 mg q.d.,未首剂加倍,不合理。72 h后评估该患者用药后疗效欠佳。调整为头孢他啶联合莫西沙星治疗。头孢他啶加强抗G^-菌治疗,莫西沙星浓度依赖性药物调整为0.4 g q.d.给药。用药后6 d CT片显示炎症稍有吸收,胸腔积液基本吸收,咳嗽、咳痰症状好转。感染的好转也为后续抗肿瘤治疗提供了良好的基础。

肺癌患者易合并感染主要因为其自身免疫力低下、发生恶病质、有侵袭性操作、肿瘤类型及生长部位的特征致定植菌感染、支气管扩张等结构性肺病史等。研究显示,常见病原体依次为G^-菌(65.6%)、G^+菌、真菌。另外,与普通肺炎感染者相比,肺癌合并肺部感染往往存在阻塞性空洞,引流不畅而合并厌氧菌。故选药时应予以关注。

近年来,有报道显示由于患者肿瘤晚期低免疫、长期的放化疗等,肺癌患者真菌感染的发生率有所上升。最值得关注的是,鳞癌合并空洞的患者易于感染曲霉菌,但其影像学表现易与肺癌混淆,且病情进展较快,若考虑曲霉菌感染,请及时首选伏立康唑对症治疗。

(三)药学监护要点

(1)监测患者使用pembrolizumab后是否有皮疹、呕吐、关节痛、发热等发生,建议复查血常规和甲状腺功能,该患者需重点监测肺部炎症,必要时行影像学检查。

(2)患者肺癌晚期,已出现脑转移,氟喹诺酮类药物用药时,需密切关注患者精神状况。

(3)患者长期使用抗生素,易造成肠道菌群混乱,影响排便,注意监测患者腹痛、腹胀及排便次数情况。症状明显时,必须及时对症用药。

(4)嘱患者出院后每周复查1次血常规、肝肾功能电解质,如果NEUT降至1 000/mm³（WBC 计数为2 000/mm³）以下时应及时就医，对症处理。

案例四

（一）案例回顾

【主诉】

确诊肺癌1月余。

【现病史】

患者，男，61岁。2016年4月自觉胸痛，在当地医院行胸部增强CT示右胸壁占位、纵隔淋巴结肿大（具体不详）。查CEA 63.07 ng/mL，CYFRA211 4.23 μg/L。病理为胸膜恶性肿瘤；骨显象示：全身多发骨转移。*EGFR*基因突变检测：*Exon—21 L858R*（突变）；*ALK + ROS1*基因融合检测：均为野生型。5月5日行PC方案［培美曲塞0.96 g（d1）＋ 顺铂140 mg（d1），q21d］化疗；吉非替尼250 mg p.o. 1次/d靶向治疗（吉非替尼与化疗前后各间隔3 d）。出院后患者疼痛逐渐缓解并停用止痛药，但躯干部渐出现广泛皮疹并瘙痒，影响睡眠及休息，5月27日继续原方案化疗1周期，出院后皮疹逐渐消退并遗留色素沉着，瘙痒缓解。半月前患者无明显诱因出现咽喉肿痛、纳差、乏力、腹泻水样便，当地医院治疗6 d（具体用药不详），咽痛腹泻缓解，但仍感纳差乏力。收治入院。患者自患病以来，精神状态可，体重无明显变化，大小便正常。

【既往史】

无。

【社会史、家族史、过敏史】

无。

【体格检查】

T：36.3℃；P：80次/min；R：20次/min；BP：130/80 mmHg。身高178 cm，体重69 kg。PS评分1分，NRS评分0分。双肺叩诊清音，双肺呼吸音正常，未闻及干湿性啰音。全身皮肤见广泛色素沉着。余无异常。

【实验室检查及其他辅助检查】

1. 血常规　WBC 5.1×10^9/L、NEUT% 50.3%、NEUT 2.57×10^9/L、RBC 3.74×10^{12}/L（↓）、Hb 113 g/L（↓）、HCT 32.40%（↓）、MCV 86.6 fL、CRP 7.49 mg/L；其余指标基本正常。

2. 粪常规　未查；尿常规：U–Pro（±）、尿上皮细胞计数 113/μL（↑）。

3. 生化　TBIL 3.2 μmol/L、IBIL 0 μmol/L（↓）、TP 65 g/L（↓）、ALB 36 g/L、GLO 29 g/L、A/G 1.24（↓）、ALT 27 U/L、AST 38 U/L、LDH 234 U/L、BUN 5.3 mmol/L、UA 323 μmol/L、Cr 62 μmol/L、K^+ 3.26 mmol/L（↓）、Cl^- 114 mmol/L（↑）、Ca^{2+} 2.41 mmol/L、P 1.06 mmol/L、视黄醇结合蛋白 145.87 mg/L（↑）、超氧化物歧化酶 242.80 U/mL（↑）、血清 5 核苷酸酶 16 U/L（↑）；其余指标基本正常。

4. 凝血功能　FIP 4.69 g/L（↑）、D–dimer 1 520 μg/L（↑）。

5. 肿瘤标志物　NSE 9.2 U/L、CYFRA211 2.09 μg/L、CEA 21.24 μg/L（↑）、CA199 10.75 U/mL。

【诊断】

肺癌：右下肺，腺癌 cTxNxM1（骨、胸膜）Ⅳ期，PS 评分 1 分。

【用药记录】

1. 抗肿瘤　培美曲塞 0.96 g iv.gtt（d1）+ 顺铂 140 mg iv.gtt（d1）q21d 化疗；吉非替尼 250 mg p.o. q.d. 靶向治疗，吉非替尼与化疗前后各间隔 3 d。

2. 辅助治疗

（1）补充叶酸：多维元素片 1 片 p.o. q.d.（自备）。

（2）利尿：复方氯化钠注射液 500 mL 2 瓶 iv.gtt（d2–4）水化，20% 甘露醇注射液 125 mL iv.gtt（d3），托拉塞米注射液 20 mg i.v.（d3–4）利尿。

（3）止吐：盐酸托烷司琼注射液 5 mg + 注射用地塞米松

磷酸钠 5 mg + 0.9% NS 100 mL iv.gtt q.d.(d3)、阿瑞匹坦 3 片（自备）。

（4）护胃：注射用兰索拉唑 30 mg + 0.9% NS 100 mL iv.gtt q.d.(d2~6)。

（5）保肝：异甘草酸镁注射液 40 mL + 5% GS 250 mL iv.gtt q.d.(d2~6)。

3. 增强免疫　注射用胸腺法新 1.6 mg s.c.(d2)。

【药师记录】

入院第 2 天：完善检查，以评估治疗前基线状态。加用地塞米松化疗前预处理，嘱患者服用多维元素片补充维生素治疗，大量的输液进行水化，兰索拉唑抑酸护胃，异甘草酸镁保肝。

入院第 3 天，化疗第 1 天：心电图回报，窦性心动过缓，左心室高电压。CT（胸部）回报，右肺上叶不规则肿块，考虑肺癌，纵隔淋巴结肿大。双肺多发小结节，转移瘤可能。行 PC 方案"培美曲塞 0.96 g(d1) + 顺铂 140 mg(d1)"化疗，加用托烷司琼联合地塞米松预防恶心呕吐、兰索拉唑抑酸护胃等对症支持治疗。

入院第 5 天：化疗结束第 2 天，患者主诉稍感头昏，休息后可缓解。明日出院。嘱患者化疗结束后第 4 天开始口服吉非替尼靶向治疗。

（二）案例分析

【肺癌化疗】

患者目前诊断明确，肺腺癌晚期伴骨、胸膜转移。Ⅳ期患者主要以姑息性治疗为主。《指南》指出，晚期肿瘤选择化疗可能获益最高，同时医师和患者都认为毒性可以接受的药物方案作为晚期肺癌初始治疗。含铂方案目前使用最多，可使患者延长生存、改善症状控制和得到好的生活质量；对于非鳞癌患者，近年研究表明，培美曲塞较其他方案具更优的疗效和更低的毒性。故该患者选用 PC 方案化疗。

该患者体表面积较大 1.887 m²，经计算培美曲塞需 943 mg，顺铂 141 mg。前两个疗程化疗后无明显不适，故此次继续培美曲塞 0.96 g（d1）＋顺铂 140 mg（d1）q21d 用药。肾脏毒性是铂类药物最常见又严重的毒性反应，也是剂量限制毒性。该患者顺铂剂量较大，为减少肾脏毒性，需同时进行水化和利尿。一般在顺铂使用前 12 h 开始水化，一共静脉滴注等渗葡萄糖液 2 000 mL。顺铂使用当日及次日，共输入等渗盐水或葡萄糖液 3 000 ～ 3 500 mL。水化至少 3 d，可在输注顺铂前日或当日开始。该患者进行了足够的水化及利尿脱水，并嘱患者多饮水，保证尿量 > 2 000 mL，减少化疗药物对肾脏的刺激；该患者用药后也未发现明显不适。

临床药师观点：该患者符合化疗适应证，排除化疗禁忌，方案选择合理、用法用量正确、预处理适宜。

【靶向治疗】

NCCN 非小细胞肺癌指南中指出，对 *EGFR* 基因突变或扩增检测阳性的患者的一线治疗，可采用吉非替尼和厄洛替尼联合或不联合化疗。该患者基因检测结果显示 *EGFR L858R*（突变）；*ALK + ROS1* 基因均为野生型，医师采用 PC 方案化疗与靶向药物间插治疗。

临床药师观点：该患者选用靶向药物联合化疗积极治疗方案合理。吉非替尼是第一代 EGFR-TKI 类药物，口服给药，无须因年龄、体重、性别、种族、肾功能、肝功能的不同调整给药剂量。总体耐受性良好，最常见不良反应为腹泻和皮肤反应，通常为可逆、可控的。该患者选用吉非替尼间插治疗，与化疗前后各间隔 3 d。患者第 1 个疗程化疗后用药出现躯干部广泛皮疹并瘙痒，影响睡眠及休息，第 2 个疗程化疗后用药皮疹逐渐消退并遗留色素沉着，瘙痒较前缓解。此次第 3 个疗程化疗后需继续关注此药物不良反应。

皮肤方面不良反应为吉非替尼最常见的不良反应之一，主要表现为皮疹、痤疮、皮肤干燥和瘙痒等，多在用药后 1 周内出现，程度较轻，为 Ⅰ～Ⅱ级，患者都能耐受无须停药。也可局部使用复方醋酸地塞米松软膏、氢化可的松软膏等对症处理,或选用常规抗过敏药物(如氯苯那敏、氯雷他定等)加维生素D对症治疗。若出现不能耐受的反应时,可通过短期暂停治疗(最多14 d)解决,随后恢复每天常用剂量。

(三)药学监护要点

(1)化疗药物的给药顺序应在培美曲塞给药结束30 min后再给予顺铂滴注化疗。

(2)告知患者阿瑞匹坦详细的服药时间与方法,在化疗前1 h口服125 mg,在第2、3天早晨服用80 mg,保证有效地止吐。

(3)化疗期间及出院后定期复查血常规和肝肾功能,监测骨髓抑制、消化道反应、肝肾功能等不良反应。

(4)为减少培美曲塞毒性反应,提醒患者在治疗期间按要求服用含有叶酸的复合维生素制剂。

(5)嘱患者出院后继续服用靶向药物,密切关注药物皮疹等不适,若情况严重应及时对症处理。

案例五

(一)案例回顾

【主诉】

确诊肺癌2个月。

【现病史】

患者,男,56岁。2015年5月14日体检发现"肺部阴影",5月20日行纤维支气管镜检查,病理示:AR细胞块低分化癌,不能排除低分化神经内分泌癌,CD56(局灶 +),CK(+),TTF-1(-),P40(-),CK(7),CK5/6(-),SYN(-),chg(A),Ki67(70 %, +);基因检测:*EGFR 18*、*EGFR 19*、*EGFR 20*、*EGFR 21*外显子未见突变,*ALK*(-)。头颅MRI检查示:左侧额叶及右侧薄层丘脑内转移瘤;双侧额顶少许缺血灶。骨扫描:颅顶骨点放射性增强。6月5日行TP方案[紫杉醇300 mg （d1）+顺铂针 140 mg（d1）〕化疗 1 周期，耐受性可。收治入院。患者自患病以来，精神状态良好，体重无明显变化，大、小便正常，睡眠无异常。

【既往史】

无。

【社会史、家族史、过敏史】

无。

【体格检查】

T: 36.5℃；P: 56 次/min；R: 16 次/min；BP: 120/80 mmHg。身高：176 cm；体重：85 kg。PS 评分 2 分，NRS 评分 0 分。双肺叩诊清音，双肺呼吸音正常，未闻及干湿性啰音。余无异常。

【实验室检查及其他辅助检查】

1. 血常规　WBC 9.0×10^9/L，NEUT 5.9×10^9/L，RBC 4.79×10^9/L，PLT 191×10^9/L，其余指标大致正常。凝血功能正常。

2. 粪常规　阴性。

3. 尿常规　尿潜血（−），WBC 酯酶（−），U-Pro（−），尿 pH 5.0（↓），尿 RBC 计数 25.0/μL，尿 WBC 计数 7.9/μL，尿上皮细胞计数 5/μL。

4. 生化　GGT 107 U/L（↑），LDH 288 U/L（↑），UA 688 μmol/L（↑），Ca^{2+} 2.89 mmol/L，其余指标大致正常。

5. 肿瘤标志物　NSE 25.4 μg/L（↑），CYFRA 211 5.98 μg/L（↑），AFP 4.56 μg/L，CA199 50.68 U/mL（↑），CEA 6.69 U/mL。

【诊断】

原发性肺癌：右肺上叶，中央型，低分化癌，cT4N0M1（头颅）Ⅳ期，PS 评分 1 分。

【用药记录】

1. 化疗　依托泊苷 200 mg iv.gtt（d1-3）+ 顺铂 120 mg iv.gtt（d1），每 21 d 为一周期。

2. 护肝　注射用还原型谷胱甘肽针 0.9 g + 5% GS 250 mL

iv.gtt q.d.（d6-8），多烯磷脂酰胆碱针930 mg + 5% GS 250 mL iv.gtt q.d.（d8-12）。

3. 脑脱水　20%甘露醇注射液125 mL iv.gtt q.d.（d6-12）。

4. 抑酸　注射用兰索拉唑30 mg + 0.9% NS 100 mL iv.gtt q.d.（d6-12）。

5. 止吐　阿瑞吡坦胶囊125 mg p.o. stat.（d8），阿瑞吡坦胶囊80 mg p.o. stat.（d9-10），帕洛诺司琼注射液0.25 mg + 地塞米松针6 mg + 0.9% NS 100 mL iv.gtt stat.（d8-10）。

6. 碱化尿液　5%碳酸氢钠注射液125 mL iv.gtt b.i.d.（d8-12）。

7. 水化　复方氯化钠注射液500 mL iv.gtt q.d.（d8-12），维生素C注射液2 g + 维生素B_6注射液0.2 g + 脂溶性维生素（Ⅱ）2瓶 + 5% GS 500 mL iv.gtt q.d.（d8-12）。

【药师记录】

入院第3天：完善检查，以评估治疗前基线状态。

入院第6天：超声（腹部）回报，慢性肝损害声图像；肝囊肿。心电图回报（电脑ECG）：窦性心动过速。胸部CT阅片后考虑患者肺部病灶较前略有增大。针对患者颅内转移病灶，加用甘露醇脱水，榄香烯辅助抗肿瘤治疗。

入院第8天，化疗第1天：血常规、肝肾功能、电解质、心电图等常规检查未见化疗禁忌。行EP方案［依托泊苷200 mg（d1-3）+ 顺铂120 mg（d1）q21d］化疗。加用阿瑞吡坦联合帕洛诺司琼及地塞米松止吐、兰索拉唑抑酸、多烯磷酸胆碱保肝、碳酸氢钠碱化尿液、林格氏液水化等。

入院第11天：化疗结束后第1天，患者无明显不适主诉。

入院第13天，化疗结束后第3天：血常规回报，WBC 8.3×10^9/L，NEUT % 75.5 %，Hb 124 g/L，PLT 225×10^9/L。生化回报：ALT 12 U/L，AST 25 μmol/L，GGT 140 U/L（↑），BUN 7.6 mmol/L（↑），UA 458 μmol/L（↑）。予以出院。

出院带药：还原型谷胱甘肽片2片/次 p.o. t.i.d.；地榆升白片3片 p.o. t.i.d.。

（二）案例分析

【肺癌化疗】

患者为肺癌伴脑转移。肿瘤病理为低分化癌，不能排除低分化神经内分泌癌，且NSE明显升高，考虑肿瘤性质倾向于神经内分泌癌，小细胞肿瘤不排除。综合实验室检查及影像学检查病灶增大增多，考虑病情进展且速度较快。目前纵隔病灶较大已严重压迫上腔静脉，随时可能因上腔静脉供血障碍、神经功能紊乱等导致心肺、脑等多脏器功能异常，甚至直接危及生命。医师调整化疗方案为EP方案［依托泊苷200 mg iv.gtt(d1-3) + 顺铂120 mg i.v.(d1)］，每21 d为一周期，覆盖小细胞癌和神经内分泌癌治疗。

依托泊苷为拓扑异构酶Ⅱ抑制剂，可逆结合并作用于细胞周期中持续时间较长的S期和G2期，因此血药浓度的持续时间长短较峰浓度高低更重要，基于此VP-16需静脉滴注超过30 min，而延长药物的给药时间有可能提高抗肿瘤活性。

临床药师观点：该患者符合化疗适应证，排除化疗禁忌，方案选择合理、用法用量正确。

【保肝治疗】

患者入院复查肝功能GGT 107 U/L(↑)，而肿瘤化疗可能加重患者肝功能异常，第6天起加用还原型谷胱甘肽保肝治疗，第8天选用依托泊苷200 mg(d1-3) + 顺铂120 mg(d1)方案化疗，还原型谷胱甘肽调整为多烯磷脂酰胆碱保肝治疗。出院后，又继续予还原型谷胱甘肽片保肝治疗。

临床药师观点：还原型谷胱甘肽含有巯基(—SH)，巯基为维持细胞生物功能具重要作用，可通过激活体内多种酶(如巯基酶等)发挥作用。还原型谷胱甘肽(阿拓莫兰)说明书指出，当与顺铂合用时，建议还原型谷胱甘肽用量不宜超过35 mg/mg顺铂，以免影响化疗效果。研究表明谷胱甘肽浓度过高时,会与顺铂按一定比例结合成顺铂–谷胱甘肽复合物,增加细胞对顺铂的耐药性。多烯磷脂酰胆碱可通过直接影响膜结构使受损的肝功能和酶活力恢复正常;调节肝脏的能量平衡;促进肝组织再生。故该患者还原型谷胱甘肽用药2 d(1.8 g)后(即化疗日开始)调整为多烯磷脂酰胆碱保肝治疗。

(三)药学监护要点

(1)依托泊苷和顺铂均有骨髓抑制的不良反应,建议每周复查1次血常规,密切监测患者情况,如有不适及时就医。

(2)肾功能不良是顺铂的主要限制性毒性,主要通过水化预防肾毒性,用药期间记录水化出入量,建议患者多饮水,该患者已做到充分水化,但仍需每周复查肝肾功能排除不良反应。

(3)依托泊苷浓度不超过0.25 mg/mL,静脉滴注时间不少于30 min,否则易引起低血压、喉痉挛等过敏反应。因依托泊苷与血浆蛋白结合率高,因此与血浆蛋白结合的药物合用可影响本品排泄。

(4)说明书中生脉注射液的溶媒选择应为5% GS,若血糖高可换为0.9% NS。该患者血糖正常,临床药师建议将生脉注射液的溶媒更换为5% GS,医师表示接受。

第四节 案例评述

一、临床药学监护要点

（一）肺癌化疗

1. 化疗药物　肺癌化疗的原则：① KPS < 60 或 PS > 2 的肺癌患者不宜进行化疗。② WBC < 3.0×10^9/L、NEUT < 1.5×10^9/L、PLT < 6×10^{10}/L、RBC < 2×10^{12}/L、Hb < 8.0 g/dL 的肺癌患者原则上不宜化疗。③ 肺癌患者肝、肾功能异常，实验室指标超过正常值的 2 倍，或有严重并发症和感染、发热，出血倾向者不宜化疗。④ 在化疗中如出现以下情况应当停药，下次治疗时改用其他方案：治疗 2 周期后病变进展，或在化疗周期的休息期中再度恶化者；化疗不良反应达 Ⅲ～Ⅳ 级，对患者生命有明显威胁时；出现严重的并发症。⑤ 必须强调治疗方案的规范化和个体化。除常规应用止吐药物外，铂类药物除卡铂外需要水化和利尿。化疗后每周检测两次血常规。⑥ 化疗的疗效评价参照 WHO 实体瘤疗效评价标准或 RECIST 疗效评价标准。在化疗过程中，首先应依据化疗原则，对化疗药物的应用进行适应证、禁忌证的审核，对高危的患者标识为重点监护患者、患者的重点监护要点。

　　药学监护过程中，另一大关注要点是化疗药物的具体用法用量。化疗药物的用量大多依据体表面积计算（具体见本章第二节），而患者的目前身体状态、药品的具体规格、既往用药后的反应等都影响到药物的实际用量。具体给药时，化疗药物的建议静脉滴注时间差异较大，如长春瑞滨要求在 15 ～ 20 min 内输完，紫杉醇要求 3 h，吉西他滨要求 30 min，多西他赛要求 1 h，奈达铂要求不少于 1 h，依托泊苷不少于 30 min 等。有的化疗药物对用药浓度也有严格要求，如依托泊苷不得超过 0.25 mg/mL。溶媒方面，卡铂要求加入 5% GS 中滴注。因此，药师应密切关注患者的具体用药，及时提醒医护人员合理的给药方式，以期化疗药物达到最好的疗效，尽可能减少不良影响的发生。

2. 化疗方案的预处理 化疗药物大多存在潜在毒性，而充分的预处理可减轻或消除患者的不适症状，减少对末端器官的不可逆损伤。

大剂量顺铂（> 60 mg/m²）每天输液量 3 000 ～ 4 000 mL，连续 3 d，同时碱化尿液，嘱患者多饮水，根据患者尿量情况，必要时予甘露醇、呋塞米等利尿，监测肾功能。

培美曲塞为多靶点抗叶酸制剂，毒性较低，通过补充叶酸和维生素 B_{12} 可显著降低培美曲塞引起的血液和胃肠毒性。第一次化疗开始前 7 d 至少服用 5 次日剂量的叶酸 400 μg，整个治疗周期间一直服用，最后 1 次培美曲塞化疗后 21 d 可停服。在第 1 次化疗前 7 d 内肌肉注射维生素 B_{12} 1 000 μg 1 次，以后每 3 个周期（9 周）肌注 1 次，第 1 次之后的维生素 B_{12} 给药可与化疗在同 1 d 进行。为降低培美曲塞致皮肤反应发生率及严重程度，建议口服地塞米松 4 mg b.i.d.，在培美曲塞治疗前 1 d、当天、第 2 天，共 3 天。

为预防有可能发生的过敏反应，紫杉醇治疗前 12 h 及 6 h 给予地塞米松 20 mg p.o.，在给药前 30 ～ 60 min 静脉注射苯海拉明 50 mg 和 H_1 受体拮抗剂（如西咪替丁 300 mg）。

为预防过敏反应和体液潴留，所有患者在接受多西他赛治疗期前 1 d 需口服地塞米松 8 mg b.i.d.，持续至少 3 d。

恶心呕吐是化疗药物最常见的副作用之一，严重影响患者的生活质量和治疗的顺应性。依据《NCCN临床止吐实践指南（2017.V2）》，一般可将抗肿瘤药物分为高度、中度、低度和轻微4个催吐风险等级（表4-3），多种药物的合并使用和多周期化疗后有可能增加恶心呕吐的发生率。在肿瘤相关治疗开始前，应充分评估呕吐发生风险，制定个体化的呕吐防治方案。如在化疗前给予预防性止吐治疗；在末剂化疗后，接受高度和中度催吐风险药物进行化疗的患者，恶心、呕吐风险分别至少持续3 d和2 d。因此在整个风险期，均需对呕吐予以防护。预防化疗所致恶心呕吐的主要用药方案见表4-4和表4-5，参考《肿瘤治疗相关呕吐防治指南（2014版）》。

表 4-3　肺癌主要化疗药物催吐风险等级

分　级	发生率	静脉用药	口服药物
高　度	几乎所有患者（＞90%）存在风险	顺铂、卡铂（AUC ≥ 4）	克唑替尼
中　度	30%～90%的患者存在风险	奥沙利铂、伊立替康	
低　度	10%～30%的患者存在风险	培美曲塞、依托泊苷、吉西他滨、紫杉醇	吉非替尼、厄洛替尼
极低度	低于10%的患者存在风险	长春瑞滨	

　　需要说明的是奈达铂这一药物，1995年奈达铂在日本上市，2005年在我国上市，由于顺铂和卡铂的开发相对较早，应用较广，循证医学证据充足，故在欧美国家推荐选用顺铂或卡铂用于肺癌的常规化疗，而NCCN等相关指南也未发布奈达铂的催吐风险等级。考虑奈达铂和奥沙利铂都为第三代铂类药物，以及近年来临床实践结果，建议奈达铂作为中度催吐风险药物。

表 4-4 主要静脉化疗药物止吐用药方案

催吐风险	急　　性	延迟性
高度	5-HT$_3$RA[①] + DXM[②] + NK-1RA[③] ± 劳拉西泮 ± H$_2$受体拮抗剂或质子泵抑制剂[④]	DXM + NK-1RA ± 劳拉西泮 ± H$_2$受体拮抗剂或质子泵抑制剂
中度	5-HT$_3$RA + DXM ± NK-1RA ± 劳拉西泮 ± H$_2$受体拮抗剂或质子泵抑制剂	5-HT$_3$RA + DXM ± NK-1RA ± 劳拉西泮 ± H$_2$受体拮抗剂或质子泵抑制剂
低度	DXM；甲氧氯普胺；丙氯拉嗪 ± 劳拉西泮 ± H$_2$受体拮抗剂或质子泵抑制剂	无常规预防
轻度（极低度）	无常规预防	无常规预防

注：① 5-HT$_3$受体拮抗剂；② 地塞米松；③ NK-1 受体拮抗剂；④ H$_2$受体拮抗剂或质子泵抑制剂选择性用于胃部疾病的患者。

表 4-5 主要口服化疗药物止吐用药方案

催吐风险	急　　性	延迟性
高度-中度	5-HT$_3$RA ± 劳拉西泮 ± H$_2$受体拮抗剂或质子泵抑制剂	无常规预防
低度-轻微	无常规预防	无常规预防

3. 药物不良反应之骨髓抑制　肺癌化疗常见的药物不良反应有骨髓抑制、胃肠道反应、肝肾损伤、过敏反应、静脉炎和局部组织坏死等。常用肺癌化疗药物中，依托泊苷的骨髓抑制作用较强；卡铂的肾脏毒性小于顺铂，但其骨髓抑制的作用强于后者；紫杉醇类药物的主要副作用是过敏反应和周围神经炎，骨髓抑制相对小些，但多烯紫杉醇的骨髓抑制作用较强。因此，几乎所有化疗

药物都具有骨髓抑制作用。

骨髓抑制是化疗最常见的重要限制性毒副反应。WHO抗癌药物急性及亚急性毒性反应分为4级，具体见表4-6。化疗后通常先出现WBC减少，尤其是粒细胞下降，然后出现PLT减少。对粒系抑制而言，中性粒细胞绝对值比WBC总数更为重要。粒细胞的减少通常开始于化疗停药后1周至停药10～14 d达到最低点，在低水平维持2～3 d后缓慢回升，至第21～28天恢复正常。PLT降低比粒细胞降低出现稍晚，也在2周左右下降到最低值，其下降迅速，在谷底停留时间较短（即迅速回升）。

对于Ⅲ度和Ⅳ度骨髓抑制必须给予干预已经达成共识，对于Ⅰ度粒细胞减少，原则上不用；对于Ⅱ度粒细胞减少，是否应用基于两点：查历史，即检查患者是否有Ⅲ度以上骨髓抑制的历史。如果有，则需要使用；观现状，即明确患者目前处于化疗后的时间。如果化疗后很快出现Ⅱ度骨髓抑制（两周以内），尤其是患者有Ⅲ度以上粒细胞减少历史，最好使用。如果患者是在化疗两周以后出现Ⅱ度粒细胞减少，而此前又没有Ⅲ度以上骨髓抑制的历史，则可以密切观察，暂时不用。rhG-CSF治疗性应用为5～7 μg/kg/d，如果按体重平均50 kg计算，一般用300 μg/d，主要用于3～4度粒细胞减少；预防性应用为3～5 μg/kg/d，一般用150 μg/d，主要用于此前有过严重骨髓抑制历史的患者。通常自化疗结束后48 h开始使用rhG-CSF。对于治疗性用药患者，应在中性粒细胞绝对值连续两次大于10×10^9/L后停药，或当WBC总数两次超过10×10^9/L亦可考虑停药。

对于PLT减少的患者，护理与药物同等重要。首先应做好减少活动、防治受伤；避免增加腹压的动作，注意通便和镇咳；进软食，减少黏膜损伤的机会等护理。药物方面，如果患者有Ⅲ度PLT减少而且有出血倾向，则应输注单采PLT；如果患者为Ⅳ度PLT减少，无论有无出血倾向，均应使用单采PLT。但外源性PLT的寿命通常仅能维持72 h左右,而且反复输入后患者体内会产生抗体。因此,重组人促血小板生成素也是一类重要的升红药物。用法为300 IU/(kg·d),(15 000 U/d)s.c., 7 d为1个疗程。当PLT计数超过50×10^9/L可停用。但重组人促血小板生成素起效较慢,通常需要连续使用5 d以后才有效果,故在有Ⅳ度PLT减少历史的患者中预防性使用,其效果可能更好。

表 4-6　WHO 抗癌药物急性及亚急性毒性反应分度标准

	0度	Ⅰ度	Ⅱ度	Ⅲ度	Ⅳ度
Hb (g/L)	≥110	109～95	94～80	79～65	< 65
WBC (10^9/L)	≥4.0	3.9～3.0	2.9～2.0	1.9～1.0	< 1.0
粒细胞 (10^9/L)	≥2.0	1.9～1.5	1.4～1.0	0.9～0.5	< 0.5
PLT (10^9/L)	≥100	99～75	74～50	49～25	< 25

(二) 靶向治疗

随着分子生物学的发展,肺癌尤其是NSCLC被细分为各种不同的分子亚型,肺腺癌作为目前NSCLC中最多的一大类,占50%以上。肺腺癌可根据驱动基因突变进一步细分为更多亚群,目前研究较多的有*EGFR*、*KRAS*、*HERB2*、*PIK3CA*、*BRAF*、*MET*基因突变和*ALK*、*ROS1*、*RET*基因重排。从新型分子靶向药物来说,目前针对*EGFR*和*KRAS*基因突变的靶向药物已在肺癌的临床实践中广泛应用,且疗效较好。

EGFR酪氨酸激酶抑制剂(TKI)能竞争性地与ATP结合位点结合,从而阻断配体激活EGFR。EGFR-TKI的小分子结构使其能轻松进入肿瘤并且通过口服给药。回顾性研究显示,亚裔、女性、腺癌、既往少量/无吸烟史等临床特点可以增加 *EGFR—TKI* 治疗的敏感率,主要表现为18～21号外显子突变(最常见的是19号外显子的缺失和21号外显子上的 *L858R* 位点突变,分别占总突变情况的45％和41％)。《NCCN临床实践指南:非小细胞肺癌(2017.V9)》指出,在一线化疗前发现EGFR敏感位点突变者,建议行厄洛替尼/阿法替尼/吉非替尼治疗(Ⅰ类推荐);在一线化疗时出现EGFR敏感位点突变者,可完成原计划的化疗方案包括维持治疗,或者中断原化疗方案,采用厄洛替尼/阿法替尼/吉非替尼。用药后出现进展者,行T790M检查,对于阳性患者建议使用奥希替尼,对于检查阴性者可参考腺癌、鳞癌或PD-1表达阳性(≥50％)的一线治疗。

EmL4—ALK 基因重排(又叫*ALK*阳性)的肺癌是另一种分子亚型,主要发生在NSCLC,占肺癌3％～5％,更容易出现在既往少量/无吸烟史和年轻的患者。肺癌患者中由于染色体倒位形成棘皮动物微管相关类蛋白4基因(*EmL4*)与*ALK*基因的重排(*EmL4—ALK*),促使肺癌发生和进展。靶向药物克唑替尼/色瑞替尼/艾乐替尼是一种ALK酪氨酸激酶抑制剂,有效治疗这类*ALK*阳性NSCLC患者。在一线化疗前发现*ALK*重排阳性者,建议行艾乐替尼/色瑞替尼/克唑替尼(目前仅克唑替尼已在国内上市)治疗;在一线化疗时发现*ALK*重排者,完成或中断原计划的化疗包括维持治疗,或开始艾乐替尼/克唑替尼/色瑞替尼治疗。

PD-1和PD-L1蛋白是免疫靶点抑制剂,直接作用于这些靶点的免疫治疗可以向免疫系统释放制动信号,使其对肿瘤细胞进行攻击。pembrolizumab是首个被批准用于NSCLC的免疫治疗药物。2015年,nivolumab被FDA批准用于NSCLC的治疗以来,开启了NSCLC免疫治疗新时代。研究表明,nivolumab和pembrolizumab在以前应用过多种方法治疗的NSCLC患者和所有的患者中都显示出了较高的活性。nivolumab可以使总缓解率达到17％，缓解的持续时间至少可以达到18个月。pembrolizumab总缓解率可以达到21％，PD-L1阳性的NSCLC患者的总缓解率为19％～23％，PD-L1阴性的NSCLC患者的总缓解率为9％～13％。目前正在研究当中的首要PD-L1抗体就是MPDL3280A，该药是为PD-L1阳性的患者研制的，在所有的NSCLC患者中的总缓解率达到了23％。近年来，免疫治疗进展非常快，美国已推荐nivolumab和pembrolizumab治疗为标准治疗。中国目前还没有批准这类免疫治疗，相信不久的将来即将批准用于二线治疗，甚至探讨其为一线用药的地位。

（三）并发症处理

1. 胸腔积液　恶性胸腔积液（malignant pleural effusion, MPE）指由恶性肿瘤累及胸膜或胸膜原发性肿瘤所致的胸膜腔积液，是恶性肿瘤的常见并发症。临床上出现胸膜转移患者中接近一半为肺癌患者，一旦出现MPE，即意味着病变已到晚期。研究显示，无论何种病例类型的肿瘤导致的MPE，一旦确诊，其中位生存期为3～12个月。治疗的主要目的是缓解临床症状，改善生存质量。目前对于MPE胸腔内注入药物已由单一的胸膜粘连剂发展到粘连剂、化疗药、生物调节剂、中药制剂等多模式、多机制的治疗药物。

三氧化二砷是我国传统中药砒霜的有效成分，长期以来被认为是一种剧毒化合物。近年来，三氧化二砷对急性早幼粒细胞白血病的显著疗效得到国内外的认可，并在分子机制上揭示了砷剂如何诱导肿瘤细胞分化和凋亡。在临床上，三氧化二砷胸腔注入治疗恶性胸腔积液有较多报道，且提示其疗效较好，不良反应小，安全性高，是一种较好的治疗恶性胸腔积液的临床手段。

2. 感染　肺癌患者由于自身免疫低下，存在恶性液质，有侵袭性操作，肿瘤类型和生长部位的特点等因素，易出现肺癌合并肺部感染。研究表明，其常见病原体约65％为G$^-$菌，其次为G$^+$菌、真菌。肺癌合并肺部感染的临床表现不典型,可缓慢起病不易发现,可持续低热,可突发高热迅速呼吸衰竭、胸闷、发热、气短等,或出现其他全身症状,严重者可能出现肺性脑病、多脏器衰竭致死亡。

在肺癌合并肺部感染选药时,应综合考虑感染严重程度,患者免疫状况,是否为特殊患者如多脏器移植术后。与普通肺部感染相比,肺癌合并肺部感染者往往存在阻塞性空洞,引流不畅而合并厌氧菌感染,故选药时需覆盖厌氧菌。首甲硝唑和碳青霉烯类药物;莫西沙星有抗厌氧菌作用,但不能单独用于治疗厌氧菌感染;注射用哌拉西林钠他唑巴坦钠、注射用头孢哌酮钠舒巴坦钠也有一定抗厌氧菌作用,但其作用较弱。与免疫功能正常的患者相比,肺部合并肺部感染者免疫功能低下,故其抗感染治疗疗程可能相对较长,具体用药时间应根据致病菌的不同有所差别。混合性感染如细菌合并真菌感染,其发生率也较高。如曲霉菌感染,鳞癌合并空洞者易感染且病情进展较快,建议选用伏立康唑、两性霉素B治疗。

3. 高凝状态 VTE为癌症患者的主要并发症。发生率为4%～20%。并且可导致死亡。VTE包括深静脉血栓形成(DVT)和PE。研究显示,癌症患者DVT的风险增加4.1倍,接受化疗的患者风险增加6.5倍。接受化疗的癌症患者中静脉和动脉血栓栓塞占死亡原因的9%。ASCO指南、NCCN指南、ESMO指南中推荐血栓风险评估表(Khorana评分见表4-7)预测高危的血栓风险患者,用于患者教育、筛查和预防。低危0分,中危1～2分,高危≥3分。

表4-7 Khorana评分

患 者 特 征		评分
肿瘤部位	极高危: 胃癌、胰腺癌	2
	高危: 肺癌、淋巴瘤、妇科肿瘤、除前列腺癌以外的其他泌尿系统肿瘤	1

患 者 特 征		评分
PLT	$\geqslant 350 \times 10^9/L$	1
WBC	$> 11.0 \times 10^9/L$	1
Hb	$< 100\ g/L$ 或使用RBC生成刺激剂（ESA）	1
身体质量指标（BMI）	$\geqslant 35\ kg/m^2$	1

对于住院肿瘤患者的预防,指南建议:① 对于住院的癌症患者、内科急症患者或活动能力下降的患者,在没有禁忌证的情况下建议采用药物预防血栓形成;② 在不存在额外风险因素的情况下,住院肿瘤患者可能需要考虑静脉血栓预防;③ 目前,还没有充分的证据支持对接受微创或短期化疗输注或接受干细胞移植的患者进行药物预防血栓形成。

对于手术肿瘤患者的预防,指南建议:① 除非存在禁忌证,否则所有接受大手术的肿瘤患者均应考虑采用肝素或低分子肝素进行血栓预防;② 采用药物预防的时间一般为 7 ~ 10 d;③ 对于接受腹部或盆腔肿瘤大手术的患者,若具有高危因素,如活动受限、肥胖、既往静脉血栓史或其他危险因素,血栓药物预防时间可持续4周。

二、常见用药错误归纳与要点

（一）止吐药物的预防性应用

止吐药物的预防性应用应首先依据药物的催吐风险等级对整个化疗方案的催吐风险进行评估,再根据评估结果选择适宜的止吐用药方案。肺癌的化疗方案大多联合铂类药物，而顺铂和卡铂（AUC≥4）的催吐风险等级都为高度，奥沙利铂为中度，奈达铂考虑为中度。其他方案中，IP方案的伊立替康催吐风险等级为中度，其余大多仅为低度。故选用不同的肺癌化疗方案更重要的是选用了不同的铂类药物，再综合患者既往化疗的呕吐情况，患者的化疗预防性止吐方案应是不同的，不可"任哪种药物化疗，都统一预防止吐"。

（二）升白药物的预防性应用

升白药物的预防性应用主要为最大限度减少化疗引起的骨髓抑制，适用于曾发生过骨髓抑制，特别是Ⅳ度骨髓抑制者，或化疗剂量密度增加时。若出现以下情况，也可考虑预防性用药，如：① 年龄大于65岁，全身营养状况差；② 大范围放疗；③ 骨髓受侵；④ 开放性伤口或活动性感染。主要药物为集落刺激因子（CSF），包括粒细胞集落刺激因子（G-CSF）、巨噬细胞集落刺激因子（M-CSF）、粒细胞和巨噬细胞集落刺激因子（GM-CSF）、多重集落刺激因子（multi-CSF）等。通常自化疗结束后24 h开始使用。临床实践中，化疗患者较多预防性应用集落刺激因子，应控制好用药适应证，不能任意预防用药。

（三）抗凝药物的预防性应用

肺癌患者尤其是接受化疗者，较大出现高凝状态，主要表现在D-dimer的大幅度升高。临床实践时，应依据指南推荐的血栓风险评估表（表4-7）预测患者的血栓风险，便于患者的教育、高危的筛查和栓塞的预防。指南推荐，对于住院癌症患者，在没有禁忌证的情况下可采用药物预防血栓形成。故对于考虑血栓风险较高者，可预防性应用抗凝药物，推荐低分子肝素治疗。而风险较低的患者，建议密切观察更为适宜。

（四）药物相互作用

肺癌化疗的患者,除化疗药物外,由于并发症,铂类水化,防治化疗副作用等可能同时有较多用药,药师需密切关注患者药物相互作用情况,协助临床合理用药。如保肝药物谷胱甘肽浓度过高时,会与顺铂按一定比例结合成顺铂-谷胱甘肽复合物,增加细胞对顺铂的耐药性,故还原型谷胱甘肽不建议与顺铂(> 35 mg/mg)合用等。

第五节 规范化药学监护路径

　　肺癌的药物治疗包括化疗和靶向治疗两大部分,临床实践时,综合患者的病理类型、病变范围、疾病分期、生理状态等选择用药,而不同患者对药物的疗效和毒副反应也存在个体差异。因此,为了使药物治疗达到最佳效果,并确保患者用药安全,临床药师要按照个体化治疗的要求,依据规范化药学监护路径,开展具体的药学监护工作。

　　现参照肺部肿瘤RCP中的临床治疗模式与程序,建立肺癌治疗的PCP(表4-8)。意义在于规范临床药师对肺癌患者开展有序的、适当的临床药学服务工作,为每位患者提供个体化的药学服务。

表4-8　肺癌药学监护路径

患者姓名:_____　　性别:_____　　年龄:_____

门诊号:_____　　住院号:_____

住院日期:____年____月____日

出院日期:____年____月____日

诊断:_____

_____

_____

_____

时间	住院第1天	住院第___天	住院第___天	住院第___天（化疗第1天）	住院第___天（化疗第___天）	住院第___天（出院日）
主要诊疗工作	□ 药学问诊（附录1） □ 用药重整	□ 药学评估（附录2） □ 药历书写（附录3）	□ 用药方案分析 □ 完善药学评估 □ 制定监护计划	□ 抗肿瘤方案分析 □ 完善药学评估 □ 制定监护计划 □ 化疗宣教	□ 医嘱审核 □ 疗效评价 □ 不良反应监测 □ 用药注意事项	□ 药学查房 □ 完成药历书写 □ 出院用药教育
重点监护内容	□ 一般患者信息 □ 药物相互作用审查 □ 其他药物治疗相关问题	□ 体力状况评估 □ 肿瘤诊疗评估 □ 疼痛诊疗评估 □ 既往病史评估 □ 用药依从性评估 **治疗风险和矛盾** □ 骨髓造血功能 □ 肝肾功能 □ 出、凝血风险 □ 心功能 □ 外周神经功能 □ 过敏体质 □ 胃肠功能 □ 其他	**化疗预处理** □ 补液治疗（碱化、水化） □ 止吐 □ 抑酸 □ 其他	**化疗方案** □ AP方案 □ NP方案 □ TP方案 □ GP方案 □ EP方案 □ EC方案 □ IP方案 □ 单药 **靶向治疗** □ EGFR-TKI □ EML4-ALK □ 免疫治疗	**病情观察** □ 参加医生查房，注意病情变化 □ 药学独立查房，观察患者药物反应，检查药物治疗相关问题 □ 查看检查、检验报告指标变化 □ 检查患者服药情况 □ 药师记录 **监测指标** □ 症状 □ 注意观察体温、血压、体重等 □ 血常规 □ 肝肾功能	**治疗评估** □ 化疗不良反应 □ 疼痛 □ 支持治疗 □ 造血生长因子 □ 并发症 □ 既往疾病 **出院教育** □ 正确用药 □ 患者自我管理 □ 定期门诊随访 □ 监测血常规、肝肾功能、电解质
用药记录						
其他						
药师签名						

冯　瑾

第五章

胃 癌

第一节　疾病基础知识

【病因和发病机制】

胃癌（gastric cancer, GC）是指发生于胃上皮组织的恶性肿瘤，绝大多数属于腺癌，可发生于胃的任何部位，其发病率和死亡率均处于各种恶性肿瘤前列。

1. 病因　胃癌的发生可能与幽门螺杆菌感染、不合理饮食、吸烟饮酒、精神心理及遗传等因素有关。

2. 发病机制　胃癌的发生和发展是多阶段、多步骤的过程，其分子机制包括原癌基因激活、抑癌基因失活、细胞间黏附减弱、新生血管形成及微卫星不稳定等。

【诊断要点】

1. 临床表现　早期胃癌多无明显的症状，随着病情的进展，可逐渐出现类似胃炎或胃溃疡的症状，如饱胀不适、胀痛或隐痛、食欲减退、恶心、呕吐等症状。进展期胃癌还可发生贲门或幽门梗阻、上消化道出血及穿孔等症状。

2. 实验室检查及其他辅助检查

（1）实验室检查：胃液分析、大便隐血试验、肿瘤相关抗原检测及胃脱落细胞学检查等。

（2）影像学检查：X线、内镜、超声、MRI、CT、PET-CT及腹腔镜等检查，其中内镜检查是最直接、准确有效的诊断方法。

【治疗】

1. 治疗原则　胃癌的治疗应根据患者的机体状况，在对肿瘤进行充分地分期后，合理制订综合的治疗计划，从而达到最大幅度的根治或控制肿瘤发展,延长患者生存时间,提高生活质量。目前胃癌的治疗主要包括手术治疗、放射治疗和化疗。

2. 治疗方法

(1) 手术治疗:手术治疗是目前胃癌的主要治疗手段,也是能治愈部分胃癌的唯一方法。手术治疗的原则分为:① T1a期,早期局限于黏膜层和黏膜下层的肿瘤可分别考虑行内镜下黏膜切除术(endoscopic mucosal resection, EMR)和内镜下黏膜下层切除术(endoscopic subuucosal dissection, ESD);② T1b ~ T3期,应切除足够的胃,以保证显微镜下切缘阴性(一般距肿瘤边缘≥4 cm);③ T4期,需要将累及组织整块切除;④ 姑息手术治疗,不可切除病灶的患者,为了缓解症状可行姑息性胃切除手术(如梗阻或不可控制的出血)。

(2) 放射治疗:放射治疗主要用于手术的辅助治疗,难以切除胃癌的综合治疗,以及晚期胃癌的姑息治疗。

(3) 化疗:由于胃癌确诊时大部分病例已是进展期,单纯手术治疗效果较差,因此化疗成为胃癌治疗的重要手段之一。化疗的治疗方式包括新辅助化疗、辅助化疗和姑息化疗。

1) 新辅助化疗:即术前化疗,主要适用于可以切除或可能切除的T3 ~ T4期胃癌患者,能起到降低肿瘤分期,提高根治切除率,延长生存期。

2) 辅助化疗:对于T2N0分期胃癌患者中有不良预后因素者,T3 ~ T4或任何淋巴结阳性的患者均须接受术后辅助化疗。

3) 姑息化疗:主要适用于术后复发、转移或失去手术机会的晚期胃癌患者,以缓解症状,提高生活质量。

第二节 主要化疗方案

对于需要系统治疗的胃癌,应该根据患者体力状态、合并症、毒性反应、HER2表达状态(仅腺癌)选择化疗方案。同时应注意,任何非1类证据的方案,可根据具体情况进行适当修改,并可以基于药物的可获得性、临床实践中的治疗反应和禁忌证改变细胞毒药物的组合及用药方案,胃癌常用化疗方案见表5-1。

表5-1 胃癌主要全身化疗方案

分 类	方案与疗程	使用药物	剂量与途径	使用时间
单药方案	替吉奥(S-1)(21 d或35 d)	S-1	体表面积(SA)< 1.25 m² 40 mg b.i.d.;1.5 m² > SA ≥ 1.25 m² 50 mg b.i.d.;SA > 1.5 m² 60 mg b.i.d.,p.o.	21 d: d1-14 35 d: d1-21
	多西他赛(21 d)	多西他赛	75 ～ 100 mg/m² i.v.	d1
	紫杉醇(28 d或21 d)	紫杉醇	28 d: 80 mg/m² i.v. 21 d: 135 ～ 250 mg/m² i.v.	28 d: d1、8、15 21 d: d1
	伊立替康(14 d或21 d)	伊立替康	14 d: 150 ～ 180 mg/m² i.v. 21 d: 125 mg/m² i.v.	14 d: d1 21 d: d1、8

（续表）

分　类	方案与疗程	使用药物	剂量与途径	使用时间
顺铂＋氟尿嘧啶类	PF（28 d）	DDP	75 ～ 100 mg/m² i.v.	d1
		5-FU	750 ～ 1 000 mg/（m²·d），c.i. 24 h	d1-4
	PF（14 d）	顺铂（DDP）	50 mg/m² i.v.	d1
		亚叶酸钙（CF）	200 mg/m² i.v.	d1
		5-氟尿嘧啶（5-FU）	2000 mg/m² c.i. 24 h	d1
	XP（21 d）	DDP	50 mg/m² i.v.	d1
		卡培他滨	1 000 mg/m² p.o. b.i.d.	d1-14
	SP（21 d）	DDP	60 mg/m² i.v.	d1
		S-1	40 ～ 60 mg p.o. b.i.d.	d1-14
奥沙利铂＋氟尿嘧啶类	FLOFOX	奥沙利铂	85 mg/m² i.v.	d1
		CF	400 mg/m² i.v.	d1
		5-FU	400 mg/m² i.v.	d1
		5-FU	1200 ～ 1800 mg/（m²·d）c.i. 24 h	d1-2

分　类	方案与疗程	使用药物	剂量与途径	使用时间
奥沙利铂＋氟尿嘧啶类	XELOX（21 d）	奥沙利铂	130 mg/m² i.v.	d1
		卡培他滨	1 000 mg/m² p.o. b.i.d.	d1~14
	SOX（21 d）	奥沙利铂	130 mg/m² i.v.	d1
		S-1	80 mg p.o. b.i.d.	d1~14
三药联合方案	ECF（21 d）	表柔比星	50 mg/m² i.v.	d1
		DDP	60 mg/m² i.v.	d1
		5-FU	200 mg/（m²·d）c.i. 24 h	d1~21
	EOX（21 d）	表柔比星	50 mg/m² i.v.	d1
		奥沙利铂	130 mg/m² i.v.	d1
		卡培他滨	625 mg/m² p.o. b.i.d.	d1~21
	DCF（21 d）	多西他赛	75 mg/m² i.v.	d1
		DDP	75 mg/m² i.v.	d1
		5-FU	1 000 mg/（m²·d）c.i. 24 h	d1~5

（续表）

分　类	方案与疗程	使用药物	剂量与途径	使用时间
三药联合方案	mDCF（14 d）	多西他赛	60 mg/m² i.v.	d1
		DDP	60 mg/m² i.v.	d1
		5-FU	600 mg/(m²·d) c.i. 24 h	d1~5
靶向治疗	曲妥珠单抗（＋化疗）（21 d）	曲妥珠单抗＋化疗药	曲妥珠单抗：负荷剂量8 mg/kg（i.v. 90 min）；维持剂量6 mg/kg（i.v. 30～90 min）化疗药：按各化疗方案剂量执行	d1（若出现延迟或中断，延迟时间≤1周，可直接使用维持剂量；延迟时间＞1周，应重新导入负荷剂量）化疗药：按各化疗方案执行
	甲磺酸阿帕替尼（28 d）	甲磺酸阿帕替尼	850 mg p.o.	d1-28

注：方案来源于中国临床肿瘤学会《原发性胃癌诊疗指南（2017.V1）》。

第三节 经典案例

案例一

（一）案例回顾

【主诉】

确诊胃癌1月余。

【现病史】

患者，女，39岁。于2015年5月初咳嗽伴胸闷在当地医院查胸部CT示：两肺散在感染灶，两侧少量胸腔积液，后行抗感染后未见好转。2015年5月11日因上腹部不适行胃镜检查，病理报告示：胃底部低分化腺癌，部分印戒细胞癌。PET-CT检查示：① 胃体部壁增厚，FDG代谢略增高，胃周淋巴结显示；② 双肺散在感染，局部胸膜增厚，局部18F-脱氧葡萄糖（18F-fluorodeoxy glucose, FDG）代谢增高。

于2015年5月22日和2015年6月12日在肿瘤科予SOX方案（奥沙利铂＋替吉奥胶囊）全身化疗2次，化疗后患者咳嗽、胸闷等肺部症状基本消失，精神状态明显好转。现为进一步治疗入院。

【既往史】

子宫肌瘤史4年，无输血史。

【社会史、家族史、过敏史】

无。

【体格检查】

T: 36.7℃; P: 74次/min; R: 16次/min; BP: 120/80 mmHg。

双肺呼吸音清，未闻及干湿啰音，腹部叩诊鼓音，移动性浊音阴性，肠鸣音正常，双下肢无水肿。

【实验室检查及其他辅助检查】

1. 实验室检查

（1）血常规: WBC $3.9×10^9$/L, NEUT $1.84×10^9$/L, RBC $3.7×10^9$/L, Hb 101 g/L。

（2）生化检查: TP 58 g/L（↓）, GLO 19 g/L（↓）, Cr 48 μmol/L（↓）, Na^+ 147 mmol/L（↑）, 其余指标正常。

（3）凝血功能: D-dimer 920 μg/L（↑）, 其余指标正常。

（4）肿瘤标志物: AFP 4.28 μg/L, CEA 1.6 μg/L, CA125 82.48 U/mL（↑）, CA199 103.60 U/mL（↑）, CA153 6.18 U/mL。

2. 其他辅助检查 心电图示窦性心率，正常心电图。

【诊断】

胃癌，低分化腺癌，部分印戒细胞癌，cTxN1M1（盆腔）Ⅳ期，ECOG评分1分。

【用药记录】

1. 抗肿瘤 奥沙利铂200 mg iv.gtt q.d.（d1）+ 替吉奥60 mg p.o. b.i.d.（d1~14）。

2. 止吐 帕洛诺司琼 0.25 mg iv.gtt（d1）+ 地塞米松 5 mg iv.gtt q.d.（d1~3）+ 阿瑞匹坦 125 mg/80 mg/80 mg p.o. q.d.（d1~3）+ 甲氧氯普胺 20 mg iv.gtt q.d.（d1~4）+ 奥氮平 5 mg p.o. q.n.（d2~4）。

3. 护胃 兰索拉唑 30 mg iv.gtt q.d.（d1~5）。

4. 保肝 多烯磷酸胆碱 930 mg iv.gtt q.d.（d1~5）。

5. 通便 乳果糖口服溶液 15 mL p.o. t.i.d.（d2~5）。

【药师记录】

入院第1天: 建立患者档案，询问前一化疗周期用药情况，分析患者状况。现患者接受姑息化疗的目的是为了控制肿瘤进展，延长生存时间，提高生活质量。

入院第2天：根据检查和评估，患者目前无特殊并发症，未见化疗禁忌，影像学结果提示原方案疗效评价为SD，可继续行SOX方案化疗（奥沙利铂＋替吉奥）每21 d为1个周期。辅助用药：帕洛诺司琼、阿瑞吡坦、地塞米松和甲氧氯普胺止吐，兰索拉唑护胃，多烯磷脂酰胆碱保肝。做好化疗宣教和药学监护。

入院第3天：出现恶心反应，加用奥氮平；大便次数较少，予以乳果糖通便。

入院第4天：恶心反应有所缓解，大便同前。

入院第5天：开始排稀便，其他无异常。

入院第6天：患者目前已完成静脉化疗，现口服替吉奥治疗当中，复查血常规未见明显骨髓抑制，现情况稳定，予以出院。

出院带药：还原型谷胱甘肽片0.1 g p.o. t.i.d.；替吉奥胶囊 60 mg p.o. b.i.d.（继续服用至第14天）；地榆升白片0.2 g p.o. t.i.d.；多潘立酮片420 mg p.o. t.i.d.。

（二）案例分析

【抗肿瘤治疗】

依据《NCCN临床实践指南：胃癌（2017.V4）》，对于转移性或局部晚期肿瘤的系统治疗，推荐的一线治疗方案包括：PF、DCF、mDCF和FLOFOX等。此外，曲妥珠单抗联合化疗用于HER2过表达的腺癌患者。《日本胃癌治疗指南（2014.V4）》第4版基于日本国内Ⅲ期临床试验SPIRITS试验和JCOG9912试验结果，推荐HER2阴性的晚期胃癌患者行S-1 ＋顺铂方案化疗（推荐度为Ⅰ度）。AIO晚期胃癌一线治疗Ⅲ期临床研究显示奥沙利铂可替代顺铂。相比之下，针对东亚人群的日本指南更适合中国人群。

患者为青年女性（39岁），胃癌分期为：cTxN1M1（盆腔）Ⅳ期，ECOG评分1分，肝肾功能正常，无明显化疗禁忌证，可选择化学治疗。该患者此次入院行姑息化疗的目的是为了控制肿瘤进展，延长生存时间，提高生活质量。患者此前已行两次SOX方案化疗，肿瘤得到控制，故仍继续SOX方案化疗。

根据相关指南，奥沙利铂标准剂量为130 mg/m²，患者的体表面积为1.65 m²，计算奥沙利铂剂量为214.5 mg，奥沙利铂实际用量为200 mg，实际用量为标准剂量的93.4%。替吉奥的指南推荐剂量为40 ～ 60 mg p.o. b.i.d.，实际用量与标准剂量一致。

临床药师观点：符合化疗适应证，排除化疗禁忌，方案选择合理，用法用量正确。

【止吐治疗】

根据《NCCN临床实践指南：肿瘤（2017.V2）》和中国抗癌协会癌症康复与姑息治疗专业委员会《肿瘤治疗相关呕吐防治指南（2014版）》，奥沙利铂为中度催吐危险（呕吐发生率达30%～90%），替吉奥为轻度催吐危险（呕吐发生率＜30%），针对该化疗方案应基于催吐风险最高的奥沙利铂选择止吐药物；结合此患者在前一次化疗过程中发生Ⅳ度呕吐和难治性呕吐，严重影响生活质量。综合考虑，止吐方案选择了在化疗前预防性给予5-HT₃受体拮抗剂（帕洛诺司琼）＋ NK-1受体拮抗剂（阿瑞匹坦）＋糖皮质激素（地塞米松）＋多巴胺受体拮抗剂（甲氧氯普胺），化疗第2天，患者发生恶心，又加用了奥氮平。帕洛诺司琼为第二代5-HT₃受体拮抗剂，半衰期较长（约40 h），故只需给药1次即可。阿瑞匹坦可抑制顺铂引起的急性期和延迟期呕吐，并增强5-HT₃受体拮抗剂和地塞米松对顺铂引起的呕吐的止吐作用。地塞米松属于皮质类固醇激素，用于预防化疗所致呕吐具有很高的治疗指数，是最常用的止吐药之一。甲氧氯普胺通过抑制中枢催吐化学感受区（chemoreceptor trigger zone, CTZ）的多巴胺受体而提高CTZ的阈值，发挥较强的中枢性止吐作用。奥氮平对于延迟性化疗相关性呕吐非常有效，而女性似乎能获益更多，在NCCN指南中奥氮平被推荐用于难治性及暴发性呕吐的治疗,特别是对于丁酰苯类、吩噻嗪类止呕药表现为难治性及使用传统呕吐药出现锥体外系症状的患者。

临床药师观点:在肿瘤相关治疗开始前,应充分评估呕吐发生风险,制订个体化的呕吐防治方案,同时要做好化疗宣教,避免不必要的焦虑情绪,还应注意避免止吐药物的不良反应。该病例的止吐方案综合考虑了化疗药物和患者既往化疗中的呕吐控制,以及本次化疗中的反应,方案合理,具有针对性,效果良好,不良反应轻微。

(三)药学监护要点

(1)注意监测患者的血常规和肝肾功能。

(2)注意奥沙利铂的血液毒性和神经毒性,如表现口腔周围、上呼吸道和上消化道的痉挛及感觉障碍。告知患者使用奥沙利铂时低温可致痉挛,不得用冰冷食物或用冰水漱口。尽量避免暴露于冷环境中,尽量用温水洗手洗脚、喝温水等,防止冷刺激对末梢神经的刺激,引起手足麻木、脱发、手套征、袜子征等。

(3)替吉奥可能导致的骨髓抑制、重症肝炎等严重的副作用,于各周期开始前及给药期间每2周至少进行1次临床检查(血液学检查、肝肾功能检查等),密切观察患者状态。由于奥沙利铂和替吉奥均有骨髓抑制的不良反应,化疗开始后每周检查1次血常规,必要时(如有乏力症状)可急查,并对症处理。

(4)消化道反应是奥沙利铂和替吉奥常见的不良反应,监测恶心、呕吐、便秘、腹泻、口腔溃疡等症状,及时对症处理。

(5)替吉奥必须在早、晚餐餐后服用,以提高其生物利用度,增强其抗肿瘤作用。

(6)注意监测止吐药引起的便秘、腹胀、头痛及可能的锥体外系不良反应。

(7)做好饮食教育,放化疗期间,宜合理搭配饮食,适当清淡,少食多餐,餐后勿立即躺下,以免食物反流,引起恶心。

案例二

（一）案例回顾

【主诉】

体检发现胃幽门占位10余天。

【现病史】

患者，男，70岁。于2016年5月20日当地医院体检时腹部超声发现右上腹部肝左叶下方胃窦门后方约41 mm×40 mm低回声，查上腹部CT示胃底及胃窦部小弯侧分别见28 mm×38 mm和40 mm×46 mm占位。未诉恶心、呕吐、上腹饱胀等不适。2016年5月24日至青岛某医院行胃镜检查，病理示胃窦低分化腺癌，查胸腹部增强CT检查示：胃窦部占位，腹腔多发肿大淋巴结，右侧基底段支气管壁、右侧水平裂结节，双肺下叶背段多发结节，头颅CT检查未见异常。今来院就诊，门诊以胃癌收入院。患者自患病以来，精神状态良好，体重无明显变化。

【既往史】

40年前因骨结核行肋骨切除术，无输血史。

【社会史、家族史、过敏史】

无。

【体格检查】

T: 36.6℃；P: 78次/min；R: 18次/min；BP: 118/78 mmHg。

皮肤、巩膜无黄染，浅表淋巴结未及肿大，双肺呼吸音清，心律齐，腹平软，腹部无压痛及反跳痛，未及包块，墨菲征阴性，腹部叩诊鼓音，移动性浊音阴性，肠鸣音正常，双下肢无水肿，无恶心呕吐、消瘦等症状。

【实验室检查及其他辅助检查】

1. 实验室检查

（1）血常规：WBC 3.9×10^9/L，NEUT 4.64×10^9/L，NEUT% 68.3%，Hb 96 g/L（↓），其余指标正常。

（2）生化检查：TBIL 5 μmol/L，DBIL 1 μmol/L，TP 64 g/L，ALB 32 g/L（↓），ALT 10 U/L，AST 18 U/L，Cr 53 μmol/L（↓），K^+ 3.8 mmol/L，Na^+ 136 mmol/L，Ca^{2+} 2.22 mmol/L（↓）；其余指标基本正常。

（3）凝血功能：INR 1.14，D-dimer 1 410 μg/L（↑），FIB 6.43 g/L（↑），APTT 39.9 s（↑），FDP 5.3 mg/L，其余指标正常。

（4）肿瘤标志物：AFP 3.93 μg/L，CEA 25.55 U/mL（↑），CA199 175.20 U/mL（↑），CA724 21.77 U/mL（↑）。

2.其他辅助检查　心电图示窦性心率，正常心电图。

【诊断】

胃癌（胃角）：低分化腺癌，cT4N1-2M0 Ⅲ期，ECOG评分1分。

【用药记录】

1. 抗肿瘤　多西他赛120 mg iv.gtt（d1）+ 奥沙利铂200 mg iv.gtt q.d.（d1）+ 替吉奥60 mg p.o. b.i.d.（d1-14）。

2. 止吐　托烷司琼5 mg iv.gtt（d1-4）+ 地塞米松10 mg iv.gtt q.d.（d1-4）+ 阿瑞匹坦125 mg/80 mg/80 mg p.o. q.d.（d1-3）+ 奥氮平2.5 mg p.o. q.d.（d1-6）。

3. 护胃　兰索拉唑30 mg iv.gtt q.d.（d1-6）。

4. 保肝　异甘草酸镁0.2 g iv.gtt q.d.（d1-6）。

【药师记录】

入院第1天：建立患者档案，询问病史；患者有吸烟史（每年200支，已戒烟20年）和饮酒史（每天饮白酒约2两，已戒酒1年）。

入院第2天：根据检查和评估，患者目前诊断明确，无特殊并发症，未见化疗禁忌证，具备新辅助化疗指征，为手术切除做准备。行DOS方案化疗：多西他赛（d1）+ 奥沙利铂200 mg（d1）+ 替吉奥60 mg（d1-14），每21 d为1周期。辅助用药：托烷司琼、地塞米松、阿瑞匹坦和奥氮平止吐，兰索拉唑护胃，异甘草酸镁保肝。患者首次化疗，做好化疗宣教，需密切关注恶心、呕吐、腹泻、发热、乏力等可能出现的不良反应。

入院第3天：患者出现乏力，无恶心呕吐，嘱其多注意休息。

入院第4天：骨扫描未见骨转移。

入院第5天：血常规和肝肾功能结果无异常。

入院第6天：患者目前已完成静脉化疗，现口服替吉奥治疗当中，复查血常规未见明显骨髓抑制，现情况稳定，予以出院。

出院带药：甘草酸二铵肠溶胶囊150 mg p.o. t.i.d.；替吉奥胶囊60 mg p.o. b.i.d.（继续服用至第14天）；地榆升白片0.3 g p.o. t.i.d.。

（二）案例分析

【抗肿瘤治疗】

综合已有的临床研究及临床经验，新辅助化学治疗主要针对临床分期为T3～T4或N＋但尚无远处转移的患者，这些患者通常被认为无法行根治性切除术，通过新辅助化学治疗达到降低肿瘤分期作用，在术前消灭微转移灶，缩小原发肿瘤，从而使手术范围相对缩小，争取提高R0手术切除率，并且能够判断肿瘤对化学治疗方案的敏感性，指导术后辅助化学治疗。

本例患者为老年男性，病理分期为T4无远处转移的Ⅲ期低分化腺癌，ECOG评分1分，肝肾功能正常，无明显化疗禁忌证，可行新辅助化疗。对于术前化疗，《日本胃癌治疗指南（2014.V4）》一线推荐替吉奥联合顺铂的方案（HER2），但2013年的一项Ⅱ期临床试验证实多西紫杉醇、奥沙利铂和替吉奥（DOS方案）作为局域进展期胃癌的新辅助化学治疗方案安全有效，R0手术切除率达到了97.6%（40/41）。该研究中多西紫杉醇、奥沙利铂和替吉奥的剂量分别为50 mg/m^2、100 mg/m^{2}和40 mg/m^2。

临床药师观点：DOS方案虽无指南推荐，已有研究证据强度也不高，但本病例属于经批准的临床研究，在中国人群中进行试验探索，值得鼓励患者积极参与，具体剂量和安全性需要进一步验证。

【止吐治疗】

根据《NCCN临床实践指南：止吐（2017.V2）》和中国抗

癌协会癌症康复与姑息治疗专业委员会《肿瘤治疗相关呕吐防治指南(2014版)》,奥沙利铂为中度催吐危险(呕吐发生率为30%~90%),多西紫杉醇和替吉奥为轻度催吐危险(呕吐发生率<30%),针对该化疗方案应基于催吐风险最高的奥沙利铂选择止吐药物;此患者为老年男性,呕吐风险相对不高。综合考虑,止吐方案选择了在化疗前预防性给予5-HT₃受体拮抗剂(托烷司琼) + NK-1受体拮抗剂(阿瑞匹坦) + 糖皮质激素(地塞米松) + 精神类药物(奥氮平)。

临床药师观点:该病例止吐药物的用法用量存在以下问题:① 托烷司琼清除半衰期为7~8 h,指南推荐只在第1天静注5 mg即可,本病例连续3 d使用,不良反应风险增加;② 阿瑞匹坦是CYP3A4抑制剂,地塞米松经CYP3A4代谢,两者联用,地塞米松应减量至5 mg。

(三)药学监护要点

(1)告知患者可能会有脱发反应,让其做好心理准备。

(2)注意多西他赛的过敏反应,部分病例可发生严重过敏反应,建议化疗前进行地塞米松预处理。

(3)注意化疗药的胃肠道反应、神经毒性和血液毒性,告知患者院外服药期间也应定期监测血常规和肝肾功能。

(4)做好正确服药和饮食的宣教。

案例三

(一)案例回顾

【主诉】

胃癌神经内分泌肿瘤术后1个月。

【现病史】

患者,男,48岁。2015年7月初无明显诱因出现腹胀嗳气症状伴有反酸,无发热、畏寒,无恶心、呕吐,无腹痛、腹泻症状。遂于医院行胃镜检查:胃底贲门见巨大溃疡,周围黏膜呈不规则增生。

病理：胃窦慢性非萎缩性胃炎，胃底贲门低分化癌。上腹部CT检查示：胃底贲门区病变，恶性肿瘤伴溃疡形成可能。2015年8月6日患者于医院普外科行胃大部分切除术＋胃食管主动脉弓下吻合术。术后病理：胃贲门处神经内分泌瘤，G3，浸润至浆膜层，残端未见肿瘤累及，淋巴结未及转移。免疫组化：Ki67（80％），CK7（－），CK20（－），CEA（－），CAM5.2（－），p53（－），C-erbB-2（－），Syn（＋），CD56（＋），NSE（－），cgA（＋）。患者为进一步治疗入院。

【既往史】

无。

【家族史】

母亲死于食管癌，父亲死因不详。

【社会史、过敏史】

无。

【体格检查】

T：36.4℃；P：70次/min；R：18次/min；BP：110/70 mmHg。

浅表淋巴结无肿大，左侧胸壁可见20 cm长弧形切口，愈合好，无红肿渗出。皮肤无黄染，巩膜无黄染，无颈静脉怒张，无血管蜘蛛痣，双肺呼吸音清，未闻及干湿啰音，心律齐，心界无门压痛及跳痛，无肌卫，墨菲征阴性，腹部叩诊鼓音，移动性浊音阴性，肠鸣音正常，双下肢无水肿。

【实验室检查及其他辅助检查】

1. 实验室检查

（1）血常规：RBC 3.99×10^9/L，Hb 108 g/L（↓），其余指标正常。

（2）生化检查：指标正常。

（3）凝血功能：D-dimer 1 410 μg/L（↑），其余指标正常。

（4）肿瘤标志物：指标正常。

2. 其他辅助检查　心电图示窦性心律，左心室高电压。

【诊断】

胃神经内分泌肿瘤（贲门）：G3，pT2N0M0 Ⅰb期，ECOG评分1分。

【用药记录】

1. 抗肿瘤　依托泊苷100 mg/m² iv.gtt(d1–3) + 顺铂100 mg/m² iv.gtt(d1)，每21 d 1个周期。

2. 止吐　帕洛诺司琼 0.25 mg iv.gtt q.d.(d1) + 地塞米松 5 mg iv.gtt q.d.(d1–4) + 阿瑞匹坦 125 mg/80 mg/80 mg p.o. q.d.(d1–3) + 甲氧氯普胺 20 mg i.v. q.d.(d1–4)。

3. 护胃　兰索拉唑30 mg iv.gtt q.d.(d1–4)。

4. 保肝　多烯磷脂酰胆碱930 mg iv.gtt q.d.(d1–5)。

5. 水化　复方氯化钠注射液1 000 mL iv.gtt(d1)。

6. 利尿　甘露醇50 g iv.gtt b.i.d.(d1) + 呋塞米 20 mg i.v. (d1)。

【药师记录】

入院第1天：建立患者档案，询问病史。

入院第2天：根据检查和评估，患者目前诊断明确，手术1月余，恢复良好，无特殊并发症，未见化疗禁忌证，具备术后化疗指征。行 EP 方案化疗：依托泊苷(d1–3) + 顺铂100 mg/m²(d1)。辅助用药：帕洛诺司琼、地塞米松、阿瑞匹坦和甲氧氯普胺止吐，兰索拉唑护胃，多烯磷脂酰胆碱保肝，复方氯化钠注射液水化，甘露醇和呋塞米利尿。做好化疗宣教和药学监护。

入院第3天：患者入院第2天尿量3 300 mL，继续监测尿量。

入院第4天：患者状况无异常。

入院第5天：复查血常规、肝肾功能正常。

入院第6天：患者目前已完成静脉化疗，未见明显骨髓抑制，肝肾功能正常，现情况稳定，予以出院。

出院带药：多潘立酮片420 mg p.o. t.i.d.；铝碳酸镁片0.5 g p.o. t.i.d.；地榆升白片0.3 g p.o. t.i.d.。

（二）案例分析

【抗肿瘤治疗】

根据《NCCN临床实践指南：胃癌（2017.V2）》，Ib T2N0期的患者需行胃癌根治术，有不良预后因素的（肿瘤分化、分级高、淋巴管和血管有侵犯的、年龄 < 50岁）的需行辅助治疗，以降低复发率和延长生存期。《中国胃肠胰腺神经内分泌癌专家共识（2016版）》指出，胃神经内分泌癌 G_3 型恶性度较高，生物学行为类似胃腺癌，治疗方法应参照胃癌。本例患者已行手术切除，术后病理提示 G_3 高恶性（Ki67 > 20%）需术后辅助治疗。辅助治疗包括放疗和化疗，术后病理未见淋巴结转移，初定全身化疗，视患者自身情况再考虑放疗。该患者术后恢复较好，为提高生活质量，延长生存时间，在确认影像学、血常规、肝肾功能等指标未见明显异常情况下，确定全身化疗。

化疗方案选择：根据《中国胃肠胰腺神经内分泌癌专家共识（2016版）》，术后辅助化疗胃肠道神经内分泌肿瘤G3型患者唯一的一线方案为EP方案（依托泊苷 + 顺铂），依托泊苷的常用剂量为 $100 \, mg/m^2$（d1~3），顺铂的剂量为 $100 \, mg/m^2$（d1）。

临床药师观点：符合术后化疗适应证，方案选择合理，用法用量正确。

【止吐治疗】

根据《NCCN临床实践指南：止吐（2017.V2）》和中国抗癌协会癌症康复与姑息治疗专业委员会《肿瘤治疗相关呕吐防治指南（2014版）》，依托泊苷为轻度催吐危险（呕吐发生率达10%~30%），顺铂为高度催吐危险（呕吐发生率 > 90%），针对该化疗方案应基于催吐风险最高的顺铂选择止吐药物。综合考虑，止吐方案选择了在化疗前预防性给予5-HT_3受体拮抗剂（帕洛诺司琼）+ NK-1受体拮抗剂（阿瑞匹坦）+ 糖皮质激素（地塞米松）+ 多巴胺受体拮抗剂（甲氧氯普胺）。

临床药师观点：由于化疗方案具有高催吐风险，因此选择了较强的止吐方案。但对于多日化疗，国内有Ⅲ期临床研究数据支持帕洛诺司琼预防多日化疗方案的呕吐，对于顺铂3日化疗方案，可以使用帕洛诺司琼0.25 mg（d1、d3）用药。

（三）药学监护要点

（1）注意防止药液外渗：建议患者及时通报输注部位烧灼、刺痛等感觉，一旦发生输液渗出，应立即停药，并留置套管针，吸除渗液，可采用解毒剂，局部使用皮质激素以减轻炎性反应。

（2）顺铂静脉滴注前后进行水化，以增加肾排泄速度，防止肾损伤。

（3）依托泊苷应在顺铂之后静脉滴注，浓度不超过0.25 mg/mL，滴注时间不得少于30 min。

（4）多烯磷脂酰胆碱注射液严禁用电解质溶液稀释，输注时只可用澄清的溶液，缓慢静脉注射，不能与其他药物混注。

（5）大量液体水化易导致电解质紊乱，注意监测患者是否出现恶心呕吐、倦怠、烦躁不安等低钠低钾表现，必要时急查电解质。

（6）嘱咐患者多喝水以增加小便，并监测尿量，如低于2 000 mL/d时应及时告知医生。

（7）多潘立酮饭前15～30 min服用，铝碳酸镁在饭后1～2 h，睡前或胃部不适时咀嚼服用。

案例四

（一）案例回顾

【主诉】

胃癌姑息切除术后2年。

【现病史】

患者，女，74岁。于2年前确诊"胃体大弯后壁腺癌"，因腹腔动脉旁病灶（约53 mm×33 mm）距离血管较近，先后行3周期的SOX方案化疗，待腹部肿瘤病灶明显缩小，于2013年7月18日全麻下行腹腔镜辅助腹腔探查＋胃癌姑息切除术，术后病理提示胃及大网膜黏液腺癌，浸润至黏膜下层，小肠残端和胃残端未见癌侵犯，小弯淋巴结（2/4）见癌转移；大弯淋巴结（0/1）未见癌转移。术后行SOX方案化疗4个周期，化疗后评估CEA维持在正常水平，影像学未见疾病进展。自2014年6月7日起CEA持续升高，最高达62.16 μg/L，于2014年9月12日起相继行伊立替康＋替吉奥方案化疗2次，伊力替康＋雷替曲赛方案化疗2次。后复查，发现血肿瘤标志物较前升高，腹部CT检查提示腹部病灶较前进展，更改治疗为甲磺酸阿帕替尼片方案化疗4个周期。2015年4月13日经检查，评估病情为PD。后至上海某医院放疗科行伽马刀治疗。2015年7月9日行多西他赛化疗1周期，化疗后无明显不适。今为进一步治疗收入院，门诊以"胃癌术后"收入院。自患病以来，精神状态尚可，体重减轻约12 kg，饮食较差，大、小便正常，睡眠无异常。

【既往史】

2006年诊断为"2型糖尿病"，最高7.8 mmol/L，口服格列吡嗪控释片，血糖控制良好；2013年7月行胃癌切除，术中输血（具体不详）。

【家族史、社会史、过敏史】

无。

【体格检查】

T：36.5℃；P：71次/min；R：16次/min；BP：110/70 mmHg。

皮肤无黄染，巩膜无黄染，无颈静脉怒张，无血管蜘蛛痣，双肺呼吸音清，未闻及干湿啰音，心律齐，心界无门压痛及跳痛，无肌卫，墨菲征阴性，腹部叩诊鼓音，中上腹见长约10 cm手术疤痕影，移动性浊音阴性，肠鸣音正常，双下肢无水肿。

【实验室检查及其他辅助检查】

1. 实验室检查

（1）血常规：RBC 3.18×10^{12}/L（↓），Hb 110 g/L，其余指标正常。

（2）生化检查：TP 58 g/L（↓），GLO 19 g/L（↓），LDH 324 U/mL（↑），其余指标正常。

（3）凝血功能：D-dimer 18 500 μg/L（↑），FDP 6.4 mg/L（↑）。

（4）肿瘤标志物：CEA 226.1 μg/L（↑），CA199 554.4 U/mL（↑），CA125 53.56 U/mL（↑），CA724 45.35 U/mL（↑）。

2. 其他辅助检查　心电图示窦性心律，心电图属正常范围。

【诊断】

（1）胃癌术后，胃体：腺癌cT2N1M1（腹腔）Ⅳ期，ECOG评分1分。

（2）2型糖尿病。

【用药记录】

1. 抗肿瘤　多西他赛120 mg iv.gtt（d1），每21 d 1个周期。

2. 止吐　格拉司琼 3 mg iv.gtt q.d.（d1-2）+ 甲氧氯普胺 10 mg i.m. q.d.（d1）。

3. 抗过敏　地塞米松 7.5 mg p.o. b.i.d.（d0）。

4. 护胃　奥美拉唑 20 mg p.o. q.d.（d0）+ 兰索拉唑 30 mg iv.gtt q.d.（d1-4）。

5. 保肝　多烯磷脂酰胆碱 930 mg iv.gtt q.d.（d1-4）。

6. 控制血糖　另自备格列吡嗪控释片 5 mg p.o. q.d.，控制血糖。

【药师记录】

入院第1天：建立患者档案，询问病史；根据患者自身情况和既往化疗经历，拟行多西他赛化疗，患者需提前口服地塞米松抗过敏，奥美拉唑护胃。

入院第2天：行多西他赛化疗。辅助用药：格拉司琼和甲氧氯普胺止吐、兰索拉唑护胃、多烯磷脂酰胆碱保肝。做好化疗宣教和药学监护。

入院第3天：注意监测多西他赛过敏的不良反应和患者的血糖控制情况。

入院第4天：患者目前已完成静脉化疗，未见明显骨髓抑制，肝肾功能正常，现情况稳定，予以出院。21 d进行评估和下1周期化疗。

（二）案例分析

【抗肿瘤治疗】

根据《NCCN临床实践指南：胃癌（2017.V2）》，晚期复发的胃癌患者行晚期姑息治疗较最佳治疗明显改善患者生存率和生活质量，系统治疗的方案有多种联合用药或单药方案。但该患者高龄，*HER2*基因阴性，骨髓功能差，且既往多线化疗，现进展。因此，考虑患者既往化疗方案和整体耐受力差的情况，给予多西他赛单药治疗，剂量根据上1周期化疗反应，按最低剂量75 mg/m^{2}标准给予。

临床药师观点：符合姑息化疗适应证，方案选择合理，用法用量正确。

【止吐治疗】

根据《NCCN临床实践指南：止吐（2017.V2）》和中国抗癌协会癌症康复与姑息治疗专业委员会《肿瘤治疗相关呕吐防治指南（2014版）》，多西他赛为低度催吐危险（呕吐发生率达10%～30%）指南推荐采用地塞米松/甲氧氯普胺，或丙氯拉嗪±劳拉西泮±H$_2$受体拮抗剂或质子泵抑制剂预防。考虑患者女性，无饮酒史，既往化疗有呕吐史，耐受较差，因此考虑给予5-HT$_3$受体拮抗剂格拉司琼联合甲氧氯普胺预防，以保证患者后续治疗的依从性。

临床药师观点：格拉司琼为一种强效、高选择性的5-HT$_3$受体拮抗剂，予患者预防低致吐药物多西他赛可能引起的恶心呕吐，甲氧氯普胺可在观察到患者有恶心状态时再予以联合治疗，不建议两药联合预防。

（三）药学监护要点

（1）预防过敏反应和体液潴留：多西他赛易导致过敏反应和体液潴留，因此患者在接受多西他赛治疗期前均需口服地塞米松。

（2）多西他赛治疗时易发生体液潴留，注意治疗期间和治疗后,患者是否出现水肿等现象,每天称体重,以免忽视隐性水肿,如短时间内体重增加3 kg或以上需采取利尿和糖皮质激素等干预。

（3）监测多西他赛可能导致外周神经毒性反应,如手脚套样感觉丧失、肢端麻木等现象。

（4）兰索拉唑建议在多西他赛前半小时输注。

（5）患者由于入院时食欲减少,化疗后食欲仍不佳,易导致电解质紊乱,出院后应定期查电解质,如钾过低给予口服补钾;适当补充食物营养。

（6）患者既往治疗出现骨髓抑制,此次虽为给予单药多西他赛治疗,但考虑患者耐受差,因此出院后需监测血常规,在治疗后的5～14 d建议检测两次。

（7）患者为老年人,肝肾功能本处于耐受差状态,此次多西他赛治疗可引起转氨酶和胆红素等升高,治疗前后注意检测肝肾功能。

（8）化疗期间监测血糖控制情况。

案例五

（一）案例回顾
【主诉】

胃癌术后2月余。

【现病史】

患者,男,65岁。于2015年3月中旬体检发现CEA升高,胃镜检查见胃底贲门黏膜糜烂,活检病理示:腺癌,CT检查提示胃周及后腹膜淋巴结肿大,遂于2015年4月20行全胃切除术,术后病理提示:全胃溃疡型低分化腺癌,部分黏液腺癌(约10％),浸润胃壁浆膜层,脉管内见癌栓,神经束见癌侵犯,淋巴结13/40,c-Met(80％),HER2(＋＋＋)。术后患者出现伤口部位局部感染,抗感染治疗后好转。今来院就诊,门诊以胃癌收入院。患者自患病以来,精神状态良好,体重下降约10 kg,饮食正常,大、小便正常,睡眠无异常。

【既往史】

高血压5年,最高血压150/90 mmHg,服药后血压控制良好(厄贝沙坦片)。

【家族史、社会史、过敏史】

无。

【体格检查】

T: 36.5℃; P: 70次/min; R: 18次/min; BP: 130/80 mmHg。

皮肤无黄染,巩膜无黄染,无颈静脉怒张,无血管蜘蛛痣,双肺未闻及干湿啰音,心律齐,心界无门压痛及跳痛,无肌卫,墨菲征阴性,腹部叩诊鼓音,移动性浊音阴性,肠鸣音正常,双下肢无水肿。

【实验室检查及其他辅助检查】

1. 实验室检查

(1) 血常规: WBC 10.1×10^9/L(↑), RBC 4.41×10^{12}/L, Hb 134 g/L, PLT 560×10^9/L(↑), BASO 0.12×10^9/L(↑),其余指标正常。

(2) 生化检查: GLO 33 g/L(↑)(20 ~ 30), UA 7.6 mmol/L(↑)(2.14 ~ 7.14), Na^+ 146 mmol/L(↑),其余指标正常。

(3) 凝血功能: D-dimer 760 μg/L(↑)。

(4) 肿瘤标志物: CA125 79.2/mL(↑), CEA 28.7 μg/L(↑), CA153 12.13 U/mL。

2. 其他辅助检查　心电图示窦性心律。

【诊断】

(1) 全胃切除术后。

(2) 贲门癌、低分化腺癌, pT4aN3M0, ECOG评分0分。

(3) 高血压2级。

【用药记录】

1. 抗肿瘤　曲妥珠单抗600 mg iv.gtt(d1) + 奥沙利铂200 mg

iv.gtt（d1）＋替吉奥 60 mg p.o. b.i.d.（d1–14），每21 d为1个周期。

2. 止吐　盐酸帕洛诺司琼 0.25 mg iv.gtt q.d.（d1）＋地塞米松 5 mg iv.gtt q.d.（d1–4）＋奥氮平 5 mg p.o. q.n.（d2–4）。

3. 护胃　兰索拉唑 30 mg iv.gtt q.d.（d1–4）。

4. 保肝　多烯磷脂酰胆碱 930 mg iv.gtt q.d.（d1–4）。

5. 促胃动力，增进食欲　醋酸甲羟孕酮 0.25 g p.o. q.n.（d0–5）＋多潘立酮 10 mg p.o. t.i.d.（d0–5）。

6. 解痉止痛　消旋山莨菪碱 10 mg i.m. stat. ＋吗啡 5 mg i.m. stat.（d2）。

7. 通便　乳果糖口服液 20 mL p.o. q.d.（d2–4）。

【药师记录】

入院第1天：建立患者档案，询问病史；患者食欲较差，给予口服醋酸甲羟孕酮和多潘立酮。

入院第2天：行多曲妥珠单抗＋SOX方案化疗，辅助用药：帕洛诺司琼和地塞米松止吐、兰索拉唑护胃、多烯磷脂酰胆碱保肝。做好化疗宣教和药学监护。

入院第3天：患者出现腹部绞痛，使用消旋山莨菪碱和吗啡解痉止痛，增加奥氮平止吐，乳果糖通便。

入院第4天：监测血常规和肝肾功能。

入院第5天：患者目前已完成静脉化疗，未见明显骨髓抑制，肝肾功能正常，现情况稳定，予以出院。17 d后进行评估和下一周期化疗。

（二）案例分析

【抗肿瘤治疗】

《NCCN临床实践指南：胃癌（2017.V2）》和《日本胃癌治疗指南（2014.V4）》均推荐对接受过D2淋巴结清扫术的患者进行术后化疗，与单独手术相比，术后进行辅助化疗的3年生存率、无进展生存期和复发率均有改善趋势。NCCN推荐的一线术后化疗方案为卡培他滨＋奥沙利铂/顺铂，而日本指南推荐的方案为奥沙利铂＋S-1/卡培他滨。所有指南均推荐根据HER2的表达状况和患者体力状况、合并症制订化疗方案，HER2阳性者可采用分子靶向药曲妥珠单抗和其他化疗方案联合。本病例患者为老年男性，D2根治术后，HER2过表达，ECOG评分0分，肝肾功能正常，无明显化疗禁忌证，根据相关指南选择了比较适合中国胃癌患者的曲妥珠单抗＋SOX方案。

临床药师观点：符合术后辅助化疗指征，方案选择合理，用法用量正确，但因患者合并高血压，应考虑曲妥珠单抗的心脏毒性，注意监测心功能和血压的控制情况。

【止吐治疗】

根据《NCCN临床实践指南：止吐（2017.V2）》和中国抗癌协会癌症康复与姑息治疗专业委员会《肿瘤治疗相关呕吐防治指南（2014版）》，曲妥珠单抗和替吉奥（主要有效成分替加氟）有低度催吐危险（呕吐发生率达10%～30%），奥沙利铂有中度催吐危险（呕吐发生率达30%～90%），应针对级别较高的奥沙利铂制订止吐方案，指南推荐采用5-HT$_3$受体拮抗剂＋地塞米松为基础的方案预防。本病例首先使用了帕洛诺司琼＋地塞米松进行预防，首日化疗结束后患者出现腹部绞痛，使用了吗啡止痛，考虑到吗啡的催吐危险，又加用了奥氮平止吐，以保证患者后续治疗的依从性。

临床药师观点：抗肿瘤治疗和止痛治疗均可能引起恶心呕吐反应，一旦发生将降低患者的生活质量和对于治疗的依从性，并可能造成代谢紊乱、营养失调、体重减轻，增加患者对治疗的恐惧感，严重时不得不终止抗肿瘤治疗。因此，应根据疾病治疗期间的方案变化，制订个体化止吐方案，积极、合理地预防和处理肿瘤治疗相关的恶心呕吐。

【癌症相关厌食/恶病质治疗】

超过半数的肿瘤患者会有食欲减退、体重下降等癌症相关厌食/恶病质系统症状，造成营养不足，影响生活质量和抗肿瘤治疗耐受，需进行积极干预。对于厌食的治疗，《NCCN临床实践指南：姑息治疗(2018.V1)》和CSCO肿瘤营养治疗专家委员会《恶性肿瘤患者的营养治疗专家共识(2012版)》均推荐糖皮质激素和醋酸甲地孕酮用来增加食欲。作为同类药物,醋酸甲羟孕酮和醋酸甲地孕酮同样具有增加食欲的功效,根据医院药品供应情况,选择使用醋酸甲羟孕酮,剂量正确,符合指南推荐,且有临床证据。

临床药师观点：在我国,使用醋酸甲羟孕酮增加食欲属于超说明书用药,应做好知情同意和患者的解释工作；此外,止吐方案中的地塞米松同样有增加食欲的作用,为避免重复用药,在使用地塞米松期间可以停止使用醋酸甲羟孕酮。

(三) 药学监护要点

(1) 曲妥珠单抗可能引起输注反应,造成皮疹；替吉奥也可能引起皮肤过敏反应,监测有无皮肤过敏,及时对症处理。

(2) 曲妥珠单抗会导致亚临床和临床心力衰竭,在给予曲妥珠单抗治疗前及治疗过程中需对左心室功能进行评估。在临床显著的左心室功能下降患者中,应停止曲妥珠单抗治疗。

(3) 注意监测曲妥珠单抗其他的常见不良反应：中性粒细胞减少症、腹泻、乏力、贫血、口腔炎、体重减轻、上呼吸道感染、发热、血小板减少症、黏膜炎症、鼻咽炎和味觉障碍等。

(4) 因患者全胃切除,铁吸收降低,应注意贫血,加强微量元素的补充。

(5) 嘱咐患者出院后注意休息,注意监测血压,避免着凉感冒。

(6) 做好奥氮平和醋酸甲羟孕酮的超说明书用药管理。

第四节 案例评述

一、临床药学监护要点

1. **抗肿瘤治疗** 化疗原则：① 按胃癌诊疗相关指南，根据胃癌侵犯深度，区域淋巴结受累范围，以及是否伴有远处转移，决定是否需要进行化疗，以及进行化疗的方式；② 化疗方案应根据体力状况、合并症、毒性反应和肿瘤基因突变情况来选择；③ 首选以氟尿嘧啶类为基础的两药联合方案，具有良好ECOG评分和经定期评估可耐受毒性的患者可考虑三联方案，而一般状况较差，不耐受联合化疗者可考虑单药治疗；④ 可以根据禁忌证、药物可及性和临床实践合理改变化疗方案；⑤ 化疗过程中应定期评估疗效、远期并发症和耐受性；⑥ 药物的互换性：如卡培他滨、S-1作为可口服的5-FU类衍生物，可与静脉滴注5-FU互换，若患者胃肠道条件允许，选择可口服给药的5-FU类药物，疗效类似，还避免了静脉化疗的一系列并发症，如感染和溃疡等，并且化疗过程中产生的不良反应也更轻微，提高了患者的依从性；另外，顺铂和奥沙利铂也可互换，两者疗效相同，奥沙利铂的肾毒性相对较小，而周围神经毒性比顺铂稍严重。

2. **化疗方案的选择** ① 早期胃癌术后辅助化疗：术后病理结果证实淋巴结阳性，推荐化疗方案是铂类联合卡培他滨，或S-1单药；病理残留（R1）和肉眼残留（R2）者，推荐行氟尿嘧啶或紫杉醇类为基础的同步放化疗。② 术前新辅助化疗：ECF、PF、ECF改良方案、XELOX、SP和SOX等方案。③ 进展期胃癌的术后辅助化疗：卡培他滨联合铂类（1类证据）或S-1单药（1类证据）。④ 不可手术切除胃癌的同步放化疗：化疗方案可选卡铂＋紫杉醇（1类证据）、铂类＋氟尿嘧啶类（1类证据）、紫杉醇＋氟尿嘧啶类（2B类证据）、卡培他滨（2B类证据）、S-1（2B类证据）、5-FU（1类证据）。⑤ 晚期转移性胃癌的姑息化疗：HER2阳性者，首选曲妥珠单抗联合氟尿嘧啶/卡培他滨（1类证据），其次是联合其他化疗方案，HER2阴性患者，首选顺铂＋氟尿嘧啶类（1类证据），其次是奥沙利铂或紫杉醇类＋氟尿嘧啶类（2类证据），体力状况好且肿瘤负荷较大者可考虑3药方案。甲磺酸阿帕替尼为我国研发的口服小分子抗血管生成药，可作为三线及三线以上的治疗方案。

3. 个体化给药

（1）肿瘤敏感性：原癌基因 *HER2* 的表达状态是曲妥珠单抗治疗的明确疗效预测因素，中国胃癌患者的HER2的阳性率为12%～13%，对于HER2阳性患者的化疗首选以曲妥珠单抗为基础的联合方案。切除修复交叉互补组1（excision repair cross-complimentation group 1，ERCC1）是识别并切除修复"DNA-铂"复合物的限速酶，*ERCC1* 表达水平与铂类药物的疗效呈负相关，*ERCC1* mRNA呈低表达水平者敏感。

（2）药物代谢酶：85%的5-FU经二氢嘧啶脱氢酶（dihydropyrimidine dehydrogenase, DPYD）代谢灭活，DPYD酶活性低下的结肠癌和胃癌患者应用5-FU、卡培他滨或替加氟后出现体内5-FU蓄积，引起严重黏膜炎、粒细胞减少症、神经系统症状甚至死亡，携带 *DPYD×2A* 等位基因的患者应慎用5-FU、卡培他滨和替加氟，或降低用药剂量。

（3）患者机体状况：患者的营养状态和活动能力是进行化疗的基础，化疗前必须进行相关的评估，确保化疗能够有效进行。对于需要治疗但肝肾功能不全的患者，同样应进行评估，暂停化疗或根据药物的药动学特点调整方案。

总之,肿瘤的治疗效果一方面与肿瘤细胞对药物的敏感性和药物在肿瘤组织的有效浓度有关,另一方面也与患者的营养、活动能力和重要脏器功能等因素密切相关。因此在胃癌的治疗中,必须综合考虑药物、肿瘤和机体3者的相互关系,一般原则与个体化治疗相结合,方能给患者带来最大的获益。

二、预处理与支持治疗

(1)水化预处理:为预防顺铂的肾毒性,在顺铂使用前和使用当日应进行水化利尿,一般是从化疗前1 d补液2 000 mL,当天补液3 000 ~ 3 500 mL,同时使用呋塞米等进行利尿。

(2)抗过敏:紫杉醇和多西他赛使用前需进行抗过敏处理,给药前1 d口服地塞米松10 ~ 20 mg,紫杉醇用药半小时前还需口服或肌肉注射苯海拉明50 mg和静脉注射西咪替丁300 mg。

(3)止吐:化疗药物和患者自身状况均可影响化疗所致恶心呕吐的发生,在肿瘤开始治疗前,应充分评估呕吐发生风险,制订个体化的防治方案。常用的胃癌化疗药物中,顺铂和表柔比星有高度催吐风险,奥沙利铂和伊立替康有中度催吐风险,氟尿嘧啶类和曲妥珠单抗有低度催吐风险。$5-HT_3$受体拮抗剂联合地塞米松是预防多日化疗所致恶心呕吐的标准治疗;高度催吐或延迟性恶心呕吐风险高得多日化疗方案,可考虑加入NK-1受体拮抗剂阿瑞匹坦。若止吐方案无效,应考虑更换止吐方案,比如在治疗方案中加入苯二氮䓬类、奥氮平或者用甲氧氯普胺代替$5-HT_3$受体拮抗剂。

(4)其他支持治疗:包括对发生疼痛的癌症患者进行适当的镇痛治疗,对因化疗发生骨髓抑制的患者进行骨髓功能恢复等。

三、化疗方案执行

由于肿瘤治疗的特殊性,化疗药物配制,给药方法、时间和顺序等都会影响到治疗效果和毒性反应,还需要预防化疗药的外渗,因此在进行药学监护时也需要对化疗方案的执行进行密切关注。

(1)药物配制:要注意光照、溶媒种类和容量对药物稳定性和毒性的影响,如顺铂需要避光,奥沙利铂需用250~500 mL葡萄糖注射液溶解,曲妥珠单抗需用250 mL氯化钠注射液溶解,多西他赛的浓度应小于0.74 mg/mL。

(2)输注时间:为了减小化疗药物的不良反应,大部分化疗药物要求输注较长时间,如奥沙利铂应静脉滴注2~6 h,紫杉醇应静脉滴注大于3 h,多西他赛静脉滴注1 h,伊立替康静脉滴注30~90 min。

(3)给药顺序:给药顺序不同,可影响临床抗肿瘤疗效或不良反应,甚至导致治疗失败,因此要注意联合用药方案中的给药顺序。PF方案先顺铂,后氟尿嘧啶,含亚叶酸钙的方案,亚叶酸钙需在氟尿嘧啶之前给药;DCF方案,多西他赛最先,然后顺铂,最后氟尿嘧啶。

(4)化疗药外渗的预防与处理:化疗药发生外渗极易引起局部组织损伤,具体的预防措施包括选择恰当的插管位置、使用有弹性的导管和注意冲管等;一旦发生外渗应立即停止滴注,并尽量从静脉处以空针回抽渗漏于皮下的药液后拔出针头,然后采取局部封闭、药物拮抗和冰袋冷敷等措施处理。

四、常见用药错误归纳与要点

(一)化疗方案选择不合理

(1)完全照搬指南:指南虽然具有较强的循证依据,但不同人种对化疗药物的敏感性不同,且药物的可及性不同,切忌完全照搬国外指南,而不考虑国内实际临床经验。

(2)未注意患者基础疾病:肿瘤患者常伴随多种基础疾病,若未注意到患者自身特殊状况,则会影响化疗效果。如老年人多伴随心血管疾病,应避免使用含表柔比星的方案。

(二)止吐方案选择不规范

(1)低催吐化疗选择5-HT$_3$受体拮抗剂止吐:低催吐化疗选择地塞米松或甲氧氯普胺即可,若既往化疗过程中发生过呕吐,则可以提高预防的强度。

(2)5-HT$_3$受体拮抗剂使用时间过长:帕洛诺司琼因半衰期较长,化疗当日使用1次,其他大部分5-HT$_3$受体拮抗剂使用1～3 d即可。

(三)化疗药使用方法不当

(1)化疗药配制溶媒的种类及体积:对于溶媒的选择及体积要严格按说明书配制,避免影响药物的稳定性和安全性。

(2)用药顺序错误:主要是执行医嘱中违反联合化疗方案的给药顺序原则。

(四)药物相互作用未关注

多种化疗药经肝药酶CYP3A4代谢,若同时使用肝药酶抑制剂,易发生相互作用。多西他赛被CYP3A4代谢,同时使用止吐药阿瑞匹坦,则可能使多西他赛代谢减慢,因蓄积发生不良反应。同时使用地塞米松和阿瑞匹坦的止吐方案,地塞米松应进行减量。

第五节　规范化药学监护路径

由于胃癌病情隐匿,早期筛查开展较少,胃癌确诊时大部分病例已属进展期,无法单纯手术,化疗成为综合治疗的重要手段之一。在胃癌的化疗中,临床药师应通过提供全程化的药学监护,确保正确、合理地使用抗肿瘤药物,尽可能减少不良反应,使每位患者得到个性化治疗。现参照胃癌临床路径的标准与流程,建立胃癌化疗的CPC(表5-2),以指导临床药师对胃癌的化疗开展有序的药学服务工作。

表5-2　胃癌药学监护路径

适用对象:第一诊断为胃癌(ICD-10: C16伴Z51.1)

□行术前化疗　　□辅助化疗　　□姑息化疗

患者姓名:＿＿＿＿　　性别:＿＿＿＿　　年龄:＿＿＿＿

门诊号:＿＿＿＿　　住院号:＿＿＿＿

住院日期:＿＿＿年＿＿＿月＿＿＿日

出院日期:＿＿＿年＿＿＿月＿＿＿日

标准住院日:6 ～ 9 d

时间	住院第1～2天	住院第2～5天	住院第5～8天	住院第6～9天
主要诊疗工作	□ 药学问诊(附录1)	□ 参与化疗方案讨论 □ 化疗宣教 □ 药历书写(附录2)	□ 药学评估(附录3) □ 病情观察 □ 不良反应监护	□化疗后评估 □出院带药指导 □完成药历书写

（续表）

时间	住院 第1～2天	住院 第2～5天	住院 第5～8天	住院 第6～9天
重点监护内容	□ 一般患者信息 □既往手术或化疗情况 □体力状况评估	□ 化疗方案评估 □ 预处理措施评估：碱化、水化、抗过敏等 □ 止吐方案评估 □ 保肝、抑酸、营养镇痛等支持治疗 □ 输液化疗药物的正确配置、给药顺序、给药时间，以及防药液渗漏宣教 □ 化疗前宣教：告知患者药物知识和不良反应预防 **治疗风险和矛盾** □ 骨髓造血功能 □ 肝肾功能 □ 出、凝血风险 □ 心功能 □ 外周神经功能 □ 过敏体质 □ 胃肠功能 □ 其他	□ 化疗后宣教：药物作用及频率，化疗前宣教复查 □ 饮食、活动指导 □ 止吐效果评估 □ 体格检查，评估有无化疗相关不良反应及严重程度	□ 出院前检查指标评估：骨髓造血、肝肾功能等 □ 服药方法 □ 出院后可能出现的不良反应识别与处理 □ 下次化疗时间
病情变异记录	□无 □有,原因: 1. 2.	□无 □有,原因: 1. 2.	□无 □有,原因: 1. 2.	□无 □有,原因: 1. 2.
药师签名				

徐德铎　刘彦儒

第六章

原发性肝癌

第一节　疾病基础知识

【病因和发病机制】

原发性肝癌是目前我国第4位的常见恶性肿瘤及第3位的肿瘤致死病因，严重威胁我国人民的生命和健康。原发性肝癌主要包括肝细胞癌（hepatocellular carcinoma, HCC）、肝内胆管癌（intrahepatic cholangiocarcinoma, ICC）和HCC-ICC混合型3种不同病理类型，3者在发病机制、生物学行为、组织学形态、治疗方法及预后等方面差异较大，其中肝细胞癌占85%～90%，因此本章"原发性肝癌"指肝细胞癌。

1. 病因　在我国，慢性病毒性肝炎是原发性肝癌的最主要病因，原发性肝癌患者中约1/3有慢性肝炎病史。研究发现，导致肝癌的病毒性肝炎为乙型（hepatitis B virus, HBV）和丙型（hepatitis C virus, HCV）病毒性肝炎。流行病学调查发现我国肝癌患者HbsAg阳性率可达90%，5%～8%抗HCV抗体阳性。除此之外，肝癌的其他高危因素包括长期酗酒、非酒精脂肪性肝炎、食用被黄曲霉毒素污染食物、各种原因引起的肝硬化及有肝癌家族史等，尤其是年龄40岁以上的男性风险更大。

2. 发病机制　原发性肝癌是在环境和遗传多种因素的作用下，多基因的突变和异常累积而引发的，包括基因组的不稳定性，细胞信号传递途径的异常，细胞周期、凋亡和衰老调节的异常，肿瘤新生血管的形成等。

【诊断要点】

1. 临床表现　原发性肝癌发病隐匿,无特异性临床表现。主要临床表现包括肝区疼痛、肝大、黄疸、肝硬化征象及全身性表现,如进行性消瘦、发热、食欲缺乏、乏力、营养不良和恶病质等。

2. 实验室检查与其他辅助检查

(1)实验室检查:

1)血清学分子标记物:AFP、AFP异质体、α-L-岩藻苷酶、异常凝血酶原等。

2)病理学诊断:包括病理组织学和细胞学检查。

(2)其他辅助检查:超声、CT、MRI、DSA及PET-CT等检查。

【治疗】

1. 治疗原则　外科治疗是肝癌患者获得长期生存最重要的手段,但对于大多数中晚期肝癌,如何提高疗效对于各个国家来说都是难题。肝癌的治疗手段相对较多,除了手术、放疗、介入等常规治疗外,还包括局部治疗手段及分子靶向药物等。肝癌的治疗应强调综合治疗以提高疗效和防止复发,治疗中要注意保护肝脏功能,并重视患者的生活质量。合理治疗方法的选择需要有高级别循证依据支持,也需要同时考虑地区和经济水平差异。

2. 治疗方法

(1)手术治疗:肝癌的外科治疗是肝癌患者获得长期生存最重要的手段,主要包括肝切除术和肝移植术。

(2)非手术治疗:包括局部消融治疗、肝动脉灌注化疗栓塞(transcatheter arterial chemoembolization,TACE)、放射治疗等。

(3)全身治疗:包括分子靶向药物、系统化疗和免疫治疗等。

(4)支持治疗:包括抗病毒治疗及其他保肝治疗、晚期肝癌患者的积极镇痛、纠正贫血、纠正低白蛋白血症、加强营养支持等。

第二节 主要化疗方案

因单药有效率较低,毒副反应明显,系统化疗较少用于肝癌治疗,且迄今尚无标准化疗药物或方案。目前用于晚期肝癌治疗的系统化疗方案主要为含奥沙利铂的FOLFOX4方案。

原发性肝癌主要化疗方案见表6-1。

表6-1 原发性肝癌主要化疗方案

分类	方案与疗程		使用药物	剂量	使用时间
系统化疗[①]	FOLFOX4方案(14 d)		奥沙利铂	85 mg/m^2	d1
			亚叶酸钙	200 mg/m^2	d1-2
			氟尿嘧啶	400 mg/m^2	d1-2
				600 mg/m^2,持续静脉滴注22 h	d2
TACE[②]	栓塞剂+化疗药物	栓塞剂	碘油±标准化明胶海绵颗粒/微球/聚乙烯醇颗粒	碘油一般5～20 mL,不超过30 mL	d1
		化疗药物	蒽环类、铂类、丝裂霉素、氟尿嘧啶等	按肿瘤大小及血供情况确定用量	d1

（续表）

分类	方案与疗程		使用药物	剂量	使用时间
门静脉置管化疗③			丝裂霉素	5～10 mg	术中术或术后

注：① 系统化疗用于治疗不适合手术切除或局部治疗的局部晚期和转移性肝癌，疗程尚无指南推荐。② TACE目前被公认为肝癌非手术治疗的常用方法之一，疗程依据CT和（或）MRI动态增强扫描检查评价肝脏肿瘤的存活情况确定。术中化疗药物方案尚无指南推荐。③ 门静脉置管化疗用于原发性肝癌伴门静脉癌栓的治疗，因效果不佳，目前已少用于临床。

第三节 经典案例

案例一

（一）案例回顾

【主诉】

复发性肝癌术后行1次经皮肝穿刺微波凝固治疗（percutaneous microwave coagulation therapy, PMCT）后4年余, MRI检查发现肝内肿瘤再发病灶1周。

【现病史】

患者, 女, 49岁。因原发性肝癌于2003年6月3日于医院行右肝肿瘤切除术＋胆囊切除术。2年后, 因原发性肝癌术后复发再次入院行肝左叶肿瘤切除术。2010年6月, 患者因复发性肝癌术后再次复发, 入院行PMCT治疗。1周前, 患者行上腹部MRI检查示肝左叶多发占位伴门静脉左支癌栓。现患者来院进一步诊治, 由门诊以"原发性肝癌术后复发"收入院。

【既往史】

肝炎史: 乙肝病史近20年, 未行抗病毒治疗。

【家族史、社会史、过敏史】

无。

【体格检查】

T: 36.5℃; P: 82次/min; R: 22次/min; BP: 116/72 mmHg。

腹平坦, 未见肠型和胃肠蠕动波, 腹壁无静脉曲张。上腹部剑突下一"人"字形陈旧性手术瘢痕,长约40 cm,愈合好。腹软,无压痛、反跳痛,肝脏未触及,脾肋下未触及,胆囊已切除。腹部叩诊呈鼓音,肝区无叩击痛,无移动性浊音。

【实验室检查及其他辅助检查】

1. 实验室检查

(1) 血常规:WBC 2.56×10^9/ L($\downarrow$),RBC 3.51×10^{12}/L($\downarrow$),NEUT% 52.4%,Hb 100.0 g/L($\downarrow$),PLT 104×10^9/L($\downarrow$)。

(2) 肝肾功能:TBIL 11.9 μmol/L,DBIL 6.6 μmol/L,TBA 5.3 μmol/L,ALB 32.6 g/L($\downarrow$),ALT 26 U/L,AST 73 U/L($\uparrow$),GGT 215 U/L($\uparrow$),Cr 86 μmol/L。

(3) 凝血功能:PT 12.0 s,APTT 18.2 s,INR1.00。

(4) 乙肝五项:HBsAg(+),HBsAb(−),HBeAg(−),HBeAb(+),HBcAb(+)。

(5) 病毒定量检查:HBV-DNA < 500 IU/mL,HCV-RNA < 1.000E + 003。

(6) 肿瘤标志物:AFP > 1 210 μg/L($\uparrow$),CA199 15.9 U/mL,CA125 21.4 U/mL

(7) 血糖:FPG 14.3 mmol/L($\uparrow$) HbA1c 10.81%($\uparrow$)。

(8) 尿、粪常规:正常。

2. 其他辅助检查 胃镜示食管静脉曲张(中下段 轻度)、充血渗出性胃炎(胃窦轻度)。

【诊断】

复发性肝癌术后再发;肝炎后肝硬化;慢性乙型肝炎;右肾小囊肿。

【用药记录】

1. 降血糖 重组人胰岛素注射液(重和林R)6 IU s.c. t.i.d. (a.c.)(d2–14); 精蛋白重组人胰岛素针(重和林N)6 IU s.c. q.d. (d2–14)。

2. 保肝 异甘草酸镁注射液150 mg + 重组人胰岛素注射液

8 IU + 氯化钾注射液1 g + 维生素C注射液2 g + 维生素B_6注射液0.2 g + 10% GS 500 mL iv.gtt q.d.(d4–14);注射用还原型谷胱甘肽 + 5% GS 250 mL 2.7 g iv.gtt q.d.(d4–14);注射用丁二磺酸腺苷蛋氨酸1 g + 0.9% NS 100 mL iv.gtt q.d.(d7–14)。

3. 营养 复方氨基酸注射液(15–HBC)250 mL + 注射用丙氨酰谷氨酰胺10 g iv.gtt q.d.(d4–15)。

4. 抑酸 注射用兰索拉唑30 mg + 0.9% NS 100 mL iv.gtt b.i.d.(d4–5)。

5. 止吐 盐酸托烷司琼注射液5 mg + 乳酸钠林格注射液500 mL iv.gtt(d4);甲氧氯普胺注射液10 mg i.m.(d5)。

6. 助消化 多潘立酮片10 mg p.o.(d5)。

7. 抗感染 注射用头孢呋辛钠1.5 g + 0.9% NS 100 mL iv.gtt (d4)。

8. 镇痛 盐酸哌替啶注射液50 mg i.m.(d4)。

9. 退热 吲哚美辛栓33 mg 纳肛(d6–7)。

10. 纠正低蛋白血症 20%人血白蛋白100 mL iv.gtt(d7–9)。

11. 利尿 注射用呋塞米10 mg i.v.(d7–9);螺内酯片40 mg p.o. t.i.d.(d7–14);呋塞米片20 mg p.o. b.i.d.(d9–14)。

12. 补钾 氯化钾缓释片1 g p.o. t.i.d.(d9–14)。

13. 免疫调节 注射用胸腺五肽10 mg s.c. q.d.(d7)。

14. 抗肿瘤 吡柔比星20 mg,羟喜树碱15 mg(TACE术中用药)。

15. 其他 碘油7 mL,缓释微球1/5支,吸收性明胶海绵颗粒 1/5瓶(TACE术中用药)。

【药师记录】

入院第2天:查FPG与HbA1c均偏高,予皮下注射胰岛素,将围术期血糖控制在7.8 ～ 10.0 mmol/L。

入院第4天:在局麻下行TACE术,由右股动脉穿刺插管至腹腔动脉造影,超选至肝左动脉注入碘油7 mL,吡柔比星20 mg,羟喜树碱15 mg,缓释微球1/5支,明胶海绵颗粒1/5瓶。术后禁食水6 h,补液支持;术后静卧24 h,局部腹股沟穿刺处沙袋压迫6 h,注意观察穿刺部位有无渗血及同侧足背动脉搏动情况。予头孢呋辛预防感染,予异甘草酸镁、谷胱甘肽保肝,兰索拉唑抑酸、托烷司琼止吐。患者于22：10时诉肝区疼痛,疼痛VAS评分6分,予哌替啶50 mg止痛。

入院第5天:腹胀、纳差,呕吐数次,予甲氧氯普胺止吐。

入院第7天:体温最高38.2℃,腹胀、腹痛,无恶心、呕吐。巩膜轻度黄染、腹稍膨隆,腹软;腹腔B超示下腹部积液。复查化验示TBIL升高(TBIL 47.2 μmol/L),ALB偏低(ALB 29.4 g/L)。予吲哚美辛栓退热,丁二磺酸腺苷甲硫氨酸退黄;予螺内酯利尿,20%人血白蛋白纠正低蛋白血症,ALB后静推呋塞米促排腹水,并限制液体入量。

入院第9天:24 h尿量偏少(尿量1 100 mL),复查化验示血钾偏低(K^+ 2.86 mmol/L),ALB升高(ALB 36.9 g/L)。停用20%人血白蛋白,加用呋塞米片利尿,口服氯化钾缓释片补钾。

入院第11天:腹胀、腹痛症状较前缓解。复查HBV-DNA 3.58E+003 IU/mL,予恩替卡韦抗病毒治疗。

入院第14天:患者病情稳定,腹水减退,完成TACE治疗,办理出院。

出院带药:螺内酯片40 mg p.o. t.i.d.。

(二) 案例分析

【抗肿瘤治疗】

患者为肝癌复发,多发占位伴门静脉左支癌栓,无手术指征。肝肿瘤富血供,肝肾功能尚可,凝血功能正常,无严重食管静脉曲张,可行TACE治疗。术中注入栓塞剂碘化油7 mL,药物缓释微球1/5支,明胶海绵颗粒1/5瓶;肿瘤药吡柔比星20 mg,羟喜树碱15 mg。栓塞可引起肿瘤组织缺血、坏死,化疗药物则可直接杀伤肿瘤细胞。目前对于TACE化疗药物的选择,尚未达成共识。常用的化疗药物有蒽环类药物(多柔比星、表柔比星等)、顺铂、丝裂霉素等。从目前证据来看,TACE术起主要作用的是栓塞。对于是否需要采用化疗药物及何种化疗药物方案能更有效地改善肝癌患者预后还需要进一步的探索。

临床药师观点:该患者符合TACE适应证,排除TACE禁忌证,按肿瘤大小及血供情况确定栓塞剂和化疗药物用量。

【TACE术后腹水治疗】

患者为肝炎后肝硬化,ACB偏低。TACE造成肝功能受损,ACB进一步下降,产生腹水。根据《AASLD成人肝硬化腹水治疗指南(2012年修订版)》《EASL肝硬化腹水、自发性细菌性腹膜炎、肝肾综合征临床实践指南(2010)》《肝硬化腹水及相关并发症的诊疗指南(2017)》等,肝硬化腹水一线治疗为合理限盐及应用利尿药物[螺内酯和(或)呋塞米]。推荐首选醛固酮拮抗剂(螺内酯100 mg/d),若疗效不佳,可阶梯式每3～5 d增加1次剂量(递增40 mg)或联合呋塞米。人血白蛋白通过提高血浆胶体渗透压,降低门静脉压力,可有效阻止腹水进一步产生。目前研究发现,补充人血白蛋白对改善肝硬化腹水患者预后及提高利尿药物的治疗效果都十分重要。该患者以螺内酯片利尿,并予以静脉滴注人血白蛋白后静推呋塞米,效果不佳,加用呋塞米片。

临床药师观点:① 患者经两天的腹水治疗后血钾下降,此时不宜加用呋塞米片,可考虑加大螺内酯用量,并积极补钾;② 利尿剂首选上午1次顿服,分次服药可能增加夜尿量,影响患者睡眠,降低依从性。用药期间临床药师应密切关注血清Cr、Na^+、K^+浓度,注意维持电解质平衡及营养支持。

【TACE术后HBV再激活治疗】

患者术前为小三阳、HBV-DNA阴性,术后第7天检测HBV-DNA3.58E + 003 IU/mL,考虑为TACE造成的HBV再激活。HBV再激活的机制尚不明确,对于接受TACE治疗的患者,目前认为免疫抑制是HBV再激活的主要因素,而化疗药物则对HBV复制具有直接促进作用,进而增加HBV再激活的风险。HBV的激活可导致不同程度的肝功能损害,进而影响患者预后,严重者可导致肝衰竭死亡。《原发性肝癌诊疗规范(2017)》等指南推荐:对于HBV-DNA阳性的HBV相关性肝癌患者,在综合治疗方案基础上,均应给予抗HBV治疗。恩替卡韦是强效、低耐药的核苷类抗病毒药物,不良反应较少,可首选用于HBV相关性肝细胞癌患者的抗病毒治疗。

临床药师观点:① 指南推荐在治疗前即开始应用抗病毒药物,并在整个治疗过程中注意监测患者HBV-DNA的变化情况。抗病毒治疗应贯穿肝癌治疗的全过程。② 患者诉服用恩替卡韦后精神紧张,入睡困难。药师建议其将服药时间由晚上改为上午。患者更改服药时间后失眠情况好转。

(三)药学监护要点

(1)围术期注意监测肝肾功能、HBV-DNA、凝血功能、电解质、液体出入量、胃肠道出血、血尿和黑便等症状的发生。

(2)注意监测肝硬化腹水患者的肾功能,尽量避免使用肾毒性药物(如非甾体抗炎药及氨基糖苷类抗菌药)等,以减小出现急性肾衰竭、低钠血症、利尿剂抵抗等风险。

(3)复方氨基酸注射液应缓慢静脉滴注,避免过敏反应。

(4)告知患者口服药物的用法及注意事项:恩替卡韦1片/次0.5 mg q.d.,空腹服用(餐前或餐后至少2 h);螺内酯片于早晨进食时或餐后服药;多潘立酮片1片/次 t.i.d.,饭前15～30 min服用;氯化钾缓释片应吞服,不得咬碎,对口服片剂出现胃肠道反应者可改用口服溶液,稀释于冷开水或饮料中内服。

(5)嘱患者少食多餐,高蛋白、高维生素饮食。

案例二

(一)案例回顾

【主诉】

原发性肝癌术后复发。

【现病史】

患者,男,65岁。3年前因原发性肝癌于入院行右肝肿瘤切除术。术后患者定期复查,2个月前于医院复查肝脏CT,提示肝癌术后复发伴门脉癌栓,40 d前于东方肝胆外科医院行TACE术,由右股动脉穿刺插管至腹腔动脉、肠系膜上动脉造影,超选肝右动脉注入碘油13 mL,吡柔比星20 mg,羟喜树碱15 mg,栓塞微球1/4支,肝内碘油聚集良好,插管治疗顺利。现患者来东方肝胆外科医院进一步诊治,由门诊以"原发性肝癌术后复发"收入院。

【既往史】

乙肝病史20余年,患者于2008年12月开始服用阿德福韦酯,规律服用,HBV-DNA < 500 IU/mL,病毒无变异。两周前开始服用索拉菲尼。

【家族史、社会史、过敏史】

无。

【体格检查】

T: 37.0℃; P: 75次/min; R: 22次/min; BP: 123/67 mmHg。

腹平坦,未见肠型和胃肠蠕动波,腹壁无静脉曲张。腹软,无压痛、反跳痛,肝脏未触及,脾肋下未触及,胆囊未触及,莫菲氏征阴性。腹部叩诊呈鼓音。肝区无叩击痛,无移动性浊音。

【实验室检查及其他辅助检查】

1. 实验室检查

(1)血常规: WBC 3.98×10^9/L, RBC 4.33×10^{12}/L, NEUT% 67.5%, Hb 134.0 g/L, PLT 107×10^9/L(↓)。

(2)肝肾功能: TBIL 10.5 μmol/L、DBIL 4.2 μmol/L、TBA 4.3 μmol/L、ALB 34.6 g/L(↓)、ALT 27 U/L、AST 63 U/L(↑)、GGT 226 U/L(↑)、Cr 64 μmol/L。

(3)凝血功能: PT 11.6 s, APTT 25.1 s, INR 0.97, TT 17.6 s, FIB 3.52 g/L。

(4)乙肝五项: HBsAg(+), HBsAb(-), HBeAg(-),

HBeAb(+),HBcAb(+)。

（5）病毒定量检查：HBV-DNA < 500 IU/mL，HCV-RNA < 1.000E + 003 IU/mL。

（6）肿瘤标志物：AFP > 1210 μg/L(↑)。

2. 其他辅助检查　胃镜示胃角溃疡(S2期)。

【诊断】

（1）原发性肝癌术后再发。

（2）肝炎后肝硬化。

（3）慢性乙型肝炎。

（4）2型糖尿病。

【用药记录】

1. 抗病毒　阿德福韦酯胶囊 100 mg p.o. q.d.(d1-12)。

2. 保肝　双环醇片 50 mg p.o. t.i.d.(d2-5)；异甘草酸镁注射液 150 mg + 10 % GS 250 mL iv.gtt q.d.(d5-12)；注射用还原型谷胱甘肽 2.7 g + 门冬氨酸鸟氨酸注射液 5 g + 10 % GS 250 mL iv.gtt q.d.(d5-12)；乙酰半胱氨酸注射液 8 g + 10 % GS 250 mL iv.gtt q.d.(d5-8)。

3. 营养支持　复方氨基酸注射液(15-HBC)250 mL + 注射用丙氨酰谷氨酰胺 10 g iv.gtt q.d.(d5-9)。

4. 抑酸　注射用泮托拉唑 40 mg + 0.9 % NS 100 mL iv.gtt q.d.(d5-7)。

5. 止吐　盐酸托烷司琼注射液 5 mg + 0.9 % NS 100 mL iv.gtt q.d.(d4)。

6. 改善微循环　前列地尔注射液 20 μg + 0.9 % NS 100 mL iv.gtt q.d.(d7-8)。

7. 止痛　盐酸哌替啶注射液 50 mg i.m.(d5)，盐酸吗啡注射液 10 mg s.c.(d6)。

8. 退热　吲哚美辛栓 33 mg 纳肛 p.r.n.(d6、d8-10)。

9. 止泻　盐酸洛哌丁胺胶囊 4 mg q.d.(d2-12)。

10. 抗肿瘤　索拉菲尼 0.4 g p.o. b.i.d.；吡柔比星 20 mg，羟喜树碱 15 mg（TACE 术中用药）。

11. 电解质　浓氯化钠注射液 40 mL + 0.9% NS 100 mL iv.gtt b.i.d.（d7）。

12. 免疫调节　注射用胸腺法新 1.6 mg s.c.（d5、d9）。

13. 升 PLT　注射用重组人白介素-11 1.5 mg s.c.（d10）。

14. 纠正低蛋白血症　20% 人血白蛋白 100 mL（d10）。

15. 其他　碘油 13 mL，栓塞微球 1/4 支（d5）（TACE 术中用药）。

【药师记录】

入院第 2 天：服用索拉菲尼两周，出现手掌、足底部发红及疼痛，予尿素软膏涂抹患处；近日腹泻水样便，予盐酸洛哌丁胺胶囊止泻，予双环醇片保肝治疗。

入院第 5 天：在局麻下行 TACE 术。由右股动脉穿刺插管至腹腔动脉造影，超选至肝右动脉注入碘油 13 mL，吡柔比星 20 mg，羟喜树碱 15 mg，缓释微球 1/4 支。术后禁食水 6 h，补液支持；术后静卧 24 h，局部腹股沟穿刺处沙袋压迫 6 h，注意观察穿刺部位有无渗血及同侧足背动脉搏动情况。予谷胱甘肽、门冬氨酸鸟氨酸、异甘草酸镁、乙酰半胱氨酸等保肝，泮托拉唑抑酸，托烷司琼止吐。

入院第 6 天：主诉肝区疼痛，NRS 评分 6 分，予盐酸吗啡注射液 10 mg（s.c.）30 min 后 NRS 评分为 2 分。14:00 时 T: 38.7℃，予吲哚美辛栓退热。

入院第 7 天：复查化验示血象升高、ALT 升高（540 U/L）、Cr 升高（Cr 187 μmol/L），予前列地尔改善肾脏微循环和肾血流量，保肝治疗同前。

入院第 8 天：14:00 时体温 38.3℃，予吲哚美辛栓退热。

入院第 10 天：复查化验示 WBC 和 NEUT % 下降至正常，PLT 偏低（PLT 58×10^9/L），ALB 偏低（ALB 28.2 g/L）。予注射用重

组人白介素-11升PLT，予20%人血白蛋白纠正低蛋白血症。20：50时T：38.4℃，予吲哚美辛栓退热。

入院第12天：患者体温正常，病情稳定，肾功能好转，办理出院。

（二）案例分析

【抗肿瘤治疗】

TACE治疗在引起肿瘤缺血、缺氧，导致肿瘤坏死的同时，也引起血管内皮生长因子及血小板源性生长因子的过表达，导致肿瘤微血管的再生，从而降低了TACE的治疗效果。索拉非尼是目前国内唯一获得批准治疗晚期肝癌的分子靶向药物，它可通过抑制血小板衍生生长因子受体（platelet derived growth factor receptor, VEGFR）和血管内皮细胞生长因子受体（vascular endothelial growth factor receptor, PDGFR）而阻断肿瘤新生血管的形成，间接抑制肿瘤细胞的生长，理论上与TACE治疗产生了互补，加强TACE疗效，延缓肿瘤进展。目前关于TACE与索拉非尼联合的最佳方式及时机尚不明确，有报道认为两者联合时间越早疗效越好且索拉非尼连续治疗。

临床药师观点：该患者符合TACE适应证，排除TACE禁忌证，联合索拉非尼治疗合理。须加强对患者服用索拉非尼不良反应的监护。

【保肝治疗】

TACE术后发生急性肝功能损害，对患者进行保肝治疗有助于肝功能的恢复，避免发生肝功能衰竭。当前临床应用的保肝药物种类较多，包括：① 抗炎类药物。甘草酸制剂对炎症通路，广泛抑制各种病因介导的相关炎症反应，减轻肝脏的病理学损害，改善受损的肝细胞功能；代表药物有异甘草酸镁注射液、甘草酸二胺肠溶胶囊等，该类药物具有较强的抗炎作用，疗效强，副作用少，可以作为首选的基本护肝药物。② 磷脂类药物。多磷脂酰胆碱可以促进肝细胞膜再生、协调磷脂和细胞膜功能、降低脂肪浸润。与抗炎类药物联合使用有助于发挥协调效应。③ 解毒类药物。通过提供巯基或葡糖醛酸,增强解毒功能,如谷胱甘肽、水飞蓟素等。④ 利胆类药物。腺苷甲硫氨酸作为甲基提供的前体,有助于防止胆汁淤积。熊去氧胆酸可增加胆汁分泌,促进胆汁排泄。上述两种药物可作为防治术后高胆红素血症的首选。不同抗炎护肝药物的联合应用有可能起到更理想的抗炎、护肝效果。

临床药师观点:合理的护肝治疗应针对不同类型的肝损伤选择不同药理作用的药物,避免重复用药。此处治疗用药有3点不妥:① 患者术前肝功能正常,无服用双环醇片指征;② 乙酰半胱氨酸为还原性谷胱甘肽的前体,两者药理作用相同,择一使用即可;③ 保肝药物同时使用应不超过2～3种,否则会加重肝脏负担。

【TACE术后升PLT治疗】

患者40 d前行第1次TACE治疗已造成一定程度的PLT减少(PLT 107×10^9/L),主要原因是肝硬化门脉高压导致脾功能亢进,其次TACE治疗中的化疗药物会直接引起骨髓抑制。多次TACE会加重肝硬化,间接加重脾功能亢进,促使PLT进一步下降。患者此次TACE术后第5天复查PLT为58×10^9/L,为PLT II度减少,予注射用重组人白介素-11(rhIL-11)升PLT。rhIL-11主要通过肾脏排泄,对肾功能受损患者须减量使用。该患者因TACE治疗导致Cr升高(Cr 187 μmol/L),计算Ccr为31 mL/min。rhIL-11减小剂量,以25 μg/kg给药,予rhIL-11 1.5 mg s.c.。

临床药师观点:对于伴有血细胞下降的肝癌患者,抗癌药物骨髓抑制作用及对肝功能的损伤会进一步促进PLT的下降,因此应注意控制或减少化疗药物的剂量。该患者有使用rhIL-11升PLT指征,但仅使用1次,且后续未再监测PLT值。rhIL-11个疗程一般为7～10 d,使用期间应定期检查血象,在PLT升至100×10^9/L时及时停药。

(三)药学监护要点

(1)索拉非尼为分子靶向药物,不良反应较多,需加强对患者药物不良反应的监护,并对患者进行详尽的用药教育。对患者目前出现的不良反应的建议:针对手足综合征,建议穿软底鞋,穿棉袜或垫软垫以防止足部受压;不宜长时间站立;可将硫酸镁溶于温水中,浸泡皮肤患处;使用含尿素软膏或乳液抹在脚上。针对腹泻可口服洛哌丁胺对症治疗,同时应适当地补水和补充电解质。若腹泻症状未好转或加重,应及时就医。患者出院后须定期监测心功能、凝血功能、肝肾功能和血压;若出现皮疹、水疱、腹泻、腹部疼痛、皮下出血、便血、血压升高、皮肤苍白、心肌梗死等症状需及时就医。

(2)对患者进行抗病毒药物的用药教育:阿德福韦酯胶囊每天1次,每次10 mg,须按时按量服用,勿自行停药。其主要不良反应为肾功能损伤、骨质疏松和骨软化症,嘱其定期监测肾功能和血清磷。如果出现血磷降低、腰酸腿痛、行走障碍、四肢无力、骨痛、骨折等症状,请及时就医。

(3)注射用泮托拉唑溶解和稀释后必须在4 h内用完,禁止用其他溶剂或其他药物溶解和稀释。

(4)前列地尔稀释后2 h内必须使用,残留液不能再用。

案例三

(一)案例回顾

【主诉】

原发性肝癌行PMCT术后2月余,MRI检查发现肝内肿瘤活动病灶1周。

【现病史】

患者,男,61岁。因原发性肝癌于2个月前在局麻下行B超引导下PMCT术。手术经过顺利,术后恢复良好。患者此次至东方肝胆外科医院复查肝脏MRI示:肝癌微波治疗后,病灶活动,肝硬化伴多发硬化结节,肝大。门诊以"原发性肝癌"再次收治入院。

【既往史】

肝炎史：乙肝病史8年余，口服阿德福韦酯片抗病毒治疗，规律服用，无病毒变异。

【社会史、家族史、过敏史】

弟弟及父亲因肝癌去世。无药物、食物过敏史。

【体格检查】

T：37.0℃；P：80次/min；R：18次/min；BP：109/73 mmHg。

腹软，无压痛、反跳痛，肝脏未触及，脾肋下未触及，胆囊未触及，莫菲氏征阴性。腹部叩诊呈鼓音，肝区无叩击痛，无移动性浊音。

【实验室检查及其他辅助检查】

1. 实验室检查

（1）血常规：WBC 4.57×10^9/L，RBC 4.53×10^{12}/L，NEUT% 72.9%，Hb 134 g/L，PLT 83×10^9/L（↓）。

（2）肝肾功能：TBIL 10.6 μmol/L、DBIL 4.9 μmol/L、TBA 22.0 μmol/L（↑）、ALB 39.9 g/L、ALT 42 U/L、AST 42 U/L（↑）、GGT 86 U/L（↑）、ALP 113 U/L；Cr 62 μmol/L。

（3）乙肝五项：HBsAg（＋），HBsAb（－），HBeAg（－），HBeAb（＋），HBcAb（＋）。

（4）病毒定量检测：HBV-DNA ＜ 500 IU/mL，HCV-RNA ＜ 1.000E + 003 IU/mL。

（5）肿瘤标志物：AFP ＞ 1210 μg/L（↑），CA199 9.1 U/mL，CA125 24.8 U/mL。

（6）凝血功能：PT 12.6 s，APTT 31 s，INR 1.05，TT 17.2 s（↑），FIB 2.79 g/L。

（7）尿常规、大便：正常。

2. 其他辅助检查　胃镜示食管下段静脉曲张（轻度）。

【诊断】

（1）原发性肝癌行PMCT术后。

（2）肝炎后肝硬化。

（3）慢性乙型肝炎。

【用药记录】

1. 抗病毒　阿德福韦酯片10 mg p.o. q.d.（d1-36）。

2. 保肝　异甘草酸镁注射液150 mg + 10% GS 500 mL iv.gtt q.d.（d4-15）；注射用还原型谷胱甘肽2.7 g + 氯化钾1 g + 生物合成人胰岛素注射液（诺和灵R）8 IU + 5% GS 250 mL iv.gtt q.d.（d4-33）；多烯磷脂酰胆碱注射液930 mg + 10% GS 250 mL iv.gtt q.d.（d5-28）；注射用丁二磺酸腺苷蛋氨酸1 000 mg + 10% GS 500 mL iv.gtt q.d.（d5-29）；注射用促肝细胞生长素120 μg + 10% GS 250 mL iv.gtt q.d.（d14-22）；熊去氧胆酸胶囊250 mg p.o. b.i.d.（d22-36）。

3. 止血　维生素K₁注射液10 mg i.m. q.d.（d4-5、17-31）；氨甲环酸注射液0.5 g + 酚磺乙胺注射液1.5 g + 5% GS 500 mL iv.gtt q.d.（d4-5、d27）；尖吻蝮蛇血凝酶2 U i.v.（d5）。

4. 抗感染　头孢呋辛钠注射液1.5 g + 0.9% NS 100 mL iv.gtt b.i.d.（d4-6）；注射用哌拉西林钠他唑巴坦钠4.5 g + 0.9% NS 100 mL iv.gtt 1/8 h（d11-15）；注射用亚胺培南西司他丁钠1 g + 0.9% NS 100 mL iv.gtt 1/8 h（d16-25）；乳酸环丙沙星氯化钠注射液200 mg iv.gtt b.i.d.（d27-32）；左氧氟沙星片400 mg p.o. q.d.（d25-27）。

5. 营养支持　复方氨基酸注射液（15-HBC）250 mL + 注射用丙氨酰谷氨酰胺10 g（d4-24）iv. gtt q.d.；注射用12种复合维生素（卫美佳）1支 + 氯化钾注射液1 g + 5%葡萄糖氯化糖注射液500 mL iv.gtt q.d.（d5-15）。

6. 止痛　盐酸哌替啶注射液50 mg i.m.（d4）；吗啡注射液10 mg s.c.（d5、d7、d8、d14）；芬太尼透皮贴剂4.2 mg透皮给药（d8、d11、d14）。

7. 利尿　注射用呋塞米10 mg i.v.（输入人血白蛋白后使用）

q.d.(d7-30)；螺内酯片 80 mg p.o. q.d.(d9-30)；氢氯噻嗪片 25 mg p.o. b.i.d.(d13-21)。

8. 抑酸　注射用泮托拉唑钠 40 mg + 0.9% NS 100 mL iv.gtt q.d.(d4-6、d27-32)，法莫替丁片 20 mg p.o. b.i.d.(d27-36)，泮托拉唑肠溶片 40 mg p.o. q.d.(d33-36)。

9. 改善微循环　前列地尔注射液 20 μg + 0.9% NS 100 mL iv.gtt q.d.(d6-10)。

10. 解痉　消旋山莨菪碱注射液 10 mg i.m. q.d.(d17)。

11. 调节菌群　双歧杆菌三联活菌肠溶胶囊 420 mg p.o. b.i.d.(d23-36)。

12. 促消化　胰酶肠溶胶囊 300 mg p.o. t.i.d.(d21-36)。

13. 纠正低蛋白血症　20% 人血白蛋白 500 mL iv.gtt。

【药师记录】

入院第 2 天：胃镜检查示食管下段静脉轻度曲张，无手术禁忌，可择期手术。

入院第 4 天：在全麻下行中肝叶肿瘤切除术，术中出血约 600 mL，输液 2 300 mL，输红细胞悬液 400 mL、血浆 400 mL，术中尿量 400 mL。予头孢呋辛预防感染，维生素 K_1、氨甲环酸、酚磺乙胺止血；异甘草酸镁、还原型谷胱甘肽保肝，阿德福韦酯抗病毒，补充维生素 C 及维生素 B_6，予复方氨基酸(15-HBC)、丙氨酰谷氨酰胺营养支持。患者诉伤口疼痛，疼痛 VAS 评分 6 分，予肌内注射哌替啶镇痛，疼痛缓解，30 min 后评分为 2 分。

入院第 5 天：复查化验示血象升高(WBC 15.52×10^9/L、NEUT % 89.8%)，ALT 升高(ALT 1 138 U/L)，TBIL 升高(TBIL 31.3 μmolL)，增予多烯磷脂酰胆碱保肝，丁二磺酸腺苷蛋氨酸退黄，乌司他丁改善炎症反应。患者诉伤口疼痛，疼痛 VAS 评分 7 分，予皮下注射吗啡镇痛，疼痛缓解，30 min 后评分为 2 分。

入院第 7 天：复查化验示 ALB 偏低(ALB 30.8 g/L)，予 20% 人血白蛋白纠正低蛋白血症，停用头孢呋辛。患者诉伤口疼痛，疼痛VAS评分6分,予皮下注射吗啡镇痛,疼痛缓解,30 min后评分为2分。

入院第8天:患者诉伤口疼痛,VAS评分6分,予芬太尼透皮贴剂镇痛,疼痛未缓解,1 h后予以皮下注射吗啡,30 min后评分为1分,10 h后评分为2分。

入院第9天:最高体温38.2℃,超声检查示膈下积液、双侧胸腔积液,复查血K$^+$偏低(K$^+$ 3.14 mmol/L),予螺内酯片利尿,20%人血白蛋白静滴后注射呋塞米促排胸腹水,予氯化钾缓释片口服补钾。

入院第11天:今晨4时突发寒战、高热,最高体温至39.4℃。为缓解患者膈下积液及发热症状,在局麻下行右侧膈下积液穿刺置管引流术,引流出淡血性腹液280 mL。查腹液TBIL 48.7 μmol/L,考虑为胆漏。行血培养及腹液细菌培养,予甲硝唑冲洗腹腔。予吲哚美辛栓退热,哌拉西林他唑巴坦抗感染,增予氢氯噻嗪片利尿。患者诉伤口疼痛,疼痛VAS评分6分,予芬太尼透皮贴剂镇痛,疼痛缓解,10 h后评分为3分。

入院第12天:为了解患者胸腔积液性状及缓解发热症状,在局麻下行胸腔积液穿刺置管引流术,引流淡血性液体600 mL。

入院第14天:最高体温39.1℃,右上腹部剧烈胀痛,腹水量增多(1 800 mL),PT时间延长(PT 19.8 s)。血象持续升高,血培养、腹液培养未有细菌生长。VAS评分8分,予芬太尼透皮贴剂镇痛,并予以皮下注射吗啡,30 min后评分为2分,10 h后评分为2分。继续予注射用哌拉西林钠他唑巴坦钠抗感染,予促肝细胞生长素保肝,补充维生素K$_1$,输血浆400 mL,改善凝血功能,预防出血。

入院第16天:最高体温38.5℃,右上腹部剧烈胀痛,腹肌紧张,上腹部有压痛,膈下积液WBC显著升高(WBC 3.6×10^9/L),计算中性粒细胞数为2.1×10^9/L,诊断为腹膜炎。反复穿刺积液并送检常规、生化及细菌培养。停哌拉西林钠他唑巴坦钠,予亚胺培南西司他丁钠抗感染,予消旋山莨菪碱缓解肌肉紧张。静脉补液量维持在2 000 ～ 2 500 mL,纠正水、电解质平衡紊乱。

入院第22天:最高体温至36.8℃,上腹部疼痛好转,仍有间歇性疼痛。查体:巩膜轻度黄染,腹软,上腹部轻压痛、无反跳痛。血象下降,PT改善。予熊去氧胆酸胶囊利胆,胰酶肠溶胶囊促消化,双歧杆菌三联活菌肠溶胶囊调节菌群,停血浆输注。

入院第25天:体温最高36.0℃,血象正常,腹腔感染症状明显好转。停用亚胺培南西司他丁,予左氧氟沙星片抗感染。

入院第27天:体温最高38.3℃,排血便1次(约150 g),Hb下降(Hb 90.0 g/L),OB(++++),胃镜检查:胃窦多发溃疡(A1期),考虑为应激性溃疡导致的消化道出血。予法莫替丁、泮托拉唑抑酸,酚磺乙胺、氨甲环酸、维生素K_1止血。停用左氧氟沙星,予环丙沙星抗感染。

入院第32天:体温正常,血象正常,大便正常,Hb稳定(Hb 98 g/L),停用环丙沙星。

入院第36天:病情稳定,切口愈合佳,腹腔感染好转,凝血功能逐渐恢复,办理出院。

出院带药:泮托拉唑肠溶片40 mg p.o. b.i.d.。

(二)案例分析
【术后镇痛治疗】

患者术后主诉伤口疼痛,对其进行疼痛评分,为中至重度疼痛,予阿片类药物哌替啶镇痛。随后患者AUT升高,ALB降低,发生肝功能不全。哌替啶主要经肝脏代谢,在肝功能受损时其转化为去甲哌替啶受损,去甲哌替啶清除明显延长,毒性风险明显增加,应避免使用。吗啡主要经葡糖醛酸结合反应代谢,可用于轻中度肝功能不全者,并应减少剂量或增加用药间隔。患者入院第14天,经检查肝功能进一步受损(ALB 33.5 g/L,PT 19.8 s,TBIL 54.5 μmol/L),产生大量腹水,肝功能Child-Pugh分级为C级。腹水为亲水性阿片类药物提供了一个水库,会进一步延迟药物的清除,因而应避免使用吗啡。芬太尼在肝脏中被代谢为无活性的产物,虽然肝功能下降会延迟其清除,但其药代动力学与正常人相比无显著变化,任何程度的肝功能不全患者均可安全使用,无须调整剂量。

临床药师观点:① 不推荐哌替啶用于术后镇痛,其止痛强度仅为吗啡的1/10,代谢产物去甲哌替啶的清除半衰期长,且具有潜在神经毒性及肾毒性作用。② 芬太尼透皮贴剂不应用于急性痛和手术后疼痛的治疗,因为不能在短期内调整芬太尼的剂量,并且可能会导致严重的或威胁生命的通气不足。对肝功能不全患者,在可以确定给药间隔和剂量之前,建议按需给予即释、短效阿片类药物或使用镇痛泵缓解急性疼痛。

【腹腔感染的治疗】

患者于肝切除术后发生胆漏,且因肝功能不全产生腹腔积液,进而引发腹腔感染。后感染加重,发展为腹膜炎。腹腔感染致病菌主要为肠杆菌科细菌,且常混合厌氧菌。医院感染患者多属中、重度感染,致病菌多为耐药菌(如产ESBL的大肠埃希菌、肠球菌等),也常由非发酵菌引起(如铜绿假单胞菌、不动杆菌属、嗜麦芽窄食单胞菌等)。经验治疗可选用碳青霉烯类、哌拉西林钠他唑巴坦钠、氨基糖苷类。该患者多次行腹水培养均未见细菌生长,选用哌拉西林钠他唑巴坦钠经验性治疗,5 d后未见明显好转,改用亚胺培南西司他丁,治疗10 d后患者体温正常,血象下降,上腹部疼痛症状好转;停用亚胺培南西司他丁钠,予左氧氟沙星片抗感染,发生体温反复,改用环丙沙星治疗5 d后好转。

临床药师观点:① 我国大肠埃希菌对喹诺酮类药物耐药率较高,因而不推荐使用喹诺酮类药物用于医院获得性腹腔感染的经验性治疗;② 患者术后反复发热,腹部疼痛,消耗较大,且进食较少,营养状况差,建议予肠外营养支持,营养状况的改善对腹腔感染的治疗有积极的意义;③ 肝切除术后腹腔积液和胆漏易并发腹腔感染,建议预防性使用双歧杆菌三联活菌肠溶胶囊,调节肠道菌群,控制肠道菌群易位。

【上消化道出血治疗】

入院第27天患者排血便1次,Hb下降,胃镜检查示胃窦多发溃疡(A1期),为应激性溃疡(stress ulcer, SU)导致的上消化道出血。根据《应激性溃疡防治专家建议(2015)》,对于SU并发出血应迅速提高胃内pH($\geqslant 6$),可选质子泵抑制剂(proton pump inhibitor, PPI)或组胺-2-受体拮抗剂(histamine-2-receptor anta gonist, H2RA)抑酸治疗,首选PPI针剂。本病例予泮托拉唑、法莫替丁抑酸,维生素K_1、酚磺乙胺、氨甲环酸止血。治疗数日后患者大便正常,Hb升高,凝血功能逐渐恢复正常。出院带药泮托拉唑肠溶片,疗程为4周。

临床药师观点:① 患者术后肝功能不全,凝血功能障碍(PT 19.8),且发生严重腹腔感染,合并使用非甾体抗炎药,属应激性溃疡高危人群,建议预防性使用PPI,提高胃内pH。② 泮托拉唑抑制胃酸分泌作用强,时间长,不宜同时服用法莫替丁。可白天使用PPI,晚上加用法莫替丁,以加强夜间对胃液pH的控制。③ 患者使用吲哚美辛栓用于高热的对症治疗,相比口服非甾体抗炎药减少了对胃肠道的直接刺激。吲哚美辛由肝脏代谢,经肾脏排泄,对肝肾均有一定毒性。因而减小剂量(33 mg纳肛),以减轻其不良反应。④ 静脉止血类药物难以在消化道出血处达到有效治疗浓度,故一般不作为上消化道出血的一线药物使用,急性期使用氨甲环酸证据不充分。

(三) 药学监护要点

(1) 围术期注意监测肝肾功能、凝血功能、电解质、液体出入量、引流液性状及引流量、胃肠道出血、血尿和黑便等症状的发生和病情变化。

(2) 监护阿片类药物不良反应,常见不良反应为恶心、呕吐、便秘等,便秘为不可耐受的不良反应,必要时可服用乳果糖口服溶液或使用开塞露等对症治疗。

(3) 有腹水的患者不建议将芬太尼透皮贴剂贴于腹部;发热

患者需要控制体温升高。每剂更换时间为 48～72 h,除去贴剂后仍需观察 24 h。

（4）双歧杆菌三联活菌肠溶胶囊应避免与抗菌药物同服,向护士交代在静脉滴注抗菌药物至少前后 2 h 给予患者口服双歧杆菌三联活菌肠溶胶囊。

（5）告知患者口服药物的用法和注意事项:胰酶肠溶胶囊 1 次 300 mg,每餐之前半小时整粒吞服。法莫替丁片 1 次 1 片（20 mg）,晚餐后或睡前服用。泮托拉唑肠溶片每天 1 次,早餐前半小时服药。

（6）维生素 K_1 遇光快速分解,使用过程中应避光。且其可能引起严重不良反应如过敏性休克,甚至死亡。给药期间应对患者密切观察,一旦出现过敏症状,立即停药并进行对症治疗。

案例四

（一）案例回顾
【主诉】

发现肝癌 1 月余,内镜逆行胰胆管造影（endoscopic retrograde cholangiopancreatog, ERCP）术后半个月。

【现病史】

患者,女,58 岁。1 月余前无明显诱因出现"皮肤瘙痒",前往医院就诊,给予对症处理,症状无明确好转,查腹部 B 超:肝占位,建议进一步检查。1 个月前至东方肝胆外科医院就诊,门诊行肝脏增强 MRI 检查:中肝叶块状型肝癌伴右前叶子灶,肝门区胆管受压可能。因胆红素明显升高,排除禁忌证于半个月前行 ERCP 治疗,予留置鼻胆管引流（endoscopic nasobiliang drainage, ENBD）,现患者门诊检查提示胆红素明显下降,以"原发性肝癌"收入院。

【社会史、家族史、过敏史】

头孢菌素类过敏史。

【体格检查】

T: 36.5℃; P: 82次/min; R: 19次/min; BP: 115/78 mmHg。

全身皮肤黄染。腹软,无压痛、反跳痛,肝脏未触及,脾肋下未触及,胆囊未触及,莫菲氏征阴性。腹部叩诊呈鼓音,肝区无叩击痛,无移动性浊音。

【实验室检查及其他辅助检查】

1. 实验室检查

(1) 血常规: WBC 4.91×10^9/L, RBC 3.79×10^{12}/L, NEUT% 65.3%, Hb 113 g/L(↓), PLT 269×10^9/L。

(2) 肝肾功能: TBIL 103.1 μmol/L(↑)、DBIL 79.4 μmol/L(↑)、IBIL 37.6 μmol/L(↑)、TBA6.4 μmol/L、ALB 37.8 g/L(↓)、ALT 57 U/L(↑)、AST 83 U/L(↑)、GGT 86 U/L(↑)、ALP 113 U/L(↑)、Cr 72 μmol/L。

(3) 乙肝五项: HBsAg(-), HBsAb(-), HBeAg(-), HBeAb(-), HBcAb(+)。

(4) 病毒定量检测: HBV-DNA < 500 IU/mL, HCV-RNA < 1.000E + 003 IU/mL。

(5) 肿瘤标志物: AFP > 1210 μg/L(↑), CA199 94.7 U/mL(↑)。

(6) 凝血功能: PT 12.0 s, APTT 30.7 s, INR 1.00, TT 18.4 s(↑), FIB 3.92 g/L。

(7) 尿常规: U-Pro(-)、U-BIL(+)。

2. 其他辅助检查　无。

【诊断】

(1) 原发性肝癌(中)。

(2) 梗阻性黄疸。

【用药记录】

1. 保肝　注射用丁二磺酸腺苷蛋氨酸1 g + 0.9% NS 100 mL iv.gtt q.d.(d2~17); 注射用还原型谷胱甘肽1.8 g + 氯化钾注射液1 g + 生物合成人胰岛素注射液(诺和灵R)8 IU + 5% GS 500 mL iv.gtt

213

q.d.(d4-6)＋氯化钾注射液1 g＋生物合成人胰岛素注射液（诺和灵R）8 IU＋注射用门冬氨酸鸟氨酸10 g iv.gtt(d5-17)；10 % GS 500 mL；熊去氧胆酸胶囊250 mg p.o. b.i.d.(d9-17)。

2. 补液　羟乙基淀粉130/0.4氯化钠注射液500 mL iv.gtt q.d.(d4-5)。

3. 止血　注射用卡络磺钠160 mg＋5 % GS 100 mL iv.gtt q.d.(d4-5)；尖吻蝮蛇血凝酶2 U i.v.(d4-5)；酚磺乙胺2 g＋5 % 葡萄糖氯化钠注射液500 mL(d5)。

4. 抗感染　硫酸依替米星氯化钠注射液0.1 g iv.gtt b.i.d. (d4-5)。

5. 营养　复方氨基酸注射液(20AA)500 mL iv.gtt q.d.(d4-5)；六合氨基酸注射液250 mL iv.gtt b.i.d.(d5-10)。

6. 止痛　布洛芬缓释胶囊300 mg(d8、d10、d13)。

7. 抑酸　注射用泮托拉唑40 mg＋0.9 % NS 100 mL iv.gtt q.d.(d4-6)。

8. 止吐　注射用盐酸托烷司琼 5 mg i.v.(d4)；甲氧氯普胺注射液10 mg i.m.(d5)。

9. 抗肿瘤　消癌平注射液 40 mL＋5 % GS 250 mL iv.gtt q.d.(d5-17)。

10. 缓泻　乳果糖口服溶液30 mL p.o.(d3、d9、d10、d14-16)。

【药师记录】

入院第2天：查胆红素偏高（TBIL 103.1 μmol／L、DBIL 79.4 μmol/L），予丁二磺酸腺苷蛋氨酸改善肝内胆汁淤积。

入院第4天：在全麻下行中肝叶肿瘤切除＋胆囊切除术。术中出血约1 000 mL，输液2 500 mL，输红细胞悬液1 000 mL、血浆400 mL，术中尿量600 mL。以依替米星预防感染，卡络磺钠、尖吻蝮蛇血凝酶、酚磺乙胺止血，还原型谷胱甘肽、门冬氨酸鸟氨酸保肝，泮托拉唑抑酸，补充维生素C及维生素B₆，予复方氨基酸注射液(20AA)营养支持，羟乙基淀粉补液。

入院第5天：主诉恶心，予甲氧氯普胺肌肉注射。复查化验示Cr 101 μmol/L，停用依替米星。

入院第7天：胸闷气促，超声检查示肝前积液、膈下积液、双侧胸腔积液。在局麻下行膈下积液穿刺术，抽出陈旧性血性液体少量，并置管引流。伤口疼痛，NRS评分4分，予布洛芬缓释胶囊300 mg p.o.。疼痛缓解，1 h后NRS评分1分。患者进流质。

入院第8天：腹腔单腔管引流出100 mL淡血性液体，膈下穿刺引流管引流出120 mL暗血性腹液，考虑为肝脏创面出血。Hb偏低（Hb 88.0 g/L），予血浆200 mL、红细胞悬液400 mL。

入院第9天：伤口及腰部疼痛，NRS评分4分，予布洛芬缓释胶囊300 mg p.o.。疼痛缓解，1 h后NRS评分2分。胆红素升高（TBIL 123.1 μmol/L、DBIL 91.6 μmol/L），增予熊去氧胆酸胶囊利胆。

入院第17天：患者病情稳定，TBIL下降（TBIL 56.3 μmol/L），活动能力改善，办理出院。

出院带药：熊去氧胆酸胶囊250 mg p.o. b.i.d.。

（二）案例分析

【ENBD减黄后行手术治疗】

梗阻性黄疸所致的肝细胞损害，是造成患者术后出血、感染、肝肾综合征等合并症的主要因素，目前对于恶性梗阻性黄疸患者术前减黄的指征尚无统一标准，除TBIL水平之外，亦应综合考虑患者的全身状况和拟定的手术方式，包括患者的年龄、黄疸持续时间、凝血功能、营养状况、肿瘤的生长分期等。ENBD属外引流减黄方式，适合于多数恶性梗阻性黄疸患者，可观察引流胆汁的性状及数量。该患者为中肝叶块状型肝癌压迫肝门区胆管造成的梗阻性黄疸，行ENBD减黄可有效降低血清胆红素，改善术前肝功能。且可在术中指引探查胆管，术后起支持胆管、减压引流的作用，避免放置T管。患者经两周ENBD减黄治疗后，TBIL、DBIL有一定程度的下降，TBA、GGT、ALP明显下降，ALT正常，拟行中肝肿瘤切除术。

临床药师观点：患者术前行ENBD减黄成功，查无手术禁忌证，可择期行手术治疗。

【围术期预防应用抗菌药物】

根据《2015抗菌药物临床应用指导原则》，肝、胆系统及胰腺手术的可能污染菌主要为革兰阴性杆菌、厌氧菌（如脆弱拟杆菌），推荐预防应用的抗菌药物为第一、二代头孢菌素，或头霉素类。如果患者对β-内酰胺类抗菌药物过敏，可用克林素霉＋氨基糖苷类，或氨基糖苷类＋甲硝唑。该患者有头孢菌素类过敏史，选用氨基糖苷类药物依替米星预防感染。术后第1天，复查Cr升高（Cr 101 μmol/L），肾小球滤过率（glomerular filtration rate, GFR）68 mL/min，药师提醒医生停用肾毒性药物依替米星。

临床药师观点：梗阻性黄疸患者术后肾衰竭的发生率为8%～10%，黄疸患者发生肾功能障碍的几个因素包括外周血管阻力下降，肾血管阻力增加；肾血流分布的改变；胆汁酸、胆红素直接的肾毒性作用等。围术期预防肾功能障碍，应避免使用有肾毒性的药物，如氨基糖苷类抗生素、非甾体抗炎药（nonsteroidal anti-inflammatory drugs, NSAIDS）。因此对该患者，建议：① 选用氨曲南作为围术期预防用药；② 术后镇痛避免使用NSAIDs类药物，可以使用小剂的阿片类药物镇痛；③ 慎用羟乙基淀粉补液。

【黄疸患者的营养支持】

患者肝功能受损，术后宜选用兼具治疗/预防及营养支持作用的肝病适用型氨基酸，如复方氨基酸注射液（20AA），其支链氨基酸比例增加，肝功能受损患者使用更有利于纠正氨基酸比例的失衡，减少肌肉蛋白质分解，减轻肝脏的负担。六合氨基酸除3种支链氨基酸以外，再加上精氨酸、谷氨酸及门冬氨酸，加强去氨作用。此外，肝功能不全时，补充本类氨基酸有利于肝组织的修复和肝细胞的再生，降低血浆非蛋白氮和尿素氮的含量，保持氮的正平衡。患者术后第3天恢复饮食，尽快恢复饮食有助于保护肠道菌群功能,减少肠道菌群易位和肠源性感染的可能。

临床药师观点:① 患者为肝脏恶性肿瘤压迫肝门区胆管引起的梗阻性黄疸,半个月前行ENBD,因肠道内胆汁缺乏而出现厌食、腹胀等症状,影响营养素特别是脂类物质、脂溶性维生素、钙和磷的吸收;且由于胆道压力增高,合并肝功能损害,对糖、氨基酸、脂肪的代谢能力也有所降低。此次入院时体质量指数(body mass index, BMI)为18.2 kg/m²,近1月体重下降5%,食欲差,进食少,术前已存在营养风险,因此术前可给予一定的肠外营养补充,以纠正营养不足,增加糖原储备,有助于增加其对手术的耐受性,促进术后恢复。② 肠道胆盐的存在对正常肠黏膜屏障起重要作用。癌性梗阻性黄疸患者,由于胆汁缺乏,易致肠黏膜屏障功能受损。谷氨酰胺是人体内浓度最高的游离氨基酸,是肠黏膜上皮细胞,免疫细胞等快速增殖细胞的主要燃料,具有增强免疫功能、维持肠黏膜屏障功能的作用。因而建议术后予以补充丙氨酰谷氨酰胺。

(三) 药学监护要点

(1)围术期注意监测肝肾功能、凝血功能、电解质、液体出入量、引流液性状及引流量、胃肠道出血、血尿和黑便等症状的发生和病情变化。

(2)围术期须加强对黄疸患者肝肾功能、胃肠道功能、营养等方面的监护。

(3)六合氨基酸不加稀释或输注速度过快时可引起患者胸闷、恶心、呕吐,甚至引起呼吸、循环衰竭,表现比较严重,故输注速度宜慢。

(4)熊去氧胆酸胶囊早、晚各1粒,用少量水送服。

案例五

(一) 案例回顾

【主诉】

体检发现肝内占位8 d。

【现病史】

患者,男,67岁。8 d前查腹部B超示肝占位,查上腹部增强CT:左内叶及右前叶巨大占位,考虑原发性肝癌。现患者来院进一步诊治,由门诊以"原发性肝癌"收入院。

【既往史】

乙肝病史20年,患者于2013年1月开始服用拉米夫定片,此次入院查HBV−DNA 1.15E + 04 IU/mL。高血压病史10余年,未服药控制。

【社会史、家族史、过敏史】

无药物、食物过敏史。

【体格检查】

T: 37.0℃,P: 80次/min,R: 20次/min,BP: 163/87 mmHg。

腹软,无压痛、反跳痛,肝脏未触及,脾肋下未触及,胆囊未触及,莫菲氏征阴性。腹部叩诊呈鼓音,肝区无叩击痛,无移动性浊音。

【实验室检查及其他辅助检查】

1. 实验室检查

(1) 血常规: WBC 5.39×10^9/L; RBC 4.27×10^{12}/L; NEUT% 64.5%; Hb 118 g/L(↓); PLT 252×10^9/L。

(2) 肝肾功能: TBIL 11.0 μmol/L、TBA 11.3 μmol/L、ALB 34.4 g/L(↓)、ALT 103 U/L(↑)、AST 98 U/L(↑)、GGT 82 U/L(↑)、ALP 179 U/L(↑)、Cr 65 μmol/L。

(3) 乙肝五项: HBsAg(+), HBsAb(−), HBeAg(−), HBeAb(+),HBcAb(+)。

(4) 病毒定量检测: HBV−DNA 1.15E + 04 IU/mL(↑), HCV−RNA < 1.000E + 003 IU/mL。

(5) 肿瘤标志物: AFP 7.6 μg/L, CA199 32.8 U/mL, CA125 11.9 U/mL。

(6) 凝血功能: PT 9.9 s(↓),INR 0.82(↓),APTT 25.9 s,FIB

3.37 g/L。

（7）尿常规、大便：正常。

2. 其他辅助检查

（1）胃镜检查：反流性食管炎（轻度）、平坦糜烂性胃炎（胃窦轻度）。

（2）肺功能：轻度下降。

【诊断】

（1）原发性肝癌（中肝叶）。

（2）肝炎后肝硬化。

（3）慢性乙型肝炎。

（4）高血压。

【用药记录】

1. 降血压　苯磺酸氨氯地平片 5 mg p.o. q.d.（d3-8、15-20）。

2. 抗病毒　拉米夫定片 100 mg p.o. q.d.（d1-20），阿德福韦酯胶囊 10 mg p.o. q.d.（d1-20）。

3. 祛痰　盐酸氨溴索注射液 300 mg + 0.9% NS 100 mL iv.gtt b.i.d.（d9-20）；复方甘草口服溶液 10 mL p.o. t.i.d.（d12-20）。

4. 保肝　甘草酸二铵肠溶胶囊 150 mg p.o. t.i.d.（d2-8）；双环醇片 25 mg p.o. t.i.d.（d2-8）；注射用还原型谷胱甘肽 2 g + 重组人胰岛素注射液 8 IU + 氯化钾注射液 1.5 g + 维生素C注射液 2 g + 维生素B_6注射液 0.2 g + 10% GS 500 mL iv.gtt q.d.（d9-18）；注射用门冬氨酸鸟氨酸 5 g + 5% GS 250 mL iv.gtt q.d.（d9-18）；异甘草酸镁注射液 150 mg + 10% GS 500 mL iv.gtt q.d.（d9-18）。

5. 止血　注射用卡络磺钠 160 mg + 0.9% NS 100 mL iv.gtt（d9-10）；注射用尖吻蝮蛇血凝酶 2 U i.v.（d9）。

6. 抗感染　注射用盐酸头孢替安 2 g + 0.9% NS 100 mL iv.gtt b.i.d.（d9-11）；注射用头孢哌酮钠舒巴坦钠 3 g + 0.9% NS 100 mL iv.gtt 1/8 h（d12-15）；注射用亚胺培南酮他丁钠 1 g + 0.9% NS 100 mL iv.gtt 1/8 h（d16-20）。

7. 纠正低蛋白血症　25％人血白蛋白100 mL iv.gtt（d12–14）。

8. 营养支持　复方氨基酸注射液（15–HBC）250 mL＋注射用丙氨酰谷氨酰胺10 g iv.gtt q.d.（d9–11）。

9. 止痛　盐酸吗啡注射液10 mg s.c. q.d.（d9）。

10. 抑酸护胃　注射用兰索拉唑30 mg＋0.9％ NS 100 mL iv.gtt q.d.（d9–12）。

11. 退热　吲哚美辛栓33 mg 纳肛 q.d.（d12–14）。

12. 免疫调节　注射用胸腺五肽10 mg s.c.（d9、d12、d15、d18）。

【药师记录】

入院第2天：BP 163/87 mmHg，转氨酶偏高（ALT 103 U/L，AST 98 U/L），HBV–DNA 1.15E＋04 IU/mL。予苯磺酸氨氯地平片控制血压，予甘草酸二铵肠溶胶囊、双环醇片保肝治疗，加用阿德福韦酯抗病毒治疗。

入院第9天：转氨酶下降（ALT 42 U/L，AST 37 U/L），血压基本控制，于当日在全麻下行中肝叶肿瘤＋胆囊切除术。术中出血约800 mL，输细胞悬液600 mL、血浆200 mL，术中补液2 000 mL。术后予头孢替安预防感染，卡络磺钠、尖吻蝮蛇血凝酶止血，还原型谷胱甘肽、门冬氨酸鸟氨酸保肝，补充复方氨基酸和丙氨酰谷氨酰胺，氨溴索预防肺部感染，前列地尔改善微循环。患者诉伤口疼痛，VAS评分6分，予盐酸吗啡注射液10 mg镇痛，疼痛缓解，30 min后评分2分。术后尿量0 mL，18小时30分测中心静脉压（CVP）4，予乳酸钠林格注射液500 mL全速静脉滴注。夜间腹腔引流管引出650 mL暗红色血性液体，急查：Hb 103 g/L、RBC 3.85×10^{12}/L、HCT 33.2％、腹水 Hb 76.0 g/L。患者HR 150次/min，BP下降至70/40 mmHg，21时测CVP 4.5，予红细胞悬液800 mL，血浆200 mL全速静脉滴注，予羟乙基淀粉130/0.4氯化钠注射液500 mL iv.gtt，予间羟胺10 mg微泵输注。

患者查血气分析：pH7.32、PCO₂ 36 mmHg、PO₂ 230 mmHg、BE 7.0 mmol/L。23时50分测CVP 3.4，予红细胞悬液400 mL，血浆200 mL。

入院第10天：复查转氨酶升高（ALT 1 911 U/L）、PT延长（19.2 s），Cr升高（144 μmol/L），Hb仍偏低（99 g/L）。考虑肝功能受损与患者失血有关，且肾灌注不足，继续监测CVP，予输血及血浆支持治疗，保持出入量平衡。当日输注红细胞悬液400 mL，血浆200 mL，羟乙基淀粉130/0.4氯化钠500 mL，乳酸钠林格注射液500 mL。当日尿量3 080 mL。

入院第12天：体温最高38.2℃；患者感胸闷、气促；咳嗽、咳黄脓痰。胸部CT示：两肺纹理增多，右下肺炎可能，右侧胸腔积液。复查化验示：肝肾功能好转，ALB偏低，血象升高，予头孢哌酮舒巴坦抗感染，复方甘草口服溶液止咳，氨溴索去痰，25%人血白蛋白纠正低蛋白血症，螺内酯片、氢氯噻嗪片利尿。行痰培养。

入院第16天：最高体温38.0℃，血象升高（WBC 10.60×10⁹/L，NEUT% 85.1%），痰培养结果阴性，停头孢哌酮舒巴坦，改用亚胺培南西司他丁。

入院第20天：患者病情稳定，切口愈合佳，咳嗽咳痰减轻，办理出院。

（二）案例分析

【术前评估和准备】

肝切除手术创伤较大且手术时间较长，心肺等重要器官良好的功能是保障手术安全的关键。术前应详细了解患者是否存在心血管、呼吸、泌尿、消化、内分泌等系统的疾病病史，对患者的心、肺功能等进行评估，并详细了解患者用药史。该患者高血压病史10余年，未服药控制，入院测血压163/87 mmHg，予苯磺酸氨氯地平片5 mg p.o. q.d.控制血压。患者肝炎后肝硬化，存在慢性肝损害，术前ALT 103 U/L（>2×ULN），予甘草酸二铵肠溶胶囊、多烯磷脂酰胆碱保肝治疗。患者入院查HBV-DNA 1.15E + 04 IU/mL, 医生欲改用恩替卡韦抗病毒治疗, 临床药师建议加用阿德福韦酯或换用替诺福韦酯。1周后复查, ALT降至 42 U/L, 可择期手术。

临床药师观点: ①患者术前复查HBV-DNA 1.15E + 04 IU/mL, 在对患者进行药学问诊时首先应考察患者服用抗病毒药物的依从性, 在明确患者有良好服药依从性后, 可确定患者发生病毒学突破, 建议加用阿德福韦酯抗病毒治疗。因拉米夫定与恩替卡韦存在交叉耐药性, 不推荐恩替卡韦用于拉米夫定耐药患者的序贯治疗。② 患者患有高血压, 此次入院开始服用降压药物。在血压尚未稳定控制的情况下, 禁用甘草酸二铵肠溶胶囊, 建议选择非甘草酸类的保肝药物。

【术后液体管理】

患者术中出血较多, 术后无尿, 为肾灌注不足。术后早期(术后5 d内)须准确记录患者的液体出入量。根据患者的引流量、尿量和CVP补充液体, 维持液体出入量平衡。根据血气分析结果, Hb和乳酸等指标评估患者的内环境状态, 并做及时调整。适当使用利尿剂, 调控围术期的液体平衡。该患者为男性, 体重62 kg, 按照总液体入量30 ~ 50 mL/kg, 术后每日补液应在3 000 mL左右, 且患者术后出血较多, 须密切监测CVP, 根据患者CVP值调整补液量。Hb > 100 g/L不必输血, 失血 < 1 000 mL可用胶体晶体液补充血容量。适当补充一定的人工胶体溶液, 有助于维持有效循环容量, 控制过度炎症反应, 降低血管通透性。

临床药师观点: 对于已存在肾损害或具有肾损害风险的患者应慎用羟乙基淀粉130/0.4; 当用于失血治疗时, 须加强对患者肾功能的监护。

【肺部感染的治疗】

患者为老年男性, 术前有轻度肺功能下降, 术中肝门阻断时间较长, 出血较多, 存在术后发生肺部感染的危险因素。患者术后感胸闷、气促，咳黄色脓痰，肺部听诊及胸部CT检查支持肺部炎症。医院获得性肺炎初始治疗可选第三或四代头孢菌素、β 内酰胺类/酶抑制剂复合制剂、喹诺酮类、碳青霉烯类等。该患者予注射用头孢哌酮钠舒巴坦钠经验性治疗，效果不佳，改用亚胺培南西司他丁钠，治疗 5 d 后症状好转，予以出院。

临床药师观点：患者使用注射用头孢哌酮钠舒巴坦钠期间，应禁酒和禁用含乙醇的药物，以免发生双硫仑样反应。复方甘草口服溶液含甘草流浸膏和复方樟脑酊，应避免使用。

（三）药学监护要点

（1）围术期注意监测肝肾功能、凝血功能、电解质、液体出入量、引流液性状及引流量、胃肠道出血、血尿和黑便等症状的发生和病情变化。

（2）抗病毒药物用药教育：拉米夫定片每天1次，每次100 mg；阿德福韦酯胶囊每天1次，每次10 mg。按时按量服用，勿自行停药。拉米夫定治疗期间出现肌肉酸痛和肢端感觉障碍等周围神经病表现时，应至医院完善肌电图等检查，并酌情至相关专科就诊。阿德福韦酯胶囊主要不良反应为肾功能损伤、骨质疏松和骨软化症，嘱其定期监测肾功能和血清磷。如果出现血磷降低、腰酸腿痛、行走障碍、四肢无力、骨痛、骨折等症状，请及时就医。患者应定期复查 ALT、TBIL、HBV-DNA 和 HBeAg 情况。

（3）复方氨基酸注射液应缓慢静脉滴注，溶解后的 N（2）-L-丙氨酰-L-谷氨酰胺应与至少5倍体积的载体溶液混合，混合液中本品的最大浓度不应超过3.5%。

第四节 案例评述

一、临床药学监护要点

肝癌具有多种治疗手段,其中外科治疗是肝癌患者获得长期生存最重要的手段,而局部治疗和综合治疗是失去手术机会的中晚期HCC患者延长生存时间的必要手段。中晚期HCC患者常需要多种治疗手段联合治疗,以将疗效提升到最佳。患者治疗方案的确定需根据各种治疗手段的特点及其适用范围,制订合理的个体化的抗肿瘤治疗方案。在患者的治疗过程中,围术期用药监护是临床药师药学监护的首要任务。

(一)抗肿瘤治疗

(1)适应证和禁忌证的审核:对原发性肝癌进行肿瘤治疗,无论采取哪种治疗手段,均需审核适应证,排除禁忌证。如TACE适应证主要为:① 具有明确的肝脏恶性肿瘤诊断,外科手术不能切除,或切除术后、肝脏移植术后复发的肝癌;② 切除术后预防性肝动脉灌注化疗;③ 肝癌手术前的减瘤治疗;④ 肝癌破裂出血及肝动脉-门静脉分流造成的门静脉高压出血。另外应满足肝功能Child-Pugh分级A级或B级、门静脉主干未完全阻塞(或肝门有较多代偿性侧支血管形成)等条件。TACE禁忌证包括肝功能严重障碍(Child-Pugh C级)、凝血功能严重减退且无法纠正、合并活动性肝炎或严重感染且不能同时治疗、肿瘤远处广泛转移、恶病质或多器官功能衰竭、肿瘤占全肝比例≥70%（如果肝功能基本正常，可考虑采用少量碘油乳剂分次栓塞）、外周血 WBC 和 PLT 显著减少、肾功能障碍等。

（2）靶向药物的监护：索拉菲尼为分子靶向药物，不良反应较多，需加强对患者药物不良反应的监护，并对患者进行详尽地用药教育。注意手足综合征、皮疹、高血压、出血、心肌缺血和/或心肌梗死等不良反应的发生，对于出现的不良反应先进行针对性地治疗处理，暂时性停药或/和对索拉菲尼进行剂量调整。对于出现严重不良反应的患者考虑永久停用索拉菲尼。合用华法林的患者应常规监测凝血时间、INR 值并注意临床出血迹象。需要做大手术的患者建议暂停索拉菲尼。患者出院后须定期监测心功能、凝血功能、肝肾功能和血压；若出现皮疹、水疱、腹泻、腹部疼痛、皮下出血、便血、血压升高、皮肤苍白、心肌梗死等症状需及时就医。

（二）术前评估和准备

（1）全身重要器官功能评估和术前准备：术前全身状况评估包括体力状况、营养状况和重要器官功能状况等方面。① 对拟行肝切除术的患者，特别是明显瘦弱者，建议行术前营养风险筛查。对存在营养风险的患者术前可给予一定的营养补充，以纠正营养不足，增加糖原储备，有助于增加对手术的耐受性，促进术后恢复。② 术前应详细了解患者是否存在心血管、呼吸、泌尿、消化、内分泌等系统的疾病病史，对患者的心、肺功能等进行评估，并详细了解患者用药史和过敏史。③ 对于合并糖尿病或空腹血糖异常升高的患者应常规监测4个时间点（包括早晨空腹及三餐后2 h）的血糖值。术前采用皮下或静脉注射胰岛素，将血糖控制在7.8 ～ 10.0 mmol/L。④ 高血压患者术前应控制血压在稳定水平，若使用可乐定类抗高血压药物，应换用其他类型的抗高血压药物。⑤ 服用华法林等抗凝、抗血小板类药物应予以停用或调整。如冠心病患者，术前停用氯吡格雷，换用低分子肝素注射液

第六章　原发性肝癌

4 100 IU q12h., 术前12 h停用; 术后48 h, 若无活动性出血, 可继续口服氯吡格雷, 同时需交代有增加支架内狭窄风险性。行24 h动态心电图, 并注意术后心电监护, 积极对症处理。

(2) 肝功能评估和术前准备: 在肝切除技术相对成熟的情况下, 充分评估肝脏手术耐受能力至关重要。可切除性评估包括: ① 肝脏基本功能的评估和监测; ② 肝脏储备功能的评估; ③ 基于手术规划的剩余肝体积评估。术前准备: ① 术前ALT在2×ULN以上, 需在术前给予护肝药物。术前ALT在(2～10)×ULT, 应在护肝治疗1周后复查, 如果ALT显著下降, 可按期手术, 反之则应当延期手术。对于术前ALT高于10×ULN, 应暂缓手术。② 对于合并慢性乙型肝炎的患者, 肝切除术前应该常规行血清HBV-DNA拷贝数检测, 对于HBeAg阳性, 尤其是HBV-DNA滴度高的患者术前应予以抗病毒治疗。围术期监测血清HBV-DNA, 及时了解HBV的复制和激活情况非常重要, 且术后应尽早使用抗病毒治疗。加强对抗病毒药物的治疗效果、患者依从性和药物不良反应的监护。③ 合并梗阻性黄疸的患者, 可先行经皮穿刺肝脏胆道减压引流术 (percutaneous transhepatic biliany drainage, PTBD), 或于梗阻部位置放胆道内支架, 使黄疸消退, 肝功能恢复后再进行TACE或手术治疗。④ 凝血功能纠正: 患者若存在肝损, PT延长, 使用维生素K_1可逆转凝血功能, 必要时可使用新鲜冰冻血浆补充凝血因子。

(3) 预防性抗生素的使用: ① 肝脏手术推荐预防应用的抗菌药物为第一、二代头孢菌素, 或头霉素类。如果患者对β-内酰胺类抗菌药物过敏, 可用克林素霉+氨基糖苷类, 或氨基糖苷类+甲硝唑。在麻醉前30 min静脉滴注抗生素, 如手术时间>3 h或超过所用抗菌药物半衰期的2倍, 或成年患者术中出血量>1 500 mL, 术中应追加1个剂量, 如果需要也可在术后24 h追加1个剂量。② TACE抗生素预防用药建议第一、二代头孢菌素±甲硝唑, 用药时间不超过24 h。③ 梗阻性黄疸患者围术期预防肾功能障碍,应避免使用有肾毒性的药物,如氨基糖苷类抗生素。

(三) 术后监护

(1) 术后肝功能监护:① 肝切除术,因术中肝脏血流的阻断、失血及肝组织的丢失而不可避免地出现术后肝损害。合理的护肝治疗应针对不同类型的肝损选择不同药理作用的保肝药物,避免重复用药。② 肝切除术、TACE 等治疗均有可能引起 HBV 再激活,导致不同程度的肝功能损害,进而影响患者预后。围术期须监测血清 HBV-DNA 以及时了解 HBV 的复制和激活情况。对于 HBV-DNA 阳性的 HBV 相关性肝癌患者,在综合治疗方案基础上,均应给予抗 HBV 治疗。恩替卡韦是强效、低耐药的核苷类抗病毒药物,不良反应较少,可首选用于 HBV 相关性肝癌患者的抗病毒治疗。③ 外源性补充人血白蛋白是公认地纠正肝切除术围术期低蛋白血症的有效方法。ALB < 35 g/L,或合并肝硬化、切除半肝以上,为肝切除术后人血白蛋白应用指征。

(2) 术后液体管理:术后须根据患者的引流量、尿量和中心静脉压(CVP)补充液体,维持液体出入量平衡。总液体入量控制在 30 ~ 50 mL/kg,其中可适当补充一定的人工胶体溶液。控制性输液和补充人工胶体溶液对维持有效循环容量,控制过度炎症反应,降低血管通透性具有积极的作用。

(3) 术后能量和营养支持:① 术后每天给予 200 ~ 250 g 葡萄糖(即静脉输给 10% GS 2 000 mL 和 5% GS 500 ~ 1 000 mL),每 100 g 葡萄糖加入维生素 C 500 mg 和胰岛素 16 ~ 20 U,必要时补充适量氯化钾。② 术后宜选用兼具治疗/预防及营养支持作用的肝病适用型氨基酸,如复方氨基酸注射液(20AA),其支链氨基酸比例增加,肝功能受损患者使用更有利于纠正氨基酸比例的失衡,减少肌肉蛋白质分解,减轻肝脏的负担。③ 在肠蠕动恢复后,尽早恢复患者进食,有助于改善术后过度炎症反应,维护肠道屏障功能,防止肠道细菌易位。④ 黄疸患者因胆汁阻塞可导致脂肪吸收不良和脂肪痢,慎用脂肪乳。

(4)术后镇痛:术后应强调疼痛评分,在评分指导下采用多模式的疼痛管理。联合作用机制不同的镇痛方法或镇痛药物,使得镇痛作用协同或相加,同时减少每种药物剂量,降低相应不良反应,达到最大的镇痛效应/不良反应比。对于发生术后肝功能不全的患者,阿片类药物的选择应考虑药物的毒性风险,并延长给药间隔。应避免使用阿片类缓释制剂。

(5)预防SU和VTE:PPI是预防SU的首选药物,预防SU的疗程一般建议在3 d之内,当患者病情稳定可耐受肠内营养或已进食、临床症状开始好转或转入普通病房后可改为口服用药或逐渐停药。鼓励患者术后早期恢复活动,并予以药物预防VTE。除伴有出血性疾病或明显正在出血的患者外,肝脏切除患者应在充分评估出血风险的基础上,考虑应用VTE药物预防措施。目前认为采用低分子肝素皮下注射快速抗凝是安全有效的。

(四)术后并发症的治疗

(1)TACE术后相关并发症:① TACE术后最常见不良反应为栓塞后综合征,主要表现为发热、疼痛、恶心、呕吐、腹胀、厌食等。术后给予患者保肝、支持、止吐、镇痛等对症治疗3～5 d;酌情使用抗生素,静脉应用制酸药3 d;对于介入治疗后肿瘤坏死所致发热,可用酚咖片或吲哚美辛等解热药物退热。② 上消化道出血:可能系溃疡出血或门静脉高压性出血,前者按溃疡出血处理;后者除给予止血药及制酸药外,还需使用降低门脉压力的药物(如醋酸奥曲肽)。③ 急性肝功能损害:表现为血清胆红素及ALT、AST等指标异常升高。这种情况应在原有保肝药物的基础上,调整和加强用药。④ 血细胞减少:表现为WBC、PLT或全血细胞减少。可用升WBC和PLT药物,必要时给予输血。⑤ TACE导致门静脉压力增加和一过性肝功能障碍,从而影响有效循环血容量,使患者肾小球滤过率减少,患者Cr升高。可使用前列地尔等改善肾脏微循环和肾血流量药物。

（2）腹水治疗：肝硬化腹腔积液的一线治疗药物是螺内酯和呋塞米，初始剂量分别为100 mg/d和40 mg/d，每天清晨顿服。对于术后ACB偏低的患者，可将人血白蛋白与利尿剂联合应用，人血白蛋白可提高血浆胶体渗透压，降低门静脉压力，有效阻止腹水的进一步产生。在治疗过程中应注意及时复查血电解质和肾功能，防止电解质紊乱和肝、肾功能不全的并发症。

（3）腹腔感染：肝功能不全产生腹水合并术后胆漏等因素易导致肝切除术后腹腔感染。医院获得性腹腔感染患者多为耐药革兰阴性菌、肠球菌或条件致病菌，经验治疗可选用广谱抗革兰阴性需氧和兼性厌氧杆菌抗菌药物。常用药物有美罗培南、亚胺培南、注射用哌拉西林钠他唑巴坦钠、注射用头孢哌酮钠舒巴坦钠、头孢他啶或头孢吡肟联合甲硝唑，也可使用氨基糖苷类或多黏菌素。获得培养和药敏结果后，调整抗菌治疗方案，减少抗菌药的数量或改用窄谱抗菌药。

（4）肺部感染：肝切除术后发生肺部感染的危险因素包括存在慢性肺部疾病、肺功能下降、老龄、腹部大手术等。其发病率与病死率均在医院感染中排在前列。出现感染早期症状时，应先经验使用抗菌药物，同时进行病原体培养，根据药敏结果调整用药。广谱抗生素使用时间长，入住ICU患者要注意侵袭性真菌感染。

（5）上消化道出血：急性上消化道出血主要包括溃疡性出血和食管胃底静脉曲张出血。对于非静脉曲张性上消化道出血，主要药物治疗措施包括血容量扩充、PPI或H_2受体拮抗剂，在积极补液的前提下，可适当选用血管活性药物，酌情使用静脉止血类药物。不推荐应用氨甲环酸，因现有研究数据无法确证氨甲环酸治疗消化道出血的有效性和安全性。食管胃底静脉曲张出血除给予止血药及制酸药外，还需使用降低门脉压力的药物（如醋酸奥曲肽）。

（6）肝性脑病：肝性脑病是肝功能衰竭的表现，目前尚无特效疗法，最重要的是采取以支持治疗为主的综合治疗措施，包括积极的保肝治疗以改善肝功能、防止和纠正诱发因素、减少和清除肠道内含氮物质代谢所产生的有毒物质、停用一切非必需的药物等。

二、常见用药错误归纳与要点

（一）保肝药物使用不合理

（1）重复给药：① 乙酰半胱氨酸为还原性谷胱甘肽的前体，两者药理作用相同，择一使用即可。② 甘草酸二胺肠溶胶囊与异甘草酸镁注射液均属于甘草酸制剂，同时使用属重复用药。③ 保肝药物同时使用应不超过3种，否则反而会加重肝脏负担。

（2）无用药指征：肝功能正常患者无使用保肝药物指征。

（3）遴选药品不适宜：在高血压尚未稳定控制的情况下，禁用甘草酸二铵肠溶胶囊。

（二）阿片类药物使用不合理

（1）遴选药品不适宜：① 芬太尼透皮贴剂不应用于急性痛和手术后疼痛的治疗。② 肝功能不全患者应避免使用哌替啶。哌替啶在肝功能受损时代谢产物清除明显延长，蓄积中毒风险增加。③ 吗啡禁用于Child-Pugh C级的患者，且对轻中度肝功能不全患者应减少剂量或增加用药间隔。④ 肝功能不全患者应避免使用阿片类缓释制剂。

（2）癌痛患者初次使用阿片类药物应使用阿片即释剂型进行剂量滴定。

（三）非甾体抗炎药使用不合理

（1）梗阻性黄疸患者围术期应预防肾功能障碍，术后镇痛应避免使用NSAID类药物，可以使用小剂量的阿片类药物镇痛。

（2）肝硬化腹水患者不建议使用非甾体抗炎药，因其可致肾脏前列索合成从而减少肾血流灌注,增加出现急性肾衰、低钠血症、利尿剂抵抗的风险。可短期应用选择性环氧合酶-2(cyclooxygenase-2, COX-2)抑制剂。

(四) 抗菌药物使用不合理

(1) 遴选药品不适宜:① TACE抗菌药物预防用药建议第一、二代头孢菌素 ± 甲硝唑,选用头孢美唑预防感染不合理。② 我国大肠埃希菌对喹诺酮类药物耐药率较高,不推荐使用喹诺酮类用于 β 内酰胺类药物过敏的手术预防用药,亦不推荐用于腹腔感染的经验性治疗。③ 梗阻性黄疸患者围术期预防肾功能障碍,应避免使用氨基糖苷类抗生素。④ 氨基糖苷类药物单独使用或与氨苄西林、美洛西林等联用可增加肾毒性,应避免用于肝硬化患者腹水细菌感染的治疗。⑤ 莫西沙星禁止用于肝功能严重损伤和转氨酶升高大于5倍正常值上限的患者。

(2) 疗程过长:① TACE预防用药一般为术前给药1次,存在年龄 > 70岁、合并糖尿病等高危因素患者可用至24 h;② 肝切除术抗菌药物预防时间勿超过48 h。

(五) 质子泵抑制剂使用不合理

(1) 给药方式与时机欠妥:一般对拟做重大手术,术后有并发SU可能的患者,推荐手术前开始应用口服PPI或H_2受体拮抗药以提高胃内pH。在预防SU时,首选口服制剂,口服疗法不适用时,选择静脉给药。一般肝病患者(无重度黄疸、无合并凝血机制障碍、无肝肾衰竭等),不是预防SU的高危因素,不建议术后预防性使用注射用PPI。

(2) 疗程不合理:PPI预防SU的疗程,一般建议在3 d之内,当患者病情稳定可耐受肠内营养或已进食、临床症状开始好转或转入普通病房后可改为口服用药或逐渐停药。

(3) 用法用量不正确:预防性使用PPI存在剂量过大,给药频次过多的问题。

（六）人血白蛋白使用不合理

（1）无用药指征：患者术后 ALB > 35 g/L，且患者并未切除半肝以上或合并肝硬化，无人血白蛋白应用指征。

（2）遴选药品不适宜：5% 人血白蛋白与 25% 人血白蛋白未区别使用。当血容量长期不足且存在低白蛋白症同时有足够的组织间液潴留或水肿时，用 25% 人血白蛋白治疗更好；在缺乏组织间液潴留时，应使用 5% 的蛋白质溶液，或将 25% 人血白蛋白溶液用晶体液稀释后使用。

（七）利尿剂使用不合理

（1）用药时间：利尿剂首选上午 1 次口服，因分次服药可能增加夜尿量，影响患者睡眠，降低依从性。

（2）用药时机：使用利尿剂时应密切关注血清 Cr、Na^+、K^+ 浓度。患者低钾时不宜加用呋塞米片，可先加大螺内酯用量，并积极补钾。

（八）抗病毒药物使用不合理

（1）抗病毒治疗不规范：抗病毒治疗在 HBV 相关性肝癌患者的综合治疗中有十分重要的作用，抗病毒治疗应贯穿肝癌治疗的全过程，并在整个治疗过程中注意监测患者 HBV-DNA 的变化情况。

（2）遴选药品不适宜：对拉米夫定耐药的患者，换用恩替卡韦不合理。

（九）药物相互作用未重视

（1）活菌制剂和抗菌药物不可同服。

（2）多潘立酮不宜与抗酸药和抑制胃酸分泌的药物同服，不宜与山莨菪碱等抗胆碱能药物同时应用。

（3）喹诺酮类药物与制酸剂服用时间应间隔2 h或以上。

（4）同时合用具有相同毒副作用的药物，可增加药物毒副反应。

（十）药物交叉过敏未注意

（1）甲氧氯普胺禁用于对普鲁卡因过敏者，且不可用于乳癌患者。

（2）有左氧氟沙星过敏史，禁用莫西沙星。

（3）氨基糖苷类抗生素有过敏史原则上不予万古霉素。

（4）呋塞米与磺胺类药物、噻嗪类利尿药可能发生交叉过敏。

第五节 规范化药学监护路径

为了使患者肿瘤治疗达到最佳效果,并确保患者的用药安全,临床药师要按照个体化治疗的要求,依据规范化药学监护路径,开展具体的药学监护工作。

现参照原发性肝癌临床路径中的临床治疗模式与程序,建立原发性肝癌手术治疗与TACE治疗的PCP(表6-2、表6-3)。意义在于规范临床药师对原发性肝癌患者开展有序的、适当的临床药学服务工作,并以其为导向为肿瘤患者提供个体化的药学服务。

表6-2 原发性肝癌手术治疗药学监护路径

适用对象:第一诊断为原发性肝癌(ICD-10 C22.900)

患者姓名:＿＿＿＿＿ 性别:＿＿＿＿ 年龄:＿＿＿＿＿

门诊号:＿＿＿＿＿ 住院号:＿＿＿＿＿

住院日期:＿＿＿年＿＿＿月＿＿＿日

出院日期:＿＿＿年＿＿＿月＿＿＿日

标准住院日:13 d内

时间	住院 第1天	住院 第2～3天	住院第4天 (手术日)	住院 第5～12天	住院第13天 (出院日)
主要诊疗 工作	□ 药学问诊 (附录1)	□ 药学评估 (附录2)	□ 医嘱审核	□ 医嘱审核	□ 完成药历书 写

时间	住院第1天	住院第2~3天	住院第4天（手术日）	住院第5~12天	住院第13天（出院日）
主要诊疗工作		□ 药历书写（附录3） □ 其他基础疾病围术期管理 □ 围术期用药教育	□ 制定术后监护计划	□ 药学查房 □ 用药注意事项 □ 不良反应监测	□ 出院用药教育
重点监护内容	□ 一般患者信息 □ 体力状况评估 □ 营养状况评估 □ 既往基础用药及过敏史 □ 用药依从性评估	**治疗风险** □ 消化道溃疡 □ 心肺功能 □ 糖尿病 **必要的基础治疗** □ 血糖、高血压控制 □ 保肝治疗 □ 乙肝抗病毒 □ 低凝状态纠正 **监测指标** □ 肝肾功能 □ 血常规、尿常规、大便常规+潜血 □ 生化电解质 □ 凝血功能 □ 乙肝五项、抗HCV、HBV-DNA	**监测指标** □ 体温、血压等生命体征 □ 尿量、腹腔引流液性状、引流液量等 **重点医嘱审核** □ 术后液体管理 □ 保肝治疗 □ 抗感染 □ 营养支持 □ 镇痛 □ 抑酸	**病情观察** □ 参加医生查房，注意病情变化 □ 药学独立查房，观察患者药物疗效，检查药物治疗相关问题 □ 查看检查、检验报告指标变化 □ 检查患者服药情况 □ 药师记录 **监测指标** □ 症状 □ 体温、血压、体重、尿量、腹腔引流液性状、引流量等 □ 血常规	**治疗评估** □ 支持治疗 □ 疼痛 □ 术后并发症 □ 既往疾病 **出院教育** □ 正确用药 □ 患者自我管理 □ 定期门诊复查
重点监护内容				□ 肝肾功能 □ 血生化电解质	
病情变异记录	□ 无 □ 有,原因: 1. 2.	□ 无 □ 有,原因: 1. 2.	□ 无 □ 有,原因: 1. 2.	□ 无 □ 有,原因: 1. 2.	□ 无 □ 有,原因: 1. 2.
药师签名					

表6-3 原发性肝癌 TACE 治疗药学监护路径

适用对象：第一诊断为原发性肝癌（ICD-10 C22.900）

患者姓名：_____ 性别：_____ 年龄：_____

门诊号：_____ 住院号：_____

住院日期：___年___月___日

出院日期：___年___月___日

标准住院日：7 d内

时间	住院第1天	住院第2天	住院第3～4天（行TACE术当日）	住院第4～5天（术后第1天）	住院第5～7天（出院日）
主要诊疗工作	□ 药学问诊（附录1）	□ 药学评估（附录2） □ 药历书写（附录3）	□ 医嘱审核 □ 制定术后监护计划	□ 医嘱审核 □ 药学查房	□ 完成药历书写 □ 出院用药教育
主要诊疗工作		□ 其他基础疾病围术期管理 □ 围术期用药教育		□ 用药注意事项 □ 不良反应监测	
重点监护内容	□ 一般患者信息 □ 体力状况评估 □ 营养状况评估 □ 既往基础用药及过敏史 □ 用药依从性评估	**治疗风险** □ 消化道溃疡 □ 心肺功能 □ 糖尿病 **必要的基础治疗** □ 血糖、高血压控制 □ 保肝治疗 □ 乙肝抗病毒 □ 低凝状态纠正 **监测指标** □ 肝肾功能 □ 血常规、尿常规、大便常规＋潜血 □ 生化电解质 □ 凝血功能 □ 乙肝	**监测指标** □ 术后严密观察患者病情变化 **重点医嘱审核** □ 静脉输液水化 □ 保肝药物 □ 酌情应用止吐剂 □ 酌情应用PPI □ 酌情确定是否应用抗生素 □ 镇痛 □ 其他医嘱	**病情观察** □ 参加医生查房，观察患者生命体征、腹部症状，注意有无腹痛、发热、消化道出血、感染等并发症 □ 药学独立查房，观察患者药物疗效，检查药物治疗相关问题 □ 查看检查、检验报告指标变化 □ 检查患者服药情况 □ 药师记录 **重点医嘱审核**	**治疗评估** □ TACE不良反应 □ 支持治疗 □ 并发症 □ 既往疾病 **出院教育** □ 正确用药 □ 患者自我管理 □ 定期门诊复查

时间	住院第1天	住院第2天	住院第3～4天（行TACE术当日）	住院第4～5天（术后第1天）	住院第5～7天（出院日）
重点监护内容		五项、抗HCV、HBV-DNA		□酌情确定是否继续应用保肝药物 □酌情确定是否停用PPI制剂 □酌情应用止吐剂 □其他医嘱 **监测指标** □血常规 □肝肾功能 □血生化电解质	
病情变异记录	□无 □有,原因: 1. 2.	□无 □有,原因: 1. 2.	□无 □有,原因: 1. 2.	□无 □有,原因: 1. 2.	□无 □有,原因: 1. 2.
药师签名					

王新霞　李悦悦

第七章

乳腺癌

第一节　疾病基础知识

【病因和发病机制】

乳腺癌是女性常见的恶性肿瘤之一,发达国家中,其发病率位居女性恶性肿瘤的首位,我国是乳腺癌的低发区域,但是近年来发病率也有所上升。

1. 病因　乳腺是多种内分泌激素的靶器官,发生乳腺癌的原因有很多种,归纳起来有以下几个因素:遗传因素、生育和哺乳、激素分泌紊乱、乳腺良性疾病、生活习惯、高剂量放射线和精神作用。

2. 发病机制　乳腺癌的发生和发展与许多基因和蛋白质的表达密切相关,是一个复杂的多步骤的过程,大量研究表明原癌基因的激活、抑癌基因的失活、生长因子受体的激活等在乳腺癌发生、发展中具有重要意义。

【诊断要点】

1. 临床表现　早期乳腺癌没有典型症状和体征,典型表现多在中期和晚期出现。主要表现有:① 乳腺肿块多为单发,质地较硬,增大较快,可活动,边缘不规则,表面欠光滑;② 皮肤改变:出现"酒窝征"及形成皮肤"卫星结节"等;③ 乳头异常:表现为乳头溢液、乳头内陷或抬高等;④ 腋窝淋巴结肿大:隐匿性乳腺癌多以腋窝淋巴结肿大为首发症状。

2. 实验室检查及其他辅助检查

(1) 实验室检查:血常规、尿常规、凝血功能、肝肾功能、肿瘤指标（如CEA、CA153、CA125）等。

（2）其他辅助检查：X线检查、乳腺超声检查、乳腺磁共振成像检查、正电子发射体层成像和病理学检查。

【治疗】

乳腺癌的治疗手段要依据肿瘤组织学特征、原发肿瘤的临床和病理学特征、腋窝淋巴结状况、肿瘤激素受体水平和HER2状态、有无可检测到的转移病灶、并发症情况、患者年龄及绝经状态等情况选择局部病灶进行手术治疗、放射治疗及细胞毒化疗、内分泌治疗、生物治疗、靶向药物治疗或以上治疗手段的联合应用等治疗手段。

1. 治疗原则　乳腺癌治疗通常采用综合治疗原则。

乳腺癌应该采用综合治疗原则，根据肿瘤的生物学行为和患者的身体状况联合运用多种治疗手段以达到提高疗效、改善患者生活质量和延长患者生存时间的目的。

（1）Ⅰ期手术治疗为主，目前趋向于保乳手术加放射治疗。对具有高危复发倾向的患者可考虑术后辅助化疗。

（2）Ⅱ期手术治疗后根据病理和临床情况进行辅助化疗。对肿块较大、有保乳倾向的患者，可考虑新辅助化疗。对部分肿块大、淋巴结转移数目多的病例可给予放疗。

（3）Ⅲ期新辅助化疗后行手术治疗，术后再根据临床和病理情况做放疗、化疗以上各期患者，如果激素受体阳性，应该在化疗、放疗结束后给予内分泌治疗。

（4）Ⅴ期行以内科治疗为主的综合治疗。

2. 治疗方法

（1）手术治疗：必须严格掌握以根治为主、保留功能及外形为辅的原则的前提下，手术方式选择应尽量减少手术破坏，对早期乳腺癌患者尽力保留乳房外形。

（2）放射治疗：放射治疗分为早期乳腺癌保乳术后放射治疗、乳腺癌改良根治术后放射治疗、乳腺癌新辅助化疗后及改良根治术后放射治疗和乳腺癌根治术或改良根治术后局部区域复发的放射治疗。

（3）药物治疗：药物治疗包括化学药物治疗、内分泌治疗和靶向治疗等。

第二节　主要化疗方案

　　乳腺癌化疗方案的选择应基于复发风险个体化评估与肿瘤病理分子分型及对不同治疗方案的反应性。对于辅助化疗患者，选择联合化疗方案，常用的有：① 以蒽环类为主的方案；② 蒽环类与紫杉类联合方案；③ 蒽环类与紫杉类序贯方案；④ 不含蒽环类的联合化疗方案。

　　乳腺癌常用化疗方案见表7–1。

表 7–1　乳腺癌常用化疗方案

分类	方案	药物	剂量	给药时间	周期
辅助/新辅助化疗	TAC	多西他赛	75 mg/m² iv.gtt	d1	每3周重复
		多柔比星	50 mg/m² iv.gtt	d1	
		CTX	500 mg/m² iv.gtt	d1	
	AC→P	多柔比星	60 mg/m² iv.gtt	d1	每3周重复，共4个周期
		CTX	600 mg/m² iv.gtt	d1	
		紫杉醇	175 mg/m² iv.gtt	d1	

分类	方案	药物	剂量	给药时间	周期
辅助/新辅助化疗	AC→T	多柔比星	60 mg/m² iv.gtt	d1	每3周重复，共4个周期
		CTX	600 mg/m² iv.gtt	d1	
		多西他赛	60～100 mg/m² iv.gtt	d1	
	AC	多柔比星	60 mg/m² iv.gtt	d1	每3周重复，共4个周期
		CTX	600 mg/m² iv.gtt	d1	
	TC	多西他赛	75 mg/m² iv.gtt	d1	每3周重复，共4个周期
		CTX	600 mg/m² iv.gtt	d1	
	FAC	CTX	500 mg/m² iv.gtt	d1-14	每3周重复，共6个周期
		多柔比星	50 mg/m² iv.gtt	d1	
		5-FU	500 mg/m² iv.gtt	d1、d8	
	CMF	CTX	100 mg/m² p.o.	d1-14	每4周重复，共6个周期
		MTX	40 mg/m² iv.gtt	d1、d8	
		5-FU	600 mg/m²,iv.gtt	d1、d8	
	A→T→C	多柔比星	60 mg/m² iv.gtt	d1	每2周重复，共4个周期
		紫杉醇	175 mg/m² iv.gtt	d1	
		CTX	600 mg/m² iv.gtt	d1	

分类	方案	药物	剂量	给药时间	周期
辅助/新辅助化疗	FEC-T	5-FU	500 mg/m² iv.gtt	d1	每3周重复，共3个周期
		表柔比星	100 mg/m² iv.gtt	d1	
		CTX	500 mg/m² iv.gtt	d1	每3周重复，共3个周期
		多西他赛	75 mg/m² iv.gtt	d1	
	FEC-P	5-FU	600 mg/m² iv.gtt	d1	每3周重复，共4个周期
		表柔比星	90 mg/m² iv.gtt	d1	
		CTX	600 mg/m² iv.gtt	d1	
		紫杉醇	80～100 mg/m² iv.gtt	d1	每周重复，共8个周期
晚期乳腺癌常用联合化疗方案	CAF	CTX	100 mg/m² p.o.	d1-14	每4周重复
		多柔比星	30 mg/m² iv.gtt	d1、d8	
		5-FU	500 mg/m² iv.gtt	d1、d8	
	FEC	CTX	400 mg/m² iv.gtt	d1、d8	每4周重复
		表柔比星	50 mg/m² iv.gtt	d1、d8	
		5-FU	500 mg/m² iv.gtt	d1、d8	

分类	方案	药物	剂量	给药时间	周期
晚期乳腺癌常用联合化疗方案	AP	多柔比星	60 mg/m² iv.gtt	d1	每3周重复
		紫杉醇	125 ～ 200 mg/m² iv.gtt	d1	每3周重复
	AT	多柔比星	50 mg/m² iv.gtt	d1	每3周重复
		多西他赛	75 mg/m² iv.gtt	d1	
	XT	多西他赛	75 mg/m² iv.gtt	d1	每3周重复
		卡培他滨	950 mg/m² p.o. b.i.d.	d1-14	
	GT	紫杉醇	175 mg/m² iv.gtt	d1	每3周重复
		吉西他滨	1 250 mg/m² iv.gtt	d1、d8	

第三节 经典案例

案例一

（一）案例回顾

【主诉】

右乳癌术后1年余,胸闷、腰部疼痛2月余。

【现病史】

患者,女,51岁。身高157 cm,体重52 kg,体表面积1.53 m²,KPS评分90分,因右乳腺癌术后全身多发转移就诊肿瘤科行第1个疗程化疗。

1年前,患者以"发现右乳肿块1月余"住院。专科查体:右乳内触及约2 cm×3 cm大小肿块,质硬,边界不清,活动度差、无压痛,无发热、盗汗,无皮肤红肿、破溃,无乳头凹陷、溢液。行右侧乳腺癌改良根治术,术后病理示:右乳浸润性导管癌,腋窝淋巴结(3/15)癌转移,免疫组化:ER(－)、PR(－)、HER(－)、Ki67(50%)。术后给予化疗EC→T(CTX＋表柔比星→多西他赛)8周期,后给予放疗治疗。患者2月余前无明显诱因出现胸闷、腰部疼痛,行PET-CT检查示:腰3椎体骨转移,前上纵隔淋巴结及左锁骨上淋巴结转移高度可疑。患者为行进一步治疗收入院。自发病以来,神志清、精神可、食纳可、夜休差,大小便正常,体重无明显变化。

【既往史】

既往体健。

【社会史、家族史、过敏史】

无。

【体格检查】

T: 36.6℃; P: 75次/min; R: 18次/min; BP: 120/70 mmHg。

右乳缺如，右胸前可见长约20 cm手术切口，愈合正常，右腋窝空虚。左乳形态正常，未触及肿块或结节。左腋窝及锁骨上下未触及肿大淋巴结。

【实验室检查及其他辅助检查】

1. 实验室检查

（1）血常规：WBC 5.2×10^9/L、RBC 3.00×10^{12}/L、Hb 115 g/L、PLT 215×10^9/L、NEUT 3.1×10^9/L。

（2）凝血：D-dimer 850 μg/L。

（3）生化：AST 43 U/L。

（4）肿瘤标志物：CEA 29.52 ng/mL、CA125 65.69 U/mL、CA199 169.70 U/mL。

（5）尿常规：正常。

2. 其他辅助检查　心电图示窦性心律。

【诊断】

（1）右侧乳腺癌术后 pT2N2M0（ⅢA期）。

（2）骨继发转移。

（3）前上纵隔淋巴结转移。

（4）左锁骨上淋巴结转移。

【用药记录】

1. 抗肿瘤　长春瑞滨40 mg + 0.9 % NS 100 mL iv.gtt（d1-d8）；顺铂30 mg + 0.9 % NS 500 mL iv.gtt q.d.（d1-3）。

2. 止吐　地塞米松注射液10 mg + 0.9 % NS 100 mL iv.gtt q.d.（d1-5）；泮托拉唑钠40 mg + 0.9 % NS 100 mL iv.gtt q.d.（d1-5），帕洛诺司琼注射液0.25 mg i.v. q.d.（d1-5）。

3. 抗骨转移　唑来膦酸注射液4 mg + 0.9 % NS 100 mL iv.gtt

每28 d 1次。

4. 升白　重组人粒细胞刺激因子注射液200 μg s.c. q.d.。

5. 提高免疫力　胸腺法新 1.6 mg s.c. 每周2次。

【药师记录】

入院第2天：患者一般情况可，自诉无特殊不适。完善相关检查，排除化疗禁忌证。给予化疗治疗（长春瑞滨40 mg + 顺铂30 mg），化疗前给予止吐治疗（地塞米松注射液10 mg + 泮托拉唑钠40 mg + 帕洛诺司琼注射液0.25 mg）；抗骨转移治疗唑来膦酸注射液4 mg。

入院第3、4天：患者自诉发热、全身酸痛，考虑为唑来膦酸不良反应，加用布洛芬缓释胶囊0.3 g。每天呕吐3次，加用异丙嗪25 mg进行止吐，继续给予顺铂30 mg。

入院第8天：患者精神尚可，食纳、夜休可，大小便正常。查体无明显异常，给予长春瑞滨40 mg抗肿瘤治疗。

入院第9天：复查血常规示，WBC 2.03×10^9/L、RBC 3.00×10^{12}/L、Hb 105 g/L、PLT 123×10^9/L、NEUT 1.32×10^9/L，给予重组人粒细胞刺激因子注射液升白治疗，同时给予免疫支持治疗。

入院第13天：患者自诉轻度恶心，无呕吐。病情稳定，复查血常规大致正常。完成化疗，办理出院。

出院带药：重组人粒细胞刺激因子注射液100 μg×4 支。

（二）案例分析

【抗肿瘤治疗】

患者为乳腺癌改良根治术后1年余，已行EC→T8周期，并接受放疗治疗。患者2个月前出现胸闷、腰部疼痛，PET-CT示腰3椎体骨转移，前上纵隔淋巴结及左锁骨上淋巴结转移高度可疑。乳腺癌相关肿瘤标志物升高。诊断明确，为右乳腺癌术后全身多发转移；目前一般情况可，肝肾功、血常规等无明显异常，排除化疗禁忌证，给予复发性乳腺癌姑息治疗方案NP（长春瑞滨 + 顺铂）；因患者发生骨转移，出现骨痛，同时给予唑来膦酸治疗。

全身多发转移性复发性乳腺癌,故应以全身治疗为主,治疗方案包括化疗、内分泌治疗、分子靶向治疗。该患者为三阴性乳腺癌,无内分泌治疗和靶向药物治疗指征,因此选用化疗治疗,且联合化疗通常比单药有更好的客观缓解率。患者应用蒽环类及紫衫类治疗后出现了纵隔、左锁骨上淋巴结转移及骨转移,故选择NP方案作为姑息治疗方案。长春瑞滨是细胞周期特异性的药物,主要通过抑制微管蛋白的聚集,使细胞分裂停止于有丝分裂中期,从而导致癌细胞死亡,且与顺铂有协同作用。行NP方案[长春瑞滨 $25\ mg/m^2(d1、d8)$ + 顺铂 $25\ mg/m^2(d1-3)$]患者体表面积为1.53,剂量合理。

临床药师观点:有化疗适应证,排除化疗禁忌证,化疗方案选择合理,用法用量正确。

【**止吐治疗**】

化疗所致恶心呕吐的治疗应以预防为主,在肿瘤相关治疗开始前,应充分评估呕吐发生风险,制订个体化的呕吐防治方案。如在化疗前给予预防性地止吐治疗,在末次化疗后,接受高度和中度催吐风险药物进行化疗的患者,恶心、呕吐风险分别至少持续 2 ～ 3 d。该患者化疗方案为长春瑞滨 + 顺铂,具有高度催吐危险,呕吐发生率 > 90%。高度催吐性化疗方案所致恶心和呕吐的预防,推荐在化疗前采用3药方案,包括单剂量5-HT₃受体拮抗剂、地塞米松和NK-1受体拮抗剂。且3药方案对于顺铂所致恶心呕吐的预防推荐为1级别。该患者使用帕洛诺司琼 + 地塞米松 + 泮托拉唑钠止吐治疗,控制不佳,加用异丙嗪进行解救治疗。

临床药师观点:此处治疗用药有2点不妥。① 该患者选用NP方案,为高度催吐性化疗方案,建议止吐方案选用5-HT₃受体拮抗剂 + 地塞米松 + NK-1受体拮抗剂。阿瑞匹坦为NK-1受体拮抗剂,与大脑中的NK-1受体高选择性的结合,拮抗P物质,可抑制顺铂引起的急性期和延迟期呕吐,并增强5-HT₃受体拮抗剂和地塞米松对顺铂引起的呕吐的止吐活性;② 帕洛诺司琼,半衰期约为40 h。有研究数据支持帕洛诺司琼0.25 mg(d1、d3)用药预防顺铂3日化疗方案。因此,建议帕洛诺司琼注射液用法为0.25 mg(d1、d3)。

【骨转移治疗】

乳腺癌骨转移治疗的主要目标:预防和治疗骨相关事件;缓解疼痛;回复功能,改善生活质量;控制肿瘤进展,延长生存期。可选择的治疗方法包括:化疗治疗、内分泌治疗、分子靶向治疗等;骨调节药物;手术治疗;放射治疗;镇痛及其他支持治疗。该患者PET-CT提示腰3椎体骨转移并出现疼痛,应在行化疗基础上给予双膦酸盐治疗。

双膦酸盐对矿化骨具有高度亲和力,可以选择性地作用于骨骼,通过对破骨细胞的抑制,从而抑制骨吸收;同时还可以抑制肿瘤细胞扩散、浸润和黏附于骨基质,用于恶性肿瘤溶骨性骨转移引起的骨痛。其中三代双膦酸盐如唑来膦酸在疗效方面表现出更高的抗骨吸收活性,因此为该患者选择唑来膦酸4 mg抗骨转移治疗合理。

临床药师观点:该患者PET-CT检查提示腰3椎体骨转移并出现疼痛,具有使用双膦酸盐适应证,选用唑来膦酸4 mg,每28 d一次合理。

(三)药学监护要点

(1)监测血常规:长春瑞滨和顺铂均具有骨髓抑制作用,主要以WBC降低为主,也可出现贫血或PLT减少,建议整个治疗期间密切监测血常规,该患者给予升白治疗后血常规大致正常,嘱其出院后每3～4 d复查1次血常规,并预防性带药重组人粒细胞刺激因子。

(2)监测神经毒性:虽然长春瑞滨引起周围神经毒性的发生率低于其他长春类药物,但因长春瑞滨和顺铂均可引起周围神经毒性,表现为腱反射小时、指(趾)麻木、感觉异常等,嘱患者如出现上述异常应及时告知医生。

（3）使用唑来膦酸期间应监测血清电解质水平，重点关注血CRE、血清钙、磷酸盐、镁等指标。同时应补充钙剂及维生素D。

（4）发热是唑来膦酸最常见的不良反应之一，常在静脉注射后出现，一般为轻度和一过性的，大多数情况下无须特殊处理会在24～48 h内自动消退。

（5）据文献报道少数患者长期使用双膦酸盐后有发生下颌骨坏死的风险，所以嘱患者使用唑来膦酸期间注意口腔卫生，尽量避免包括拔牙在内的口腔手术。如治疗期间无诱因或口腔操作后出现颌面部骨暴露、不能愈合，应尽早联系专科处理。如须行牙科手术操作，建议术后前后3个月内不宜使用唑来膦酸。

案例二

（一）案例回顾

【主诉】

右乳癌术后5月余，7周期辅助化疗后20 d。

【现病史】

患者，女，49岁。身高164 cm，体重65 kg，体表面积1.734 m²，KPS评分90分，右乳腺癌术后就诊肿瘤科行第8周期辅助化疗。

6月余前，患者以"发现右乳肿块半月余"住院。专科查体：右乳外上象限肿块，大小约为2.0 cm×2.0 cm，质硬，活动差，边界不清，无疼痛及压痛，挤压乳头未见溢液，右侧腋窝可触及明显肿大淋巴结，左乳无明显肿块，左侧腋窝及锁骨上淋巴结无明显异常。乳腺B超示：右侧乳腺实性包块，大小2.0 cm×1.8 cm，其内可见血流信号。行B超下右乳肿块穿刺，病理回报：右侧乳腺浸润性导管癌，ER（＋，70％）、PR（＋，60％）、HER2（＋＋＋）、Ki67（＋，60％）。完善相关检查后，行右侧乳腺癌改良根治术，术后病理示：右乳浸润性导管癌，腋窝淋巴结（1/14）癌转移，免疫组化：ER（＋，80％）、PR（＋，60％）、HER2（＋＋＋）、

Ki67(+,75%)。术后给予辅助化疗EC→TH(CTX+多柔比星脂质体→紫杉醇脂质体+曲妥珠单抗)7周期。患者为行进一步治疗收入院。自发病以来,神志清、精神可、食纳可、夜休差、大小便正常,体重无明显变化。

【既往史】

既往体健。

【社会史、家族史、过敏史】

无。

【体格检查】

T: 36.7℃; P: 72次/min; R: 18次/min; BP: 120/75 mmHg。

右乳缺如,右胸前可见长约20 cm手术切口,愈合正常,右腋窝空虚。左乳形态正常,未触及肿块或结节。左腋窝及锁骨上下未触及肿大淋巴结。

【实验室检查及其他辅助检查】

1. 实验室检查

(1) 血常规: WBC $6.5×10^9$/L、RBC $3.00×10^{12}$/L、Hb 110 g/L、PLT $220×10^9$/L、NEUT $3.3×10^9$/L。

(2) 凝血: D-dimer 1 050 μg/L。

(3) 生化: AST 43 U/L。

(4) 肿瘤标志物: CEA 5.6 ng/mL、CA125 7.88 U/mL、CA153 8.31 U/mL。

(5) 尿常规: 正常。

(6) 性激素水平(化疗前): E_2 < 5 pg/mL,FSH 16.97 mIU/mL。

2. 其他辅助检查 心电图示窦性心律,心电图大致正常。

【诊断】

右侧乳癌术后(T1N1M0)。

【用药记录】

1. 抗肿瘤 曲妥珠单抗390 mg + 0.9% NS 250 mL iv.gtt q.d.(d1); 紫杉醇脂质体300 mg + 5% GS 250 mL iv.gtt(d2)。

2. 紫杉醇脂质体预处理 地塞米松注射液10 mg i.v.（紫杉醇脂质体前30 min）；苯海拉明40 mg i.m.（紫杉醇脂质体前30 min）；西咪替丁300 mg + 0.9% NS 100 mL iv.gtt（紫杉醇脂质体前30 min）。

3. 内分泌治疗 他莫昔芬20 mg/次 q.d.。

【药师记录】

入院第2天：患者一般情况可，自诉无特殊不适。完善相关检查，排除化疗禁忌证。给予分子靶向药物治疗曲妥珠单抗390 mg。

入院第3天：患者一般情况可，自诉食欲下降，无明显恶心呕吐，未给予特殊处理。嘱患者清淡饮食。继续给予化疗药物紫杉醇脂质体300 mg，用5% GS稀释，静脉滴注时间 > 3 h，使用紫杉醇脂质体前进行预处理。

入院第5天：复查血常规示WBC 5.3×10^9/L、RBC 4.13×10^{12}/L、Hb 105 g/L、PLT 144×10^9/L、NEUT 1.67×10^9/L。患者一般情况可，自诉无特殊不适。完成化疗，办理出院。并嘱患者下周期启动内分泌治疗。

出院带药：重组人粒细胞刺激因子注射液100 μg×4支；他莫昔芬20 mg/次 q.d.。

（二）案例分析

【抗肿瘤治疗】

患者为右乳腺癌改良根治术后5月余，术后病理示：右乳浸润性导管癌，腋窝淋巴结（1/14，14个淋巴结中有一个转移）癌转移，免疫组化：ER（+，80%）、PR（+，60%）、HER2（+++）、Ki67（+，75%）。复发风险为高度风险。因此，该患者宜行含曲妥珠单抗的治疗方案。

曲妥珠单抗是一种重组DNA衍生的人源性单克隆抗体，特异性地作用于HER2的细胞外部位，抑制HER2过度表达的肿瘤细胞的增殖。《NCCN临床实践指南：乳腺癌（2017.V2）》

对浸润性乳腺癌辅助治疗首选方案的推荐：AC→TH（多柔比星/CTX-紫杉醇＋曲妥珠单抗，多种方案）±帕妥珠单抗、TCH（多西他赛/卡铂/曲妥珠单抗）±帕妥珠单抗、FEC（紫杉醇＋曲妥珠单抗＋帕妥珠单抗）等，其中AC→TH方案被证实能够明显改善总生存率，已经成为含曲妥珠单抗辅助治疗方案的首选，而对于不适合蒽环类药物的患者，如有心脏毒性风险因素的患者，可以用TCH方案，也可以在化疗后应用曲妥珠单抗1年。但FNCLCC-PACS-04试验等研究结果提示，在化疗后序贯给予曲妥珠单抗治疗的疗效不及化疗曲妥珠单抗同步联用有效。因此，为患者选择AC→TH方案作为术后辅助治疗方案。该方案中曲妥珠单抗与蒽环类药物均具有心脏毒性，序贯使用也避免了两种药物不良反应的叠加。AC→TH方案：曲妥珠单抗6 mg/kg（d1）＋紫杉醇脂质体175 mg/m²（d2），患者体重65 kg，体表面积1.734 m²，剂量合理。

临床药师观点：有化疗适应证，排除化疗禁忌证，化疗方案选择合理，用法用量正确。

【紫杉醇剂型选择】

紫杉醇为抗微管剂，具有良好的抗肿瘤活性，但在水中的溶解度很小，故加入表面活性剂聚氧乙烯蓖麻油（cremophor EL）以提高紫杉醇在水中的溶解度。但因cremophor EL可导致严重的过敏反应，且cremophor EL可溶解聚氯乙烯（PVC）输液器中的邻苯二甲酸二辛酯，引起严重的毒性反应，在一定程度上影响紫杉醇在临床上的安全应用。

紫杉醇脂质体药物以脂质体为载体，具有细胞亲和性、靶向性、缓释性、降低药物毒性、提高药物稳定性等优点，增加了紫杉醇的水溶性，提高了其稳定性，避免了cremophor EL引起的严重过敏反应。

向患者详细交代普通剂型紫杉醇和紫杉醇脂质体的各自特点后，患者选用紫杉醇脂质体，化疗过程耐受良好。

临床药师观点：与普通剂型紫杉醇相比，紫杉醇脂质体更简单、更安全，但价格较高。向患者详细交代不同剂型紫杉醇的应用特点，根据患者的个体情况、经济情况等因素综合考虑，制订个体化的治疗方案。

【内分泌治疗】

该患者雌激素受体ER、PR阳性，有内分泌治疗指证。那么，选用他莫昔芬还是芳香化酶抑制剂？首先要判断患者是否绝经。虽然患者目前已停经，但辅助化疗前性激素水平提示未绝经。因此考虑患者为化疗诱导的绝经。不同的方案对卵巢功能损伤程度也不同，有研究结果显示，蒽环类序贯紫杉类方案停经的发生率较高，AC-T方案的停经率可达64%。因此，选用他莫昔芬作为该患者的内分泌治疗方案。

临床药师观点：该患者为化疗诱导的停经，并未绝经，内分泌治疗选用他莫昔芬合理。但IES临床研究比较使用他莫昔芬5年与使用2、3年后改用依西美坦2、3年方案的疗效，随访91个月的结果提示转换方案能够显著提高ER阳性或不明患者的无病生存率，同时总生存率和无乳腺癌生存率也有不同程度的改善。因此建议改患者每月检测1次促卵细胞生长激素（follicle stimulating hormone, FSH）、雌二醇（estradiol, E_2）水平以确认患者处于绝境后状态。如判断患者已绝经，建议更换内分泌治疗方案为芳香化酶抑制剂。

（三）药学监护要点

（1）监测血常规：该患者化疗期间耐受情况良好，无明显骨髓抑制。嘱患者出院后每3～4 d复查1次血常规，并预防性带药重组人粒细胞刺激因子。

（2）监测心功能：① 充血性心力衰竭是曲妥珠单抗常见不良反应。因此使用曲妥珠单抗前，应充分评估患者心功能，测量左心室射血分数（LVEF）基线；在使用曲妥珠单抗期间建议每3个月进行1次左室射血分数（left ventricular ejection fractions, LVEF）

测量,且在治疗结束时测量1次;治疗结束后两年内每6个月进行1次LVEF测量。一旦患者出现左心室功能下降的临床表现且LVEF < 50%,应停止曲妥珠单抗治疗,并给予适当的对症治疗。② 该患者已累计使用多柔比星240 mg/m²,虽目前已不使用,用药前仍应监测基础心电图。

(3)他莫昔芬用药宣教:① 内分泌治疗的依从性直接影响乳腺癌患者的预后,嘱患者勿自行停药。② 用法用量:20 mg/次,p.o. q.d.,用温水整片吞服,与或不与食物同服均可。③ 可能会引起子宫内膜增厚,定期进行妇科检查。

(4)肝功能监测:肝功能损害是化疗药物常见不良反应,治疗期间应监测肝功能变化,必要时给予保肝等辅助治疗。

案例三

(一)案例回顾

【主诉】

乳腺癌术后4年,多发骨转移4月余。

【现病史】

患者,女,66岁。因乳腺癌骨转移就诊肿瘤科行内分泌、唑来膦酸治疗。

3年前患者全麻下行左乳癌改良根治术,术后病理示"左侧乳腺浸润性小叶癌,腋下淋巴结(26/26)",免疫组化"ER(+),PR(+),HER2(–),Ki67(+ ,22 %)"。术后患者行FEC治疗方案(氟尿嘧啶 + 表柔比星 + CTX)化疗6个周期,具体剂量不详。之后规律口服来曲唑片(2.5 mg p.o. q.d.)内分泌治疗。4个月前患者复查血CA125较前明显升高,行PET–CT示"骨骼多发转移"。于肿瘤科予唑来膦酸(4 mg iv.gtt q28d) + 氟维司群(500 mg i.m. q28d)治疗4疗程。现诉精神状态差。

【既往史】

3年前患者全麻下行左乳癌改良根治术。

【社会史、家族史、过敏史】

无。

【体格检查】

T: 36.5℃；P: 80次/min；R: 20次/min；BP: 110/70 mmHg。患者身高: 161 cm；体重: 60 kg；体表面积: 1.6 m²。

PS评分0分，NRS评分0分。

【实验室检查及其他辅助检查】

1. 实验室检查

（1）血常规: WBC 5.3×10^9/L、NEUT% 73%、RBC 4.06×10^{12}、Hb 133 g/L、PLT g/L 218×10^9/L。

（2）生化检查: TBIL 7 µmol/L、DBIL 3 µmol/L、IBIL 4 µmol/L、ALT 54 U/L(↑)、AST 44 U/L(↑)、GGT 50 U/L、LDH 164 U/L、Cr 67 µmol/L、AKP 89 U/L、Ca^{2+} 2.23 mmol/L(↓)，余项基本正常。

（3）肿瘤标记物: AFP 4.87 µg/L、CEA 2.81 µg/L、CA199 7.98 U/mL、CA125 144.30 U/mL(↑)、CA153 10.87 U/mL。

2. 其他辅助检查 心电图示窦性心律、心电轴不偏、正常心电图。

【诊断】

乳腺癌术后左侧浸润性小叶癌，rTxNxM1（多发骨转移）Ⅳ期，ECOG评分0分。

【用药记录】

1. 抗肿瘤 氟维司群注射液500 mg i.m. stat.(d1)；多西他赛注射液120 mg + 5% GS 250 mL iv.gtt stat.；卡培他滨片1.5 mg p.o. b.i.d.。

2. 化疗辅助 多烯磷脂酰胆碱注射液930 mg + 5% GS 250 mL iv.gtt q.d.(d7-9)；腺苷甲硫氨酸2 g + 5% GS 250 mL iv.gtt q.d.(d7-9)；地塞米松片3.75 mg p.o. b.i.d.(d7-8)；兰索拉唑钠注射剂30 mg + 0.9% NS 100 mL iv.gtt q.d.(d7-9)；地塞米松注射剂

5 mg + 0.9% NS 2 mL i.v. q.d.（d7–9）；帕洛诺司琼注射液 + 0.9% NS 100 mL 0.25 mg iv.gtt stat.（d7）。

3. 抗骨转移　唑来膦酸注射液 + 0.9% NS 250 mL 4 mg iv.gtt stat.（d1）。异丙嗪注射液 12.5 mg i.m. stat.（d1）。

【药师记录】

入院第1天：患者病情较为平稳，ALT 54 U/L（↑）、AST 44 U/L（↑）肝酶轻度升高，继续予以氟维司群进行内分泌治疗，唑来膦酸进行骨转移控制，异丙嗪处理唑来膦酸引起的流感样症状。

入院第4天：患者心脏超声提示二尖瓣钙化伴关闭不全，左房扩大，左室舒张功能减低。腹部CT检查示：肝脏、胸椎、腰椎、肋骨多发转移瘤。追问病史，患者诉近1个月右上腹有不适感，考虑肝脏转移。

入院第7天：放弃内分泌治疗，调整化疗方案为多西他赛注射液 + 0.5% GS 250 mL 120 mg iv.gtt q21d 卡培他滨片 1.5 mg p.o. b.i.d.（d1–14），同时给予预处理、保肝、护胃、止吐等药物。

入院第9天：患者病情稳定，完成化疗，办理出院。

出院带药：卡培他滨片 1.5 g p.o. b.i.d.；还原性谷胱甘肽 0.3 g p.o. t.i.d.；乳果糖口服液口服按需。

（二）案例分析

【抗肿瘤治疗】

患者行乳腺癌改良根治术3年余，已行FEC方案6周期具体剂量不详。患者4个月前行PET-CT提示患者出现多发骨转移，且乳腺癌相关肿瘤标志物升高。诊断为乳腺癌多发骨转移，目前患者一般情况可，肝酶轻度升高，肾功能及血常规无明显异常，给予氟维司群行内分泌治疗；因患者发生骨转移，给予唑来膦酸治疗，后续腹部CT检查发现患者出现肝脏转移，随停用内分泌治疗改为多西他赛联合卡培他滨化疗。

对于复发或者Ⅳ期乳腺癌的全身治疗主要以延长生存期，提高生活质量为目的，而非治愈。因此，只要情况允许应优先选择毒性尽可能小的治疗方案,即满足条件的情况下毒性较小的内分泌治疗优于细胞毒性治疗。晚期乳腺癌患者的治疗应根据复发是否为单纯骨转移进行分层,此患者初期仅出现骨转移,且患者免疫组化为:ER(＋＋)、PR(＋＋)、HER2(－)、Ki67(＋,22%),按照病理分子分型为 luminal B 型中的 HER2 阴性型。因此仍可考虑内分泌治疗。考虑对于一线内分泌治疗失败的患者,可换选择的药物包括他莫昔芬、托瑞米芬、不同机制的芳香化酶抑制剂、氟维司群或孕激素类药物进行二线内分泌治疗。本例患者选择氟维司群进行治疗。后续发现患者出现转氨酶升高的肝脏转移,根据激素受体阳性患者出现内分泌治疗耐药,或出现有症状的内脏转移时,进展迅速需进行化疗治疗。乳腺癌化疗首选包含紫杉醇类或蒽环类药物进行化疗,该患者既往选用过蒽环类药物,因此选用培美曲塞联合卡培他滨进行联合化疗治疗,多西他赛用量 120 mg q21d,计算体表面积单位剂量为 1.60 mg/m²;卡培他滨用量 1.5 mg b.i.d.(d1-14),计算体表面积单位剂量为 1.578 mg/m²,为成人标准推荐剂量。辅以保肝、止吐、抑酸护胃等对症支持治疗。

临床药师观点:符合化疗适应证,排除化疗禁忌证,方案选择合理,用法用量正确。

【骨转移治疗】

乳腺癌骨转移在复发转移乳腺癌的病程发生率为 65%～75%,骨转移可严重的影响患者的生活质量,但骨转移本身一般不直接影响患者的生命;有效的治疗手段多,不合并内脏转移的患者生存周期较长,因此需要对于骨转移进行积极的控制,根据指南等推荐采用双膦酸盐或地诺单抗进行抗骨转移治疗,双膦酸盐药物药物包括唑来膦酸或帕米膦酸二钠。本例患者选用唑来膦酸,给药前测定患者肾功能及血钙、镁离子情况符合正常范围。嘱患者应用此药后 3 个月内不可进行牙科手术。此患者应用唑来膦酸后出现一过性流感样症状,为唑来膦酸常见不良反应多为轻度,对症处理即可。

临床药师观点：此处治疗用药有1点不妥。长期采用双膦酸盐进行骨转移治疗的患者应注意补充500 mg的钙及适量的维生素D，此患者并未进行相应的补充。

【止吐治疗】

目前认为化疗所致呕吐主要通过以下途径引起：① 化疗药物刺激胃肠道，嗜铬细胞释放神经递质，神经递质与相应受体结合，由迷走神经和交感神经传入呕吐中枢而导致呕吐；② 化疗药物及其代谢产物直接刺激CTZ，进而传递至呕吐中枢引发呕吐；③ 感觉、精神因素直接刺激大脑皮质通路导致呕吐，此类多见于预期性化疗所致呕吐。导致呕吐的神经递质主要有多巴胺、组胺、5-HT、P物质等。其中多巴胺、5-HT和P物质是与化疗所致呕吐最为相关的3种神经递质，分别与相应的多巴胺受体2、5-HT$_3$受体和NK-1受体结合，刺激CTZ和呕吐中枢，诱发呕吐反应。本病例中采用的多西他赛及卡培他滨为低致吐风险化疗药物，选用中度致吐风险预防用药，地塞米松联合帕洛诺司琼进行治疗。

临床药师观点：① 患者无肠梗阻、脑转移等潜在致吐因素，且卡培他滨及多西他赛为低致吐风险药物，因此患者可降低止吐药物等级。对于低度止吐药物患者可选择地塞米松、甲氧氯普胺或氯丙嗪中的一种口服或静脉给药，其他选择为短效5-HT$_3$受体拮抗剂口服给药，考虑患者为乳腺癌，需排除有争议的甲氧氯普胺，在其他药物中进行选择即可。② 患者有便秘病史，帕洛诺司琼作用较强且药物半衰期较长，注意有诱发患者便秘的风险。

（三）药学监护要点

（1）注意监测肝肾功能、血钙及镁离子情况。

（2）嘱诉患者应用唑来膦酸前多饮水，充分水化可减轻流感样症状。坚持补钙。

（3）嘱患者卡培他滨餐后30 min内用水吞服。

（4）嘱患者如出现便秘可首次给予乳果糖口服液30 mL早餐

前服用,后根据实际情况加减剂量。

案例四

(一)案例回顾

【主诉】

左乳癌术后1年余。

【现病史】

患者,女性,67岁。因乳腺癌就诊肿瘤科行化疗及抗HER2治疗。

患者两年前行左乳腺浸润性导管癌改良根治术。术后病理示左乳外上限浸润性导管癌,肿瘤转移至左腋窝1/17只淋巴结。免疫组化:ER(−)、PR(−)、HER2(+++)、Ki67(+,15%),乳头及基底切缘阴性。后行AC-TH方案(多柔比星+环磷酰胺序贯紫杉醇+曲妥珠单抗)8周期进行术后辅助化疗,后序贯曲妥珠单抗1年治疗。紫杉醇化疗后期出现中性粒细胞减少,不良反应分级3级,经对症处理后好转;诉曲妥珠单抗使用后不适,伴心脏左室功能减弱,最低时射血分数(ejettion fraction, EF)30%,5周后心脏超声提示左心射血分数恢复正常。近日右上腹钝痛,疼痛评分5分,查肝脏MRI提示肝内多发病灶,结合病史考虑乳腺癌转移。现为求进一步治疗入院。

【既往史】

两年前行左乳腺浸润性导管癌改良根治术,2型糖尿病,二甲双胍0.5 g p.o. b.i.d.,血糖控制可。

【社会史、家族史、过敏史】

无。

【体格检查】

T: 36.3℃; P: 70次/min; R: 20次/min; BP: 130/80 mmHg。身高: 55 cm; 体重: 65 kg; 体表面积: 1.76 m²。

PS评分0分,NRS评分0分。

【实验室检查及其他辅助检查】

1. 实验室检查

（1）血常规：WBC 4.2×10^9/L、NEUT% 67.3%、RBC 4.81×10^{12}/L、Hb 142 g/L、PLT 109×10^9/L；其余指标基本正常。

（2）生化检查：TBIL 11.6 μmol/L、DBIL 5.10 μmol/L、TP 67 g/L、ALB 49 g/L、ALT 29 U/L、AST 21 U/L、LDH 101 U/L、AU 337 μmol/L、Cr 50 μmol/L（↓）、K^+ 4.17 mmol/L、Ca^{2+} 2.41 mmol/L；其余指标正常。

（3）肿瘤标记物：AFP 5.69 μg/L、CEA 9.61 μg/L（↑）、CA199 10.83 U/mL、CA125 10.86 U/mL、CA153 8.20 U/mL、NSE 10.3 μg/mL。

2. 其他辅助检查

（1）心电图：窦性心律、心电轴不偏、正常心电图。

（2）心脏超声：功能未见明显异常。

【诊断】

（1）乳腺癌左乳浸润性导管癌，rT2NxM1（肝脏）Ⅳ期，ECOG 1分。

（2）2型糖尿病。

【用药记录】

1. 抗肿瘤　多西他赛120 mg + 5% GS 250 mL iv.gtt q21d曲妥珠单抗260 mg + 0.9% NS 250 mL iv.gtt stat.（d4）。

2. 化疗辅助　兰索拉唑30 mg + 0.9% NS 100 mL iv.gtt stat.（d4–5）；帕洛诺司琼5 mg i.v.（d4）；地塞米松5 mg i.v. q.d.（d4–5）；奥氮平片2.5 mg p.o. q.n.（d4–5）；还原性谷胱甘肽2.7 g + 5% GS 250 mL iv.gtt q.d.（d4–5）；多烯磷脂酰胆碱930 mg + 5% GS 250 mL iv.gtt q.d.（d4–5）。

3. 止痛　氨酚羟考酮2片 p.o. b.i.d.（d1–5）。

【药师记录】

入院第1天：患者病情较为平稳，行中药辅助抗肿瘤治疗。疼痛明显,自服外购氨酚羟考酮2片 b.i.d.。

入院第2天:停用氨酚羟考酮,改用吗啡片进行剂量滴定,全天共使用吗啡 115 mg。

入院第4天:交代患者风险及进行密切监测下行TH方案化疗,化疗过程顺利,患者无不适主诉,患者现使用吗啡缓释片 60 mg p.o. b.i.d. 控制疼痛。

入院第6天:患者病情稳定,完成化疗,办理出院。

出院带药:还原性谷胱甘肽 0.3 g p.o. t.i.d.;乳果糖口服液口服按需。

(二)案例分析

【抗肿瘤治疗】

老年女性患者,诊断乳腺癌左乳浸润性导管癌,rT2NxM1(肝脏)Ⅳ期,ECOG 评分1分。患者按照病理分子分型为HER2过表达型,其病理提示肿瘤 ER、PR 阴性,HER2(+++)。既往辅助治疗行AC-TH共 8周期辅助化疗,紫杉醇用药期间出现Ⅲ度骨髓抑制,后继续进行曲妥珠单抗维持治疗,曲妥珠单抗用药后期出现心脏不适。

中国晚期乳腺癌临床诊疗专家共识2016指出,HER2 阳性晚期乳腺癌治疗时辅助使用过曲妥珠单抗治疗的晚期乳腺癌患者仍应接受抗 HER2 治疗,同时尽管曲妥珠单抗用药治疗 HER2 阳性复发有一定的疗效,但曲妥珠单抗与多种化疗药物具有协同增效作用,联合化疗效果更好。一线抗 HER2 的治疗方案首选曲妥珠单抗联合帕托珠单抗和紫杉类药物,除了联合紫杉醇、多西他赛外,曲妥珠单抗与其他单药化疗联合均被证实是安全的,如长春瑞滨、卡培他滨等。由于患者既往出现过心脏Ⅲ级不良反应,所以蒽环类不在考虑,因为蒽环类药物引起的心脏不可逆的损伤,对于患者HER2(+)的患者,曲妥珠单抗在治疗中具有较高的权重,患者目前心功能恢复正常,建议继续抗 HER2 治疗,密切监测心脏不良反应考虑到疗效、安全性及患者意愿,此患者行 TH 进行晚期乳腺癌治疗。

多西他赛用量140 mg q21d,计算体表面积单位剂量为80 mg/m²;曲妥珠单抗用量260 mg,按照首剂量4 mg/kg计算,为成人标准推荐剂量。

临床药师观点:符合化疗适应证,患者既往应用曲妥珠单抗后虽然出现一过性地LVEF降低,但在8周内心功能恢复,因此排除化疗禁忌证,方案选择合理,用法用量正确。

【疼痛治疗】

患者自述腹部钝痛,患者疼痛NRS评分4分,考虑为肿瘤对正常组织的侵蚀引起患者疼痛。

临床药师观点:此处治疗用药有1点不妥。对乙酰氨基酚肝脏毒性大应短期或间断应用,不宜长期应用,且《中华人民共和国药典》(2015版)规定对乙酰氨基酚限定剂量为2 g/d。氨酚羟考酮中含有对乙酰氨基酚325 mg,每天8片超过其限定日剂量,考虑患者日服用羟考酮剂量40 mg大于一周为阿片耐受患者,本患者将氨酚羟考酮更换为强阿片类药物进行剂量滴定,日消耗吗啡片115 mg,遂更换为长效口服吗啡片为60 mg p.o. b.i.d.。

【骨髓抑制】

在全身化疗中,由化疗引起的粒细胞减少是主要的剂量限制性毒性,并且和实际的发病率、死亡率和治疗费用相关。粒细胞减少可以导致发热和粒细胞减少症或是伴发热的粒细胞减少症并经常导致患者住院和经验性使用抗生素。这些并发症通常导致化疗药物剂量降低或治疗延迟,可能影响临床疗效。患者既往应用紫杉醇注射液出现Ⅲ度骨髓抑制。本患者采用多西他赛进行化疗,多西他赛在乳腺癌化疗中出现中性粒细胞减少性发热的概率为10%~20%,为中风险,在联合或不联合单克隆抗体(如曲妥珠单抗、利妥昔单抗)的化疗方案,加入单克隆抗体可能会增加中性粒细胞减少的风险。此患者前期未预防性应用粒细胞集落刺激因子进行预防。

临床药师观点：对于中风险的化疗方案的患者需要评估患者的危险因素包括：是否为化疗或放疗前；是否为持续性的中性粒细胞减少；骨髓受肿瘤侵犯；近期做过手术或有开放性伤口；肝功能损害（DBIL > 2.0 μmol/L）；肾功能损害（Ccr < 50 mL/min）；年龄 > 65 岁接受完整剂量强度的化疗。当出现 ≥ 1 个危险因素时，需要考虑使用粒细胞集落刺激因子，此患者既往应用紫杉醇出现Ⅲ度骨髓抑制，需注意患者血象情况，注意交代患者化疗后 7 ～ 14 d 复查血常规，如有需要出院，带药粒细胞集落刺激因子。

（三）药学监护要点

（1）患者既往出现Ⅲ度骨髓抑制，嘱患者在化疗后 7 ～ 14 d，于当地复查血常规，如有中性粒细胞等降低需及时就诊。

（2）患者既往应用曲妥珠单抗出现 LVEF 降低，建议患者曲妥珠单抗治疗期间每 3 个月或更频繁地进行 LVEF 测量，以防止心脏功能异常。

（3）交代患者吗啡缓释片应服用方式及注意事项，预防阿片类药物胃肠道反应，做好对症处理。

案例五

（一）案例回顾

【主诉】

右乳癌术后 2 年 6 个月，确诊骨转移 1 年 2 个月。

【现病史】

患者，女，45 岁。身高 165 cm，体重 65 kg，于 2 年 6 个月前行右乳癌改良根治术，术后行或可 CE→T 化疗 8 周期，具体为：CTX 1.0 g（d1），表柔比星 140 mg（d1），共 4 周期，多西他赛 140 mg（d1），共 4 周期，后口服他莫昔芬内分泌治疗。于 1 年 2 个月前出现右下肢肿胀，腰背部疼痛，CT 示骨转移，给予 GP 方案化疗，具体为：吉西他滨 1.8 g（d1、d8），顺铂 40 mg（d1-3），疼痛得到有效控制。6周期后给予戈舍瑞林及依西美坦内分泌治疗。半个月前患者再次出现腰背部疼痛,活动后加重,NRS评分6分,自服曲马朵缓释片100 mg p.o. q12h.,服药后疼痛控制不理想,辅助检查无特殊异常。

【既往史】

2005年5月行剖宫产手术。2型糖尿病史近5年,一直口服盐酸二甲双胍片和格列吡嗪片控制血糖,后因平时饮食未控制,监测血糖不规律,血糖控制不佳,换用精蛋白生物合成人胰岛素注射液。

【社会史、家族史、过敏史】

无。

【体格检查】

T: 36.9℃, P: 78次/min, R: 22次/min, BP: 125/80 mmHg, KPS评分80分,体表面积1.78 m²。

胸廓无畸形,右乳缺如,可见长约20 cm横行手术瘢痕,愈合良好。精神好,左侧颈前可触及大小约3 cm×2 cm淋巴结,固定、质硬,与周围组织粘连,无压痛。双肺呼吸动度均等,右下肺呼吸音略低,双肺未闻及干、湿性啰音。

【实验室检查及其他辅助检查】

1. 实验室检测

(1)血常规:WBC 6.3×10^9/L, NEUT% 65.2%, Hb 122 g/L。

(2)生化:ALT 54 U/L, AST 46 U/L, BUN 7.3 mmol/L, Cr 62 μmol/L, UA 462 μmol/L, GLU 8.5 mmol/L,电解质水平正常。

(3)骨碱性磷酸酶测定:110 U/L;骨钙素N段中分子片段测定(N-MID):8.16 ng/mL。

(4)降钙素:2.00 pg/mL。

(5)尿常规:尿潜血(-),尿酮体(+),尿蛋白(-)。

(6)大便常规+隐血试验:阴性。

2. 其他辅助检查 心电图示HR 82次/min,窦性心律,未见

ST-T变化。

【诊断】

（1）右乳腺癌术后（浸润性导管癌Ⅳ期），颈部淋巴结转移，多发骨转移。

（2）2型糖尿病。

【用药记录】

1. 抗肿瘤　多西他赛100 mg + 0.9% NS 250 mL iv.gtt（d3）；顺铂40 mg + 0.9% NS 500 mL（d3-5）。

2. 化疗　辅助注射用奥美拉唑40 mg i.v. q.d.（d1）；注射用泮托拉唑60 mg + 0.9% NS 100 mL iv.gtt q.d.（d2-10）；帕洛诺司琼0.25 mg i.v. q.d.（d2）。

3. 脱敏　地塞米松8 mg p.o. q12h.（d2-4）。

4. 增强免疫　胸腺法新1.6 mg s.c. biw（d1-10）。

5. 镇痛　盐酸羟考酮缓释片10 mg p.o. q12h.（d1-2）、20 mg p.o. q12h.（d3-10）、氨酚羟考酮片1片 p.o. p.r.n.（d1-10）。

6. 降血糖　精蛋白生物合成人胰岛素注射液早上8 U、晚上4 U s.c. b.i.d.（餐前5 min）（d1-10），甘精胰岛素注射液3 U s.c. q.n.（d1-10），盐酸二甲双胍片0.5 g p.o. t.i.d.（d6-10）。

7. 缓解便秘　乳果糖口服液15 mL p.o. b.i.d.（d8-10）。

8. 抗骨转移　唑来膦酸4 mg + 0.9% NS 100 mL iv.gtt q4w（d8）。

【药师记录】

入院第1天：查患者血常规、肝肾功能、尿常规和心电图等；评估腰背部疼痛，VAS评分6分，换用盐酸羟考酮缓释片10 mg p.o. q12h.镇痛，如有暴发痛临时给予氨酚羟考酮片。

入院第2天：根据实验室和辅助检查结果，评估患者血象和心功能情况，无化疗禁忌证，准备行TP方案化疗；预防性给予帕洛诺司琼止吐和地塞米松片脱敏；建议将抑酸护胃药物奥美拉唑40 mg i.v. q.d.换成泮托拉唑60 mg iv.gtt q.d.。

入院第3天：开始行化疗TP方案［多西他赛100 mg i.v. gtt q.d. + 顺铂40 mg iv.gtt q.d.（连续3 d）］；腰背部仍有暴发痛（≥3次/d），VAS评分5分，增加盐酸羟考酮缓释片剂量至20 mg p.o. q12h.。

入院第6天：空腹葡萄糖为12.64 mmol/L、餐后2 h葡萄糖为9.83 mmol/L，血糖控制不理想，请内分泌科会诊，调整降血糖方案，加用盐酸二甲双胍片0.5 g p.o. t.i.d.。

入院第8天：腰背部疼痛缓解，暴发痛次数明显减少（≤1次/d），NRS评分3分，给予唑来膦酸4 mg iv.gtt q4w抗骨转移；患者使用阿片类药物后出现便秘，及时使用乳果糖口服液通便治疗。

入院第11天，患者病情稳定，血常规和肝肾功能正常，腰背部疼痛减轻（NRS评分2分），血糖控制可，予以出院。

出院带药：盐酸二甲双胍片（0.5 g/片 ×20片/盒 ×1盒）0.5 g（1片）p.o. t.i.d.；盐酸羟考酮缓释片（20 mg/片 ×10粒/盒 ×2盒）20 mg（1片）p.o. q12h.；氨酚羟考酮片（10片/盒 ×2盒）1片 p.o. p.r.n.；胸腺法新（1.6 mg×2支/盒 ×5盒）1.6 mg s.c. biw（d1、d4）；乳果糖口服液（15 mL/包 ×6包/盒 ×1盒）15 mL p.o. b.i.d.。

（二）案例分析

【抗肿瘤治疗】

患者，女，中年人。诊断乳腺癌骨转移。于2年6个月前行右乳癌改良根治术，术后行CE→T化疗8周期，共4周期，后口服他莫昔芬内分泌治疗。于1年2个月前出现右下肢肿胀，腰背部疼痛，CT检查示骨转移，给予GP方案化疗，疼痛得到有效控制。化疗6周期后给予戈舍瑞林及依西美坦内分泌治疗。本次化疗选择多西他赛联合顺铂，辅以脱敏、水化、碱化尿液、抑酸护胃等对症支持治疗。计算体表面积按多西他赛75 mg/m^2、顺铂80 mg/m^2（成人标准推荐剂量）给药。为了减轻顺铂对肾脏毒性，总剂量分3次给药。

临床药师观点：对于一线治疗失败的复发、转移性乳腺癌

（MBC），现推荐标准二线化疗方案为多西他赛联合吉西他滨、铂类或长春瑞滨等，本次TP方案符合化疗适应证，排除化疗禁忌证，方案选择合理，用法用量正确。另外，考虑到多西他赛和奥美拉唑均为CYP3A4的代谢底物，奥美拉唑可能会减慢多西他赛的代谢，加重多西他赛毒性，建议医生换用泮托拉唑保护胃黏膜。

【药物镇痛】

患者腰背部酸痛，NRS评分为6分，给予曲马朵缓释片100 mg p.o. q12h.，疼痛控制仍不理想，酸痛明显，影响睡眠。考虑二阶梯药物不能有效控制疼痛，于入院第1天换用三阶梯药物盐酸羟考酮缓释片，从小剂量10 mg p.o. q12h.开始使用，出现暴发痛及时使用氨酚羟考酮片。入院前两天暴发痛次数较多（≥3次），根据暴发痛次数和氨酚羟考酮中羟考酮剂量，增加盐酸羟考酮缓释片剂量至20 mg p.o. q12h.，疼痛明显减轻，夜间睡眠平稳，NRS评分3分。入院第8天，患者出现轻度便秘，及时使用乳果糖口服液15 mL p.o. b.i.d.通便治疗。

临床药师观点：在临床上当二阶梯药物不能有效控制患者癌痛时，将二阶梯药物升级为三阶梯药物，其中盐酸羟考酮缓释片（奥施康定）有独特的ACROCONTINTM控释技术，其中38%药物即释，62%药物控释，达峰迅速，药效持久，所以阿片类药物中推荐使用盐酸羟考酮缓释片。骨转移癌痛是晚期恶性肿瘤最常见的并发症，常伴有炎性疼痛和神经病理性疼痛等特点，单纯的阿片类药物可能镇痛不全，需要辅助镇痛药物。对乙酰氨基酚在《NCCN临床实践指南：成人癌痛（2017.V2）》中列为骨癌痛主要辅助用药，氨酚羟考酮中含有对乙酰氨基酚和羟考酮，暴发痛时使用能快速减轻骨癌痛，规律用于阿片镇痛不全骨转移癌痛，协同镇痛，有效缓解肿瘤骨转移引起的疼痛。

【控制血糖】

患者入院时血糖8.5 mmol/L偏高，在短效胰岛素的基础上加用甘精胰岛素注射液，血糖恢复正常；化疗结束后测空腹葡萄糖和餐后 2 h 葡萄糖明显升高,请内分泌科医生会诊,建议加用盐酸二甲双胍片 0.5 g p.o. t.i.d.,血糖趋于稳定。

临床药师观点:为减轻体液潴留的发生,在注射多西他赛第 1 天开始服用地塞米松 8 mg q12h.(d2~4)。糖皮质激素能够促进蛋白质分解转变为糖,减少葡萄糖的利用,因而使血糖及肝糖原都增加。该患者糖尿病史 5 年,应用激素可能升高血糖,化疗过程中应监测血糖,减少血糖波动。

【抗骨转移】

对于乳腺癌骨转移患者,美国临床肿瘤协会推荐应用双膦酸盐类药物,入院第 8 天,腰背部疼痛控制可,为了进一步减轻骨癌痛,医生给予可以短时(15 min)静脉给药的唑来膦酸抗骨转移。用药过程中可能会出现发热、关节痛、肌肉痛、骨痛和疲倦等流感样症状,可预防性口服解热镇痛药物。

临床药师观点:唑来膦酸有剂量相关性的肾毒性,化疗 TP 方案中顺铂的肾毒性强,减少治疗过程中出现肾功能损害,可选用肾毒性较小的伊班膦酸钠。

(三)药学监护要点

(1)注意监测血常规、肝肾功能、电解质水平和心功能情况。密切观察有无皮下淤血、胃肠道出血、血尿和黑便等症状的发生。

(2)顺铂用药前后须水化、碱化、利尿,补液量 2 L 以上;密切观察尿量,使尿量保持在 2 ~ 3 L/d。

(3)每片氨酚羟考酮中含有盐酸羟考酮 5 mg 和对乙酰氨基酚 325 mg,暴发痛时 1 天使用量不得超过 6 片,注意观察肝功能情况。

(4)唑来膦酸使用前应充分补水,静脉滴注不少于 15 min,密切关注血清中钙磷镁及 Cr 水平,与具有肾毒性的药物合用时应慎重。

第四节　药物治疗与治疗管理

一、临床药学监护要点

(一) 治疗方案选择

在乳腺癌的抗肿瘤药物治疗方案确定中,临床药师的药学监护任务同时产生,主要的工作包括:适应证和禁忌证的审核、化疗方案的选择、剂量的确定与调整和给药途径的确定,最终形成合理的个体化抗肿瘤药疗方案。乳腺癌的药物治疗包括化疗、内分泌治疗、靶向药物治疗三大类。对于激素受体阴性、转移灶并不局限于骨、软组织、伴有症状的内脏转移,或激素受体阳性但对内分泌治疗耐药的患者,应接受化疗。晚期患者姑息化疗包括单药与联合方案,序贯单药化疗适用于转移部位少、肿瘤进展慢、无重要器官转移的患者;联合化疗适用于病变广泛且有症状、需要迅速缩小肿瘤的患者。晚期乳腺癌的内分泌治疗围绕抗雌激素治疗展开,主要用于ER和(或)PR阳性的乳腺癌患者,应根据患者的月经状态选择适当的内分泌治疗药物。

乳腺癌患者的化疗方案选择,分为术后辅助化疗、新辅助化疗及复发或转移乳腺癌的化疗方案,需根据患者的情况进行评估与选择;而原则上内分泌治疗首选ER和(或)PR阳性的患者,对于ER和PR均阴性的患者不推荐辅助内分泌治疗。治疗乳腺癌有效的分子靶向药物有曲妥珠单抗、帕妥珠单抗、拉帕替尼及贝伐单抗等。

（二）预处理与支持治疗

为减少抗肿瘤药物带来的治疗风险和毒副反应，应该对患者的相关指标进行监护，并重视一些可能发生的副反应的预处理与支持治疗。如对于使用有累积心脏毒性的蒽环类药物的患者来说，使用时应评估LVEF，必要时应给予适当药物如右雷佐生预防心脏毒性；在使用骨髓毒性风险较大的药物时，粒细胞集落刺激因子应纳入治疗方案中；在使用含紫杉醇方案时，应进行地塞米松、苯海拉明、西咪替丁等预处理。

二、常见用药错误归纳与要点

（一）止吐方案选择不合理

化疗所致恶心呕吐的治疗以预防为主。在肿瘤相关治疗开始前，应充分评估呕吐发生风险，制订个体化的呕吐防治方案。如在化疗前给予预防性地止吐治疗；在末次化疗后，接受高度和中度催吐风险药物进行化疗的患者，恶心、呕吐风险分别至少持续2～3 d。因此在整个风险期，均需对呕吐予以防护。当患者化疗方案为高度催吐风险的药物时，推荐在化疗前采用三药方案，包括单剂量5-HT$_3$受体拮抗剂、地塞米松和NK-1受体拮抗剂。

（二）骨转移治疗策略错误

在晚期乳腺癌中，骨转移的发生率为65%～75%，而首发症状为骨转移者占27%～50%。骨痛、骨损伤、骨相关事件及生活质量降低是乳腺癌骨转移常见的并发症。乳腺癌骨转移综合治疗的主要目标为缓解疼痛；回复功能，改善生活质量；控制肿瘤进展，延长生存期。目前，临床资料和专家观点认为：①对于没有骨转移影像学证据的患者，以及出现骨外转移但没有骨转移证据的患者，目前均不推荐使用双膦酸盐。② 目前不推荐双膦酸盐作为乳腺癌术后辅助治疗用药。③ 对于骨转移引起的骨痛或高钙血症、影像学证实的骨转移或显示骨破坏的患者,推荐使用双膦酸盐。若患者检查指标提示骨转移,应在行化疗的基础上给予双膦酸盐治疗。

(三) 分子靶向治疗治疗策略错误

分子靶向治疗药物的特点是高效、低毒、患者的耐受性好,能选择性地杀死肿瘤细胞,而对正常组织的影响较小。治疗乳腺癌有效的分子靶向药物包括曲妥珠单抗、帕妥珠单抗、拉帕替尼及贝伐珠单抗等,曲妥珠单抗治疗早期乳腺癌可将 10 年的无病生存率从 62.2% 增加到73.7%;治疗转移性乳腺癌可以提高患者的总生存期,有些患者可以获得更长的生存时间。因此,在无禁忌证的前提下,患者应尽可能早地接受抗 HER2 的治疗。

使用曲妥珠单抗应注意:① 治疗前必须获得HER2 阳性的病理学证据;② 通常不与蒽环类药物联合应用,因其会增加心脏毒性;③ 与非蒽环类化疗、内分泌治疗及放射治疗可同期应用;④ 开始治疗前应检测LVEF,并在用药期间每3个月监测1次。

(四) 内分泌治疗药物选择不正确

目前认为,激素受体阳性乳腺癌是一种慢性疾病,患者的生存时间长、预后好。大部分这类患者对内分泌治疗敏感,治疗获益大。因此,内分泌治疗在乳腺癌治疗中具有极其重要的地位。根据患者月经状态选择适当的内分泌治疗药物。一般绝经前患者优先选择他莫昔芬(三苯氧胺),亦可联合药物或手术去势。绝经后患者优先选择第三代芳香化酶抑制剂,通过药物或手术达到绝经状态的患者也可以选择芳香化酶抑制剂。

(五) 药物相互作用未重视

本书所示案例中抗肿瘤治疗方案中包括曲妥珠单抗、多柔比星等具有心脏毒性的药物,治疗过程中应注意对心脏功能的影响。多柔比星具有心脏毒性,且慢性心脏毒性危害较重,当其累计剂量超过450～500 mg/m²,患者出现充血性心力衰竭的危险性大大增加,且心力衰竭可在用药几周或几月后出现。曲妥珠单抗所致心脏毒性并不明显,但与蒽环类药物合用时心脏不良事件发生率增加。因此,临床上不建议曲妥珠单抗与蒽环类药物联用,曲妥珠单抗可在AC方案后与紫杉醇联合使用或者化疗完成后序贯使用。

第五节 规范化药学监护路径

乳腺癌的化疗，根据其目的分为新辅助化疗、辅助化疗和姑息化疗（又称挽救性化疗）。为了使化疗和对症治疗达到最佳效果，并确保患者用药安全，临床药师要按照个体化治疗的要求，依据规范化药学监护路径，开展具体的药学监护工作。

现参照乳腺癌临床路径指南中的临床治疗模式与程序，建立乳腺癌治疗的PCP（表7-2）。意义在于规范临床药师对乳腺癌患者开展有序的、适当的临床药学服务工作，并以其为导向为肿瘤患者提供个体化的药学服务。

表7-2 乳腺癌药学监护路径

适用对象：第一诊断为乳腺癌（ICD10：C50/D05）

患者姓名：_____　性别：_____　年龄：_____

门诊号：_____　住院号：_____

住院日期：____年____月____日

出院日期：____年____月____日

标准住院日：≤18 d

时间	住院第1天	住院第2天	住院第3天	住院第4～14天	住院第15天（出院日）
主要诊疗工作	□ 药学问诊（附录1）	□ 药学评估（附录2）	□ 化疗方案分析	□ 医嘱审核	□ 药学查房

（续表）

时间	住院第1天	住院第2天	住院第3天	住院第4～14天	住院第15天（出院日）
主要诊疗工作	□ 用药重整	□ 药历书写（附录3）	□ 完善药学评估 □ 制定监护计划 □ 化疗宣教	□ 疗效评价 □ 不良反应监测 □ 用药注意事项	□ 完成药历书写 □ 出院用药教育
重点监护内容	□ 一般患者信息 □ 药物相互作用审查 □ 其他药物治疗相关问题	□ 体力状况评估 □ 肿瘤诊疗评估 □ 疼痛诊疗评估 □ 既往病史评估 □ 用药依从性评估 **治疗风险和矛盾** □ 骨髓造血功能 □ 肝肾功能 □ 出、凝血风险 □ 心功能 □ 外周神经功能 □ 过敏体质 □ 胃肠功能 □ 其他		**病情观察** □ 参加医生查房，注意病情变化 □ 药学独立查房，观察患者药物反应，检查药物治疗相关问题 □ 查看检查、检验报告指标变化 □ 检查患者服药情况 □ 药师记录 **监测指标** □ 症状 □ 注意观察体温、血压、体重等 □ 血常规 □ 肝肾功能	**治疗评估** □ 化疗不良反应 □ 疼痛 □ 支持治疗 □ 造血生长因子 □ 并发症 □ 既往疾病 **出院教育** □ 正确用药 □ 患者自我管理 □ 定期门诊随访 □ 监测血常规、肝肾功能、电解质

时间	住院第1天	住院第2天	住院第3天	住院第4～14天	住院第15天（出院日）
病情变异记录	□无 □有,原因: 1. 2.	□无 □有,原因: 1. 2.	□无 □有,原因: 1. 2.	□无 □有,原因: 1. 2.	□无 □有,原因: 1. 2.
药师签名					

伊 佳 李 亚 白汉生 陈 伦

第八章

胰腺癌

第一节　疾病基础知识

【病因和发病机制】

胰腺癌是常见的消化系统肿瘤，其特点为恶性程度高、病程短、进展快、预后差，中位生存期为6～9个月，目前约占所有恶性肿瘤的2%～3%。美国男性胰腺癌发病率排名恶性肿瘤第10位，女性排名第11位，但死亡率无论男、女均高居恶性肿瘤第4位。中国男性胰腺癌发病率排名恶性肿瘤第8位，男、女死亡率分别排名恶性肿瘤的第6位和第8位，且全球范围内均呈快速上升趋势。

1. 病因　胰腺癌病因未明，一般认为吸烟、高脂饮食和体重指数超标可能是胰腺癌主要危险因素。糖尿病、酗酒及慢性胰腺炎等与胰腺癌的发生也有一定关系。

2. 发病机制　胰腺癌的发生是多基因病变，多步骤、多阶段地演变过程，与胰腺癌相关的癌基因异常一般分为三大类别，即原癌基因激活或过度表达，抑癌基因失活和DNA错配修复基因异常。除此之外，一些生长因子及其受体及组织金属蛋白酶等异常对胰腺癌的发病也起促进作用。

【诊断要点】

1. 临床表现　多数胰腺癌患者起病隐匿，早期症状不典型，可以表现为腹胀、腹痛、食欲减退、消化不良、体重减轻、乏力、恶心、呕吐、黄疸、脂肪泻等，均无特异性，常易与其他消化系统疾病相混淆。早期体格检查一般无明显体征，当疾病处于进展期时，可以出现黄疸、肝脏增大、胆囊肿大、上腹部肿块及腹腔积液等阳性体征。

2.实验室检查及其他辅助检查

1.实验室检查　血常规检查,生化检查(肝功能、肾功能、血糖、电解质等),血清肿瘤标志物。

2.其他辅助检查　影像学检查[包括腹部超声、CT、MRI、ERCP、内镜超声(EUS)、PET-CT等检查],组织病理学与细胞学检查、心电图等相关检查。

【治疗】

1.治疗原则　在胰腺癌的诊治过程中,强调遵循多学科综合诊治的原则,肿瘤内科、肿瘤外科、放疗科、影像科和病理科等学科专家共同参与,根据肿瘤的分子生物学特征、病理类型和临床分期等,结合患者的体能状况等进行全面的评估,制订科学、合理的诊疗计划,积极应用手术、化疗、放疗、介入及分子靶向药物等手段综合治疗,以期达到治愈或控制肿瘤发展、改善患者生活质量、延长生存时间的目的。

2.治疗方法

(1)外科治疗:只有5%～20%的患者确诊时有手术机会,包括可根治切除胰腺癌手术治疗、可能切除胰腺癌的手术治疗及姑息性手术治疗。

(2)内科治疗:分为术后辅助治疗、新辅助治疗和不可切除的局部晚期或转移性胰腺癌治疗。术后辅助化疗具有明确地疗效,可以防止或延缓肿瘤复发,提高术后长期生存率。推荐以吉西他滨或氟尿嘧啶类药物为基础的化疗方案。对于可能切除的胰腺癌患者,如体能状况良好,可以采用联合化疗方案或单药进行新辅助治疗,降期后再行手术切除。对于不可切除的局部晚期或转移性胰腺癌,积极地化学治疗有利于减轻症状、延长生存期和提高生活质量。

(3)放射治疗:同步放化疗是局部晚期胰腺癌的主要治疗手

段之一,可以提高局部晚期胰腺癌的中位生存期,缓解疼痛症状,从而提高临床获益率。

（4）其他治疗:包括介入治疗、姑息治疗与营养支持、中医药治疗。

第二节　常用化疗方案

　　胰腺癌常用的化疗药物包括氟尿嘧啶类、吉西他滨、白蛋白紫杉醇、铂类、伊利替康等。化疗亦可联合靶向药物如厄洛替尼、尼妥珠单抗等。

表 8-1　胰腺癌化疗方案

方案与疗程	使用药物	剂　量	使用时间	备　注
吉西他滨单药（28 d）	吉西他滨	1 000 mg/m^2	d1、d8、d15	
GEMOX方案①（21 d）	吉西他滨	1 000 mg/m^2	d1、d8	
	奥沙利铂	100 mg/m^2	d1	
GEMOX方案②（14 d）	吉西他滨	1 000 mg/m^2	d1	
	奥沙利铂	85 mg/m^2	d1	
GEMCAP方案（21 d）	吉西他滨	1 000 mg/m^2	d1、d8	
	卡培他滨	650 mg/m^2 b.i.d.	d1-14	
GS方案（21 d）	吉西他滨	1 000 mg/m^2	d1、d8	
	替吉奥	30～50 mg/m^2 b.i.d.	d1-14	
GEMDDP方案（28 d）	吉西他滨	800～1 000 mg/m^2	d1、d8、d15	
	顺铂	25 mg/m^2	d1、d8、d15	

方案与疗程	使用药物	剂　量	使用时间	备　注
nab-P + G 方案（28 d）	吉西他滨	1 000 mg/m²	d1、d8、d15	
	紫杉醇（白蛋白结合型）	125 mg/m²	d1、d8、d15	
吉西他滨 + 厄洛替尼（21 d）	吉西他滨	1 000 mg/m²	d1、d8、d15	
	厄洛替尼	100 mg q.d.	d1−21	
吉西他滨 + 尼妥珠单抗（21 d）	吉西他滨	1 000 mg/m²	d1、d8、d15	
	尼妥珠单抗	400 mg	d1、d8、d15	
5-FU/LV 方案（28 d）	氟尿嘧啶	425 mg/m²	d1−5	
	亚叶酸钙	20 mg/m²	d1−5	
FOLFIRINOX 方案（14 d）	奥沙利铂	85 mg/m²	d1	
	伊立替康	180 mg/m²	d1	
	氟尿嘧啶	400 mg/m²	d1	
	亚叶酸钙	400 mg/m²	d1	
	氟尿嘧啶	2 400 mg/m²	亚叶酸钙后，持续46h	
替吉奥单药（42 d）	替吉奥	40 ～ 60 mg/m² b.i.d.	d1−28	< 1.25 m²，80 mg/d；1.25 ～ 1.5 m²，100 mg/d；> 1.5 m²，120 mg/d

方案与疗程	使用药物	剂　量	使用时间	备　注
FOLFOX4 （14 d）	奥沙利铂	85 mg/m²	d1	
	亚叶酸钙	200 mg/m²	d1-2	
	氟尿嘧啶	400 mg/m²	d1-2	
	氟尿嘧啶	600 mg/m²	d1-2 c.i. 22 h	
卡培他滨单 药（21 d）	卡培他滨	1 000 mg/m² b.i.d.	d1-14	
OFF方案 （42 d）	奥沙利铂	85 mg/m²	d8、d22	
	氟尿嘧啶	500 mg/m²	d1、d8、 d15、d22	
	亚叶酸钙	200 mg/m²	d1、d8、 d15、d22	
CapeOX方 案（21 d）	卡培他滨	800～ 1 000 mg/m² b.i.d.	d1-14	
	奥沙利铂	130 mg/m²	d1	
卡培他滨＋ 厄洛替尼 （21 d）	卡培他滨	1 000 mg/m² b.i.d.	d1-14	
	厄洛替尼	150 mg q.d.	d1-21	
EP方案 （28 d）	依托泊苷	130 mg/m²	d1-3	
	顺铂	45 mg/m²	d2、d3	
EC方案 （21 d）	依托泊苷	140 mg/m²	d1-3	
	卡铂	AUC=5	d1	

方案与疗程	使用药物	剂　量	使用时间	备　注
IP方案① (28 d)	伊立替康	60 mg/m²	d1、d8、d15	
	顺铂	60 mg/m²	d1	
IP方案② (21 d)	伊立替康	65 mg/m²	d1、d8	
	顺铂	30 mg/m²	d1、d8	
替莫唑胺单药 (28 d)	替莫唑胺	150 mg/m² q.d.	d1-7, d15-21	
舒尼替尼单药	舒尼替尼	37.5 mg q.d.	直至肿瘤恶化或无法耐受	
依维莫司单药	依维莫司	10 mg q.d.	直至肿瘤恶化或无法耐受	

第三节　经典案例

案例一

（一）案例回顾

【主诉】

胰腺癌术后33个月，复发转移19个月。

【现病史】

患者，男，46岁。33个月前体检发现胰腺内占位，于复旦大学附属中山医院行胰体尾肿瘤切除术联合脾切除术，术后病理诊断为（胰体尾）导管腺癌，分化Ⅱ级，浸润胰周脂肪组织，癌组织与脾被膜纤维性粘连，脾实质未见癌累及，胰腺切缘未见癌累及。32个月前针对术后瘤床行辅助放疗（X-ray Dt 5 040 cGy/28Fx）期间同步给予替吉奥40 mg p.o. b.i.d.（d1-5），每7 d为1个疗程化疗。31个月前起行4周期术后辅助化疗：吉西他滨1.2 g iv.gtt（d1、d8、d15），每28 d为1个疗程，定期随访未见异常。20个月前复查CT：胰腺癌术后，右侧中下腹及盆腔多发大小不等结节（较大者3.2 cm× 2.1 cm），CA199 91.8 U/mL，临床考虑疾病复发，于外院继续行1周期吉西他滨1.2 g iv.gtt（d1、d8）q3w化疗。PET-CT检查：新增腹盆腔多发转移灶，肝胃间隙淋巴结转移。行姑息二线化疗6周期紫杉醇（白蛋白结合型）200 mg iv.gtt（d1、d8），每21 d为1个疗程。17个月前复查腹部、盆腔CT：右侧结肠旁沟稍大淋巴结（较大者10 mm），较前明显好转,评估病情PR。15个月前复查胸部、腹部、盆腔CT:右侧结肠旁沟见稍大淋巴结,直径小于1 cm,增强后略见强化,对比前篇缩小,两肺未见转移(大网膜病灶26.55 mm×11.38 mm,盆腔结节9.87 mm,其余病灶消失),评估病情PR,予替吉奥60 mg p.o. b.i.d.(d1–14),每21 d为1个疗程维持治疗,12个月前、9个月前复查均未见肿瘤复发转移。5个月前复查发现CA199 75.9 U/mL,CA242 35.1 U/mL,CA50 35.56 U/mL。复查腹部、盆腔CT示:胰腺癌治疗后,腹盆腔多发转移,较前片进展,评估病情PD,停止口服替吉奥。予3个周期nab–P＋G方案化疗:紫杉醇(白蛋白结合型)200 mg(125 mg/m^2)d1、d8＋吉西他滨1.2 g(1 000 mg/m^2)d1、d8,每21 d为1个疗程。3个月前复查腹部、盆腔CT示:腹盆腔转移病灶部分较前增大、部分较前缩小,CA199进行性升高,评估病情PD。患者PS评分1分,行4个周期FOLFOX4方案化疗:奥沙利铂150 mg(85 mg/m^2)(d1)＋亚叶酸钙300 mg(200 mg/m^2)(d1、d2)＋氟尿嘧啶650 mg(400 mg/m^2)(d1、d2),2.0 g(600 mg/m^2)(d1–2),c.i. 22 h,每14 d为1个疗程。患者化疗后无骨髓抑制,无明显手足麻木。第3周期化疗后出现双侧睾丸鞘膜积液,经治疗后好转;复查胸部CT:两肺未见明显转移征象;腹部、盆腔CT检查示:右侧结肠旁沟小结节,较前片增大,肝脏小囊肿,评估病情SD。末次化疗至今,有间断上腹隐痛,无明显恶心、呕吐、腹泻等,为行进一步治疗入院。

【既往史】

无。

【社会史、家族史、过敏史】

无。

【体格检查】

T:37.0 ℃;P:76次/min;R:20次/min;BP:130/80 mmHg;身高172 cm;体重65 kg;体表面积1.77 m^2。

双肺叩诊清音,听诊呼吸音清。

【实验室检查及其他辅助检查】

1. 实验室检查

(1) 血常规: WBC 5.99×10^9/L, NEUT% 55.3%, RBC 4.81×10^{12}/L, Hb 142 g/L, PLT 248×10^9/L。

(2) 生化: TP 72 g/L, PAB 0.22 g/L($\downarrow$), ALT 31 U/L, AST 30 U/L, LDH 227 U/L($\uparrow$), Cr 65 μmol/L, UA 281 μmol/L, GFR 113.28 mL/min, GLU(空腹)9.9 mmol/L($\uparrow$), HbA1c 9.0%($\uparrow$)。

(3) 血清肿瘤标志物: CEA 5.50 ng/mL($\uparrow$), CA199 330.7 U/mL($\uparrow$), CA724 93.1 U/mL($\uparrow$)。

(4) 凝血功能: D-dimer 0.72 mg/L。

2. 其他辅助检查 常规心电图示心率66次/min, P-R间期154 ms, QRS时限90 ms, Q-T间期404 m, QRS电轴66度。正常心电图。

【诊断】

(1) 胰腺癌(Ⅳ期),术后盆腔转移。

(2) 血糖升高。

【用药记录】

1. 抗肿瘤 注射用奥沙利铂注射液150 mg + 5% GS 500 mL iv.gtt q.d.(d2); 氟尿嘧啶注射液650 mg + 0.9% NS 100 mL iv.gtt q.d.(d2~3); 氟尿嘧啶注射液2.0 g + 5% GS 250 mL iv.gtt CIV 44 h (d3); 亚叶酸钙注射液300 mg + 0.9% NS 250 mL iv.gtt(d2~3); 盐酸厄洛替尼片100 mg p.o. q.d.(d2~4)。

2. 化疗辅助 地塞米松磷酸钠注射液5 mg + 5% GS 100 mL iv.gtt(d1); 盐酸帕洛诺司琼注射液0.25 mg + 0.9% NS 100 mL iv.gtt(d2~4); 注射用兰索拉唑30 mg + 0.9% NS 100 mL iv.gtt q.d.(d2~4); 注射用还原型谷胱甘肽1.8 g + 0.9% NS 100 mL iv.gtt(d2~4); 脱氧核苷酸钠注射液100 mg + 0.9% NS 100 mL iv.gtt(d2~4); 参芪扶正注射液250 mL iv.gtt q.d.(d2~4)。

3. 降糖　精蛋白生物合成人胰岛素注射液（预混30R）早、晚各8 IU s.c.（d2-4）。

【药师记录】

入院第2天：排除禁忌证后行第2个疗程FOLFOX4方案化疗"奥沙利铂150 mg d1 + 亚叶酸钙300 mg（d1、d2）+ 氟尿嘧啶650 mg（d1、d2），2.0 g c.i. 22 h（d1-2）"。

入院第3天，患者予胰岛素治疗后，血糖控制稳定。

入院第4天：患者化疗后无恶心、呕吐，无腹痛、腹泻，无咳嗽、发热，胃纳夜眠可，二便通畅，予出院。

出院带药：① 盐酸厄罗替尼片100 mg p.o. q.d.；② 盐酸洛哌丁胺胶囊 4 mg p.o.（首次发生腹泻时服用），2 mg p.o. p.r.n.（发生腹泻时服用）。

（二）案例分析

【抗肿瘤治疗】

患者中年男性，诊断为胰腺腺癌（Ⅳ期）术后盆腔转移，伴血糖升高，属于晚期，不可切除的转移性胰腺癌。根据《NCCN肿瘤临床实践指南：胰腺癌（2017.V1）》和《胰腺癌综合诊治中国专家共识（2016版）》：对于不可切除的局部晚期或转移性胰腺癌，积极的化学治疗有利于减轻症状、延长生存期和提高生活质量。患者身高172 cm，体重65 kg，体表面积1.77 m²，PS评分1分，NRS评分0分，体能状况良好。姑息挽救性化疗方案推荐包括：首选参加临床试验；既往接受过基于吉西他滨治疗的患者可选基于氟尿嘧啶类的化疗；既往接受过基于氟尿嘧啶类治疗的患者可选基于吉西他滨的化疗。也可行化疗联合分子靶向治疗：吉西他滨 + 厄洛替尼、吉西他滨 + 尼妥珠单抗。

临床药师观点：患者曾先后予以下几种药物。① 术后放疗同步口服替吉奥；② 4个疗程姑息一线吉西他滨单药化疗；③ 6个周期姑息二线紫杉醇（白蛋白结合型）单药化疗，口服替吉奥维持治疗；④ 3个疗程姑息三线nab-P + G方案化疗；⑤ 4个疗程姑息四线FOLFOX4方案化疗。评估病情SD。末次化疗至今,有间断上腹隐痛,无明显恶心、呕吐、腹痛、腹泻等,复查胸部CT:两肺未见明显转移征象;腹部、盆腔CT检查:右侧结肠旁沟小结节,较前片增大,肝脏小囊肿,病情评估为SD。考虑患者已使用过吉西他滨和氟尿嘧啶类等大多数指南推荐化疗药物,但CA199仍持续缓慢升高,此次尝试行化疗联合分子靶向治疗:FOLFOX4 + 厄洛替尼,化疗方案和剂量选择合理。

【化疗辅助治疗】

1. **止吐** 奥沙利铂为中度催吐危险药物,氟尿嘧啶为低度催吐危险药物,厄洛替尼为轻微催吐危险药物,应用帕洛诺司琼 + 地塞米松 + 兰索拉唑联合止吐。

2. **减轻骨髓抑制** 患者 PLT 和 WBC 均正常,但处于轻度贫血状态,予脱氧核苷酸钠改善贫血状况。

3. **保肝** 患者存在药物性肝损伤的高危因素,应用还原型谷胱甘肽促进肝脏解毒。

临床药师观点:辅助治疗方案主要有两点不甚合理。

(1)根据《NCCN肿瘤临床实践指南:止吐(2017.V1)》,患者化疗方案包含中度和低度风险致吐药物,应选择三联止吐方案,备选药物包括以下3种。① 5-HT$_3$受体拮抗剂:多拉司琼100 mg p.o. q.d.;格拉司琼2 mg p.o. q.d.或0.01 mg/kg(≤1 mg)i.v. q.d.;昂丹司琼16 ~ 24 mg p.o. q.d.或8 ~ 16 mg i.v. q.d.;帕洛诺司琼0.25 mg i.v. q.d.;② 地塞米松12 mg p.o. q.d.或静脉给药;③ NK-1受体拮抗剂:阿瑞匹坦125 mg(d1)/80 mg p.o. q.d.(d2-3)。《中国肿瘤治疗相关呕吐防治指南(2014版)》建议对于多药方案,应基于催吐风险最高的药物来选择止吐药。推荐方案为5-HT$_3$受体拮抗剂 + 地塞米松 ± NK-1受体拮抗剂 ± 劳拉西泮 + H$_2$受体拮抗剂或质子泵抑制剂。本病例选择长效的帕洛诺司琼连续3天静脉注射止吐不合理,帕洛诺司琼半衰期较长(40 h),化疗前单次给药即可,长程给药可能引起药物过量。

此外,奥美拉唑、艾司奥美拉唑、兰索拉唑主要经CYP2C19、CYP3A4、CYP1A2代谢,而厄洛替尼主要经CYP3A4、CYP1A2代谢。厄洛替尼与奥美拉唑合用,厄洛替尼的AUC和峰浓度(C_{max})分别降低46%和61%,达峰时间(T_{max})或半衰期无变化,因此兰索拉唑与厄洛替尼合用,会改变其溶解度,进而影响其生物利用度,且增加厄洛替尼剂量也不太可能补偿暴露量的减少。有研究显示,PPI给药前2 h或给药后10 h予厄洛替尼、厄洛替尼的AUC和C_{max}分别只降低减少15%和17%。药师建议选择主要经烟酰胺嘌呤二核苷酸磷酸代谢的雷贝拉唑或将口服厄洛替尼与静脉滴注兰索拉唑的时间间隔开。

(2)根据《肿瘤化疗所致血小板减少症诊疗中国专家共识(2014版)》,接受含铂类、吉西他滨、Ara-C、蒽环类等药物化疗为血小板减少症高危因素之一。但患者目前PLT值正常,无须予重组人血小板生成素(rhTPO)或重组人白细胞介素11(rhIL-11)治疗。根据《中国重组人粒细胞集落刺激因子在肿瘤化疗中的临床应用专家共识(2015版)》,发热性中性粒细胞减少症发生风险较大的患者可以预防性使用。患者非高龄、既往化疗或放疗过程出现2级WBC下降和2级中性粒细胞下降,肿瘤未侵及骨髓、营养和体力良好、无肝肾功能不全,无感染和开放性伤口等高危因素,因此不推荐预防性使用重组人粒细胞集落刺激因子(rhG-CSF)。尽管脱氧核苷酸钠有用于WBC减少症,血小板减少症辅助治疗的适应证,但其作用有限,预防性升白、升PLT不合理。

【降糖治疗】

患者入院后查FPG为9.9 mmol/L,次日检查FPG为8.4 mmol/L,予预混胰岛素控制血糖,出院前复查FPG为5.4 mmol/L。

临床药师观点:患者为晚期胰腺癌术后盆腔转移,曾行胰体尾肿瘤切除术,因此可能胰岛β细胞功能受损,胰岛素分泌不足,导致血糖升高。患者胰岛β细胞功能随病程进展逐渐减弱,及时启动胰岛素治疗能减轻胰岛β细胞负荷,改善胰岛素抵抗,

保护残存 β 细胞的功能。《中国2型糖尿病防治指南（2013版）》和《预混胰岛素临床应用专家共识（2016版）》指出，每天1次基础胰岛素或每天1～2次预混胰岛素均可作为胰岛素起始治疗方案，基础预混胰岛素能同时提供基础和餐时胰岛素，控制餐后血糖同时兼顾整体血糖。患者 HbA1c ≥ 9.0%，根据指南选择每天2次给药方案，一般为0.2～0.4 IU/(kg·d)或10～12 IU/d，按1：1分配到早餐前和晚餐前。患者出院前查空腹/餐前血糖水平正常，无须调整剂量，建议出院后继续每天早餐、晚餐前30 min注射（预混30R）精蛋白生物合成人胰岛素注射液。患者注射胰岛素后血糖控制良好，降糖治疗药物和剂量选择符合指南推荐。

（三）药学监护要点

（1）注意监测血常规、肝功能、肾功能和凝血功能，出现异常指标值时及时对症处理。

（2）奥沙利铂应选择5% GS溶解稀释，避免接触铝制容器，输液前后使用5% GS冲管，不得与氯化物或碱性溶液配伍，奥沙利铂可与氯离子发生取代反应和水合反应，生成类似顺铂的二氨二氯铂及水化后的杂质并沉淀；静脉滴注时间控制在2～6 h，以减少神经毒性。亚叶酸钙应先于氟尿嘧啶使用，以增加其疗效。

（3）奥沙利铂输注时及数小时后应避免冷刺激，如避免饮食寒凉的饮料或食品、冷水洗漱、呼吸冷空气、冬天接触金属物件（如病床扶手）等，以预防急性神经毒性症状的出现。氟尿嘧啶长期使用也可引起神经毒性。可以考虑使用甲钴胺、腺苷钴胺或氨磷汀预防神经毒性。氟尿嘧啶使用后可引起心肌缺血、出现心绞痛、心律失常等反应则及时停药。

（4）厄洛替尼应在餐前1 h或餐后2 h口服。如与PPI（雷贝拉唑除外）同一日使用时，建议厄洛替尼予晚餐后2 h口服，与PPI静脉滴注或口服间隔开。吸烟会导致厄洛替尼暴露量降低50%～60%，因此建议患者戒烟。

（5）厄洛替尼最应重视的不良反应为腹泻和肺损伤。腹泻通常可用洛哌丁胺控制,期间注意补充水和电解质。严重腹泻洛哌丁胺无效或出现脱水的患者需要减少剂量(每次减少50 mg)和暂时停止治疗。如出现急性或进行性肺部症状(如呼吸困难、咳嗽和发热),应停药并进行评估,确认为肺间质性病寸对症治疗。

(6)参芪扶正注射液应用时滴注不宜过快,成年人以40～60滴/min为宜,年老体弱者以40滴/min为宜。静脉注射初始30 min内应加强监护,如发现不良反应应及时停药。

(7)精蛋白生物合成人胰岛素每天应在早餐、晚餐前30 min皮下注射(不可静脉注射)。通常选择腹部(吸收更快)、臀部、大腿前部或三角肌注射,为防止脂肪萎缩,应在注射区域内轮换注射部位。注射时建议将皮肤捏起,注射后针头在皮下停留至少6秒。注射后30 min内必须进食含有糖类的正餐或加餐。

(8)精蛋白生物合成人胰岛素主要不良反应为低血糖,建议及时口服糖、巧克力或含糖食物。为评估降糖治疗效果并指导治疗方案的调整及预防不良反应的发生,应定期进行自我血糖监测(self monitoring blood glucose, SMBG),方案见表8-2。

表8-2 每天2次预混胰岛素注射患者的 SMBG 方案
("√"为需测血糖的时间)

血糖监测		空腹	早餐后	午餐前	午餐后	晚餐前	晚餐后	睡前
未达标	每周3 d	√				√		
	复诊前1 d	√	√		√		√	√
已达标	每周3次	√					√	√
	复诊前1 d	√	√		√		√	√

（9）精蛋白生物合成人胰岛素开封使用前应冷藏（2～8℃）储存，不得冷冻。开始使用后，室温（≤25℃）储存即可。

案例二

（一）案例回顾

【主诉】

胰腺导管腺癌术后近6个月，发现肝转移1周。

【现病史】

患者，女，73岁。6个月前因中上腹不适行全身检查，临床诊断为胰腺肿瘤，于复旦大学附属中山医院行胰体尾肿瘤切除术，脾切除术，术中探查：无腹水、无肝转移，无其他远处转移，肿瘤位于胰体，可活动，质地硬，肿瘤大小（肉眼病灶范围）为20 mm×15 mm，局部有浸润，无血管侵犯，术后病理诊断为（胰体尾）导管腺癌，分化Ⅱ级，癌组织侵及胰腺周围脂肪组织，神经束见癌侵犯。胰腺切缘未见癌组织累及。（脾脏）未见特殊，脾门血管内见血栓形成伴机化。检出胰周淋巴结3枚，脾门淋巴结3枚，均未见癌转移（0/6）。术后恢复良好，5个月前因胸闷气促行肺动脉CT示：右肺中叶肺动脉分支内小斑片状低密度影，PE可能。双下肢静脉彩超：双侧小腿肌层内静脉血栓形成，给予口服华法林抗凝治疗至今，INR维持在2.5～3.0。3个月前至今口服替吉奥胶囊40 mg b.i.d.，有皮肤色素沉着，无其他明显毒副反应，后定期随访，2周前行B超提示肝脏内低回声，后复查MRI，提示肝内多发转移。患者进食可、无腹胀、腹痛、皮肤巩膜黄染，复查INR升高至7.0，遂停止口服华法林10日余。

【既往史】

无。

【社会史、家族史、过敏史】

无。

【体格检查】

T：37.1℃；P：72次/min；R：12次/min；BP：125/

75 mmHg；身高 160 cm；体重 45 kg；体表面积 1.45 m²。

双肺叩诊清音,听诊呼吸音清。

【实验室检查及其他辅助检查】

1. 实验室检查

(1) 血常规: WBC 5.11 × 10⁹/L, NEUT% 70.2%, RBC 2.85 × 10¹²/L(↓), Hb 100 g/L(↓), PLT 315 × 10⁹/L。

(2) 生化: TP 62 g/L(↓), PAB 0.20 g/L(↓), GGT 53 U/L (↑), LDH 275 U/L(↑), CHE 3259 U/L(↓), Cr 64 μmol/L, GFR 78.90(↓), K⁺ 3.3 mmol/L(↓)。

(3) 血清肿瘤标志物: CEA 6.50 ng/mL(↑), CA125 43.5 U/mL (↑), CA153 26.3 U/mL(↑)。

(4) 凝血功能: FIB 187 mg/dl(↓), D-dimer 3.83 mg/L(↑)。

2. 其他辅助检查

(1) 常规心电图: HR 62 次/min, P-R 间期 142 ms, QRS 时限 90 ms, Q-T 间期 466 m, QRS 电轴-23 度。窦性心律,T 波改变。

(2) 胸部增强 CT: 左上肺小结节,考虑陈旧灶可能大,建议随访;两下肺少许纤维化。肝内见多发低密度灶伴环状强化。

(3) 肺动脉 CTA: 肺动脉及分支显示良好,走行正常,未见狭窄、充缺及扩张,未见明显栓塞。

(4) 血管彩超: 双上肢、双下肢深静脉血流通畅。

(5) 心超: 肺动脉收缩压 42 mmHg, LVEF 67%, 示二尖瓣后叶钙化、轻度主动脉瓣反流。

【诊断】

(1) 胰腺癌(Ⅳ期)术后肝脏转移。

(2) PE、下肢血栓形成。

【用药记录】

1. 抗肿瘤　注射用紫杉醇(白蛋白结合型)200 mg + 0.9% NS 100 mL iv.gtt q.d.(d6); 注射用盐酸吉西他滨 1.2 g + 0.9% NS 100 mL iv.gtt q.d.(d6)。

2. 化疗辅助　地塞米松磷酸钠注射液5 mg + 0.9% NS 100 mL iv.gtt q.d.(d6)；注射用兰索拉唑30 mg + 0.9% NS 100 mL iv.gtt q.d.(d6-7)；盐酸帕洛诺司琼注射液0.25 mg + 0.9% NS 100 mL iv.gtt q.d.(d6)；注射用还原型谷胱甘肽1.8 g + 0.9% NS 100 mL iv.gtt q.d.(d6-7)；脱氧核苷酸钠注射液150 mg + 0.9% NS 250 mL iv.gtt q.d.(d6-7)；胰酶肠溶胶囊 0.15 g p.o. t.i.d.(d5-6)；牛痘疫苗致炎兔皮提取物注射液7.2 U + 0.9% NS 250 mL iv.gtt q.d.(d6-7)。

3. 抗凝　低分子肝素注射液5 000 IU s.c. q12h.(d2-5)，低分子肝素注射液5 000 IU s.c. q.d.(d6-9)。

【药师记录】

入院第2天：行胸部增强CT、肺动脉CTA、心超等检查全面评估未见明显PE，予低分子肝素预防血栓形成。

入院第5天：患者诉消化不良，予胰酶肠溶胶囊。

入院第6天：消化不良得到改善，血栓评估后双下肢无静脉血栓的形成。

入院第7天：行血管彩超、目前无上下肢深静脉血栓。排除禁忌证后行第1个疗程姑息一线nab-P + G方案［注射用紫杉醇（白蛋白结合型）200 mg(d1) + 吉西他滨1.2 g(d1)］化疗。

入院第8天：患者化疗后无恶心、呕吐，无腹痛、腹泻，无咳嗽、发热，胃纳夜眠可，二便通畅，予出院。

出院带药：低分子肝素钙注射液5 000 IU s.c. q.d.；胰酶肠溶胶囊 0.15 g p.o. t.i.d.。

（二）案例分析

【抗肿瘤治疗】

患者老年女性。诊断为胰腺腺癌（Ⅳ期）术后肝脏转移，合并肺栓塞和双侧小腿肌层内静脉血栓，属于晚期不可切除的胰腺癌。根据《NCCN肿瘤临床实践指南：胰腺癌(2017.V1)》和《胰腺癌综合诊治中国专家共识(2016版)》：对于不可切除的局部晚期或转移性胰腺癌,积极的化学治疗有利于减轻症状、延长生存期和提高生活质量。患者身高160 cm,体重45 kg,体表面积1.45 m²,PS评分0分,NRS评分0分,体能状况良好,一线治疗推荐的化疗方案有:nab-P + G方案[紫杉醇(白蛋白结合型) + 吉西他滨]、FOLFIRINOX方案(奥沙利铂 + 伊立替康 + 氟尿嘧啶 + 亚叶酸钙)、GS方案(吉西他滨 + 替吉奥)、吉西他滨单药、替吉奥单药、吉西他滨 + 卡培他滨、吉西他滨 + 顺铂、吉西他滨 + 厄洛替尼、吉西他滨 + 尼妥珠单抗等。指南推荐nab-P + G方案具体为:给予紫杉醇(白蛋白结合型)125 mg/m²(d1、d8、d15) + 吉西他滨1 000 mg/m² iv.gtt,每28 d 1个疗程。

临床药师观点:患者有化疗适应证,排除化疗禁忌证,化疗选择nab-P + G方案合理。患者为轻度肾功能不全,吉西他滨99 %经肾脏排泄,但轻至中度肾功能不全(GFR:30 ～ 80 mL/min)对其药代动力学特点没有显著影响,而肾脏清除也非紫杉醇排泄的主要途径,可不予调整剂量,考虑到患者为老年女性初次化疗,适当降低给药频次,方案调整为紫杉醇(白蛋白结合型)200 mg(d1、d15)(125 mg/m²) + 吉西他滨1.2 g(800 mg/m²)(d1、d15),每28 d 为1个疗程。

【化疗辅助治疗】

1. 止吐　吉西他滨和紫杉醇(白蛋白结合型)均为低度催吐危险药物,应用帕洛诺司琼 + 地塞米松 + 兰索拉唑联合止吐。

2. 减轻骨髓抑制　患者PLT和WBC均正常,但处于轻度贫血状态,予脱氧核苷酸钠改善贫血状况。

3. 保肝　患者存在药物性肝损伤的高危因素,应用还原型谷胱甘肽促进肝脏解毒。

4. 改善消化不良　患者胰体尾肿瘤切除术后,胰腺外液分泌不足,诉消化不良,予胰酶肠溶胶囊(胰蛋白酶、胰脂肪酶和胰淀粉酶)行替代治疗。

5. 预防神经毒性　紫杉醇可致神经毒性,予牛痘疫苗致炎兔皮提取物预防神经毒性。

临床药师观点：辅助治疗方案主要有3点不甚合理：

（1）根据《NCCN肿瘤临床实践止吐指南（2017.V1）》，患者化疗方案均为低度催吐危险药物，应从如下4种方案中选择1种。① 地塞米松8～12 mg p.o. q.d.或静脉给药；② 甲氧氯普胺10～20 mg p.o. q.d.或静脉给药；③ 丙氯拉嗪10 mg p.o. q.d.或静脉给药；④ 5-HT$_3$受体拮抗剂：多拉司琼100 mg p.o. q.d.；格拉司琼1～2 mg p.o. q.d.；昂丹司琼8～16 mg p.o. q.d.。而《中国肿瘤治疗相关呕吐防治指南（2014版）》同样建议使用单一止吐药物：地塞米松或甲氧氯普胺或5-HT$_3$受体拮抗剂，也可联合劳拉西泮、H$_2$受体拮抗剂或PPI。考虑患者处于肾功能受损、轻度贫血状态，ALB偏低，营养状况不佳，食欲缺乏且消化不良，若出现呕吐则减少食物摄入，加剧营养流失，可以酌情考虑予5-HT$_3$受体拮抗剂，但选择长效的帕洛诺司琼静脉注射止吐不合理。

（2）根据《肿瘤相关性贫血临床实践指南（2015-2016版）》患者为轻度贫血，肿瘤相关性贫血会加剧肿瘤缺氧，导致肿瘤恶性进展，引起化疗药物耐药，影响肿瘤患者的生活质量和预后，因此应予对症治疗。脱氧核苷酸钠可用于急、慢性肝炎，白细胞减少症，血小板减少症及再生障碍性贫血等的辅助治疗。患者为胰腺癌本身所致及机体营养吸收障碍所致贫血，而非再生障碍性贫血，使用脱氧核苷酸钠治疗贫血不合理。对于进行姑息治疗的恶性肿瘤患者，建议选择重组人促红细胞生成素（rhEPO）治疗。

（3）牛痘疫苗致炎兔皮提取物主要用于腰痛症患者的疼痛、冷感、麻木等症状的缓解；用于症状性神经痛。患者若已经发生神经毒性症状，牛痘疫苗致炎兔皮提取物可能会缓解部分患者症状。但用于预防神经毒性，其疗效还未得到确切肯定，不应用于预防紫杉醇所致神经毒性反应。

【抗凝治疗】

患者为合并静脉血栓的晚期胰腺癌患者，门诊期间为方便性选择华法林治疗,住院后考虑华法林与化疗药物相互作用较多,改为低分子量肝素进行预防性抗凝。

临床药师观点:根据《NCCN肿瘤相关性静脉血栓栓塞性疾病指南(2017.V1)》,对近端静脉血栓或肺栓塞的患者,低分子肝素单药治疗作为前6个月的首选,不联合华法林,且在晚期或转移癌患者应预防VTE的复发。患者本身为胰腺癌,且D-dimer升高,距检查出VTE和肺栓塞已有7个月,应长期进行预防治疗。根据NCCN指南和《肿瘤相关静脉血栓栓塞症的预防与治疗中国专家指南(2015版)》,患者预防性抗凝药物主要包括以下5个方案。① 低分子肝素:达肝素5 000 U s.c. q.d.;伊诺肝素40 mg s.c. q.d.;② 磺达肝癸钠2.5 mg s.c. q.d.;③ 普通肝素5 000 U s.c. b.i.d.或t.i.d.;④ 阿司匹林81 ～ 325 mg p.o. q.d.;⑤ 华法林5 ～ 10 mg p.o. q.d.(调整INR值为2 ～ 3)。患者因院外不规范服用华法林导致凝血功能指标严重异常,存在出血风险,入院后立即停止口服华法林,改为皮下注射低分子肝素抗凝治疗,本例患者抗凝药物选择合理,但剂量偏大,因此药师建议将给药频次由"q12h."调整为"q.d."。

(三)药学监护要点

(1)注意监测血常规、肝功能、肾功能和凝血功能,出现异常指标值时及时对症处理。

(2)紫杉醇(白蛋白结合型)应选择0.9 % NS溶解稀释,酸性或碱性溶液易使蛋白质凝固变性而失效;滴注时间控制在30 min,以减少输注相关局部反应。吉西他滨也应选择0.9 % NS溶解稀释,其在酸性环境中不稳定,可加速水解而失效;滴注时间同样为30 min,滴注时间过长,将增强其细胞毒性。输液过程不应随意调节滴速。应用nab-P + G方案之前,应保证患者NEUT > 1.5×10^9/L。

(3)紫杉醇(白蛋白结合型)可能导致感觉神经毒性反应,一般1级或2级感觉神经毒性不需调整用药剂量,出现3级感觉神经毒性需要停止治疗,直到恢复至≤2级,并在后续治疗中需降低用药剂量。

（4）预防静脉血栓栓塞性疾病时低分子肝素应采用皮下注射,不可肌肉或静脉注射,以免引起血肿的风险。注射后密切观察有无皮下瘀斑或瘀点、胃肠道出血、血尿和黑便等症状的发生。

（5）胰酶肠溶胶囊建议在开始进餐时,口服每次总量的1/2或1/3,剩余剂量在进食期间服完。胶囊宜在进食时用水整粒吞服,勿碾碎或咀嚼。整粒吞服困难者,可打开胶囊将胰酶微粒与流质（水、果汁等）混合后立即同饮。注意观察患者是否有过敏反应、胃肠道不适（便秘、腹泻等）情况。

（6）参芪扶正注射液应用时滴注不宜过快,成年人以40～60滴/min为宜,年老体弱者以40滴/min为宜。静脉注射初始30 min内应加强监护,如发现不良反应及时停药。

案例三

（一）案例回顾

【主诉】

胰腺导管癌术后8个月。

【现病史】

患者,女,57岁。9个月前因中上腹痛初诊为急性胰腺炎,经查B超、MRI及PET/CT,临床诊断为局部进展期胰腺癌,行胰体尾肿瘤切除术,脾切除术,术中探查:无腹水、无肝转移、无其他远处转移,肿瘤位于胰体,活动度固定;质地硬;肿瘤大小: 25 mm×20 mm,局部浸润（肉眼）不侵犯横结肠系膜。脾脏明显肿大,脾周血管及网膜血管明显扩张。术后病理:距胰腺切缘2 cm处见灰白色肿物,大小4 cm×3.5 cm×2.5 cm,质硬,界不清,未见明显包膜。诊断为（胰体尾＋脾）导管腺癌,分化Ⅱ～Ⅲ级,伴坏死。胰腺切缘未见癌累及。胰周淋巴结未及明显肿大,检出胰周淋巴结5枚,均未见癌转移(0/5)。分期pT2N0M0, Ib

期。8个月前行腹部CT检查：肝脏左内叶见片状低密度灶，约2.5 cm×1.6 cm，增强后呈周边强化。肿瘤标志物：CA242 41.7 U/mL，CA199 73.2 U/mL，CA50 29.74 U/mL，临床考虑肝内可疑转移。7个月前起行4周期GS方案化疗：吉西他滨1.6 g（1 000 mg/m²）iv.gtt（d1）+替吉奥50 mg p.o. q.d.（d1–14），每21 d为1个疗程。患者化疗后出现药物性肝损，予以糖皮质激素及保肝药治疗后好转，患者4个月前复查腹部MRI：胰腺癌术后，肝内见散在小圆形无强化囊性灶；另见肝左内叶包膜下动脉期片状异常灌注，未见肝内转移灶，CA199 45.5 U/mL，评估病情CR。行2个疗程吉西他滨单药化疗。2个月前查CA199 311.5 U/mL、CA125 252.4 U/ mL、PLT 427×10⁹/L、LDH 307 U/L、ALT 41 U/L、AST 49 U/L。腹部增强CT及MRI示：胰腺癌术后，肝内多发转移灶，最大者位于左内叶，大小约19.1 mm×12.7 mm，评估病情PD。行姑息二线化疗3个疗程紫杉醇（白蛋白结合型）175 mg（125 mg/m²）（d1、d8）+奥沙利铂150 mg（100 mg/m²）（d1）q3w方案化疗，反应可耐受。目前患者饮食睡眠可，二便正常，体重未见明显下降，入院进一步检查治疗。

【既往史】

无。

【社会史、家族史、过敏史】

无。

【体格检查】

T: 36.0 ℃; P: 80次/min; R: 20次/min; BP: 130/80 mmHg; 身高162 cm; 体重44 kg; 体表面积1.46 m²。

双肺叩诊清音，听诊呼吸音清。腹部见陈旧性手术瘢痕。

【实验室检查及其他辅助检查】

1. 实验室检查

（1）血常规：WBC 4.42×10⁹/ L, NEUT% 36.2%（↓），RBC 3.76×10¹²/L（↓），Hb 118 g/L，PLT 413×10⁹/L（↑）。

（2）生化：TP 66 g/L，PAB 0.23 g/L（↓），ALT 41 U/L（↑），AST 38 U/L（↑），GGT 53 U/L（↑），LDH 279 U/L（↑），Cr 41 μmol/L（↓），UA 133 μmol/L（↓），GFR 108 mL/min。

（3）血清肿瘤标志物：CA199 126.1 U/mL（↑），CA50 37.57 U/mL（↑），NSE 15.4 ng/mL（↑）。

（4）凝血功能：D-dimer 0.77 mg/L。

2. 其他辅助检查

（1）常规心电图：HR 70次/min，P–R间期136 ms，QRS时限74 ms，Q–T间期402 m，QRS电轴64度。正常心电图。

（2）腹部、盆腔增强CT检查：胰腺癌术后改变，术区周围肠腔粘连；肝内多发转移灶，较前片有所好转；肝及双肾囊肿；子宫多发肌瘤。

（3）胸部增强CT检查：左侧肺尖见少许条索影，余两肺野内未见明显异常密度灶，两肺未见活动性病变。

【诊断】

（1）胰腺癌（Ⅳ期）：术后肝脏转移。

（2）高血压。

【用药记录】

1. 抗肿瘤　注射用紫杉醇（白蛋白结合型）175 mg + 0.9% NS 100 mL iv.gtt q.d.（d4、d11）；注射用奥沙利铂150 mg + 5% GS 500 mL iv.gtt q.d.（d4）。

2. 化疗辅助　地塞米松磷酸钠注射液5 mg + 0.9% NS 100 mL iv.gtt q.d.（d4、d11）；注射用兰索拉唑30 mg + 0.9% NS 100 mL iv.gtt q.d.（d4、d11）；盐酸雷莫司琼注射液0.3 mg + 0.9% NS 100 mL iv.gtt q.d.（d4、d11）；牛痘疫苗致炎兔皮提取物注射液10.8 U + 0.9% NS 250 mL iv.gtt q.d.（d4、d11）；参芪扶正注射液250 mL iv.gtt q.d.（d4）；甲钴胺片0.5 mg p.o. t.i.d.（d6–12）。

3. 保肝　注射用还原型谷胱甘肽1.8 g + 0.9% NS 100 mL iv.gtt q.d.（d2–6、d11–12）；异甘草酸镁注射液100 mg + 5% GS

250 mL iv.gtt q.d.（d2~6、d11~12）；多烯磷脂酰胆碱注射液 465 mg +
5% GS 250 mL iv.gtt q.d.（d2~6、d11~12）；甘草酸二铵肠溶胶囊
100 mg p.o. t.i.d.（d6）。

【药师记录】

入院第2天：患者肝酶轻度升高，予还原型谷胱甘肽、异甘草
酸镁、多烯磷脂酰胆碱三联保肝治疗。

入院第3天：行胸部增强CT、腹部和盆腔增强CT等检查示肝
内多发转移灶，两肺未见活动性病变。

入院第4天：经评估无禁忌证后行第4个疗程姑息二线
nab-P + OX方案［注射用紫杉醇（白蛋白结合型）175 mg（d1、
d8）+ 奥沙利铂150 mg（d1）］化疗。

入院第6天：患者输液后出现2级手足麻木，其他无明显不
适，予甲钴胺治疗PN。

入院第11天：患者手足麻木症状有所改善，继续予第2剂用
紫杉醇（白蛋白结合型）。

入院第12天：患者化疗后无恶心、呕吐，无腹痛、腹泻，无咳
嗽、发热，胃纳夜眠可，二便通畅，予出院。

（二）案例分析

【抗肿瘤治疗】

患者中年女性，诊断为胰腺腺癌（Ⅳ期）术后肝脏转移，伴高
血压，属于晚期不可切除的转移性胰腺癌。根据《NCCN肿瘤临
床实践指南：胰腺癌（2017.V1）》和《胰腺癌综合诊治中国专家共
识（2016版）》：对于不可切除的局部晚期或转移性胰腺癌，积极
的化学治疗有利于减轻症状、延长生存期和提高生活质量。患者
身高162 cm，体重44 kg，体表面积1.46 m²，PS评分1分，NRS评分
0分，体能状况良好。姑息二线化疗方案推荐包括：首选参加临床
试验；既往未接受吉西他滨化疗的患者首选吉西他滨为基础的化
疗；对于一线接受以吉西他滨为基础化疗的患者，二线治疗可选
择以氟尿嘧啶类药物为基础的化疗方案，包括替吉奥单药、卡培他

滨单药；奥沙利铂为基础的OFF方案，伊立替康为基础的方案、紫杉类单药或联合用药。

临床药师观点： 患者曾行4周期GS方案姑息一线化疗，复查评估病情为CR；再行2周期吉西他滨单药化疗，复查评估病情为PD。后调整化疗方案为紫杉醇（白蛋白结合型）175 mg（125 mg/m²）（d1、d8）+ 奥沙利铂150 mg（100 mg/m²）（d1），每21 d为1个疗程。此次入院完善检查，复查腹部、盆腔CT示：肝左叶内病灶由1.9 cm缩小为1.0 cm，结合CA199、NSE持续下降，病情评估为PR。胰腺癌二线姑息化疗尚无标准方案，患者既往行姑息二线紫杉醇（白蛋白结合型）+ 奥沙利铂方案化疗3周期，病情评估为PR，尚未完成完整的化疗周期（共6周期），故此次予相同方案行第4周期化疗。患者化疗方案和剂量选择合理，需注意监测患者肝功能。

【化疗辅助治疗】

1. **止吐** 奥沙利铂为中度催吐危险药物，紫杉醇（白蛋白结合型）为低度催吐危险药物，应用雷莫司琼 + 地塞米松 + 兰索拉唑联合止吐。

2. **保肝** 详见本案例用药记录部分。

3. **预防和治疗神经毒性** 紫杉醇和奥沙利铂均可致神经毒性，予牛痘疫苗致炎兔皮提取物预防神经毒性，甲钴胺治疗手足麻木。

临床药师观点： 辅助治疗方案有以下两点值得关注。

（1）根据《NCCN肿瘤临床实践指南：止吐（2017.V1）》，患者化疗方案包含中度和低度风险致吐药物，应选择三联止吐方案，备选药物包括以下3项。① 5-HT₃受体拮抗剂：多拉司琼100 mg p.o. q.d.；格拉司琼2 mg p.o. q.d.或0.01 mg/kg（≤1 mg）i.v. q.d.，昂丹司琼16～24 mg p.o. q.d.或8～16 mg i.v. q.d.，帕洛诺司琼0.25 mg i.v. q.d.；② 地塞米松12 mg p.o.或i.v. q.d.；③ NK-1受体拮抗剂：阿瑞匹坦125 mg（d1）/80 mg p.o.

q.d.(d2-3)。《中国肿瘤治疗相关呕吐防治指南(2014版)》建议对于多药方案,应基于催吐风险最高的药物来选择止吐药。推荐方案为5-HT$_3$受体拮抗剂+地塞米松±NK-1受体拮抗剂±劳拉西泮±H$_2$受体拮抗剂或PPI。患者既往化疗所致急性和延迟性呕吐控制有效,止吐方案选择合理。

(2)神经系统不良反应出现的频率和严重程度受既往与使用过神经毒性药物或神经毒性药物伴随使用相关。患者此次为姑息二线方案第4个疗程化疗,奥沙利铂和紫杉醇均有神经毒性,出现手足麻木的症状与化疗方案及剂量累积有关。紫杉醇(白蛋白结合型)神经系统症状出现的频率和严重程度为剂量依赖性,一般Ⅰ级或Ⅱ级感觉神经毒性无须调整剂量,出现Ⅲ级感觉神经毒性需要停止治疗,直到恢复至≤2级毒性,并在后续治疗中需降低用药剂量。奥沙利铂的剂量限制性毒性是外周感觉神经病变,包括急性感觉神经病变和慢性累积性末梢感觉神经病变。急性反应包括肢端和/或口周的感觉迟钝或感觉异常、短暂的咽喉部感觉麻木/急性喉痉挛等,给药后不久即可出现。而慢性病变特点是初始时患者感受迟钝、精细分辨力减退,感觉障碍持续不退,严重时可导致浅表和深度感觉缺失、感觉性共济失调和功能障碍,最后影响躯体功能。慢性病变与奥沙利铂的累积剂量密切相关,累积剂量≥540 mg/m^{2}时累积性神经毒性常见,剂量650～700 mg/m^{2}时,10%患者出现持续性症状,剂量≥780～850 mg/m^{2}时近15%患者出现Ⅲ级以上神经毒性,剂量＞1 000 mg/m^{2}时约50%患者发展为感觉异常并导致功能障碍。

患者目前为2级PN,奥沙利铂累积剂量为300 mg/m^2,无须停用化疗药物。预防神经毒性可以使用维生素(维生素B$_1$、维生素B$_6$、维生素B$_{12}$、维生素E、甲钴胺、腺苷钴胺)、电解质(镁、钾)、细胞保护剂(氨磷汀)、营养补充剂(鱼油、ω-3脂肪酸)等。治疗神经毒性可以使用B族维生素(维生素B$_1$、维生素B$_6$、维生素B$_{12}$、甲钴胺、腺苷钴胺、叶酸)、牛痘疫苗致炎兔皮提取物、神经生长因子、谷胱甘肽抗氧化剂(α-硫辛酸)等。牛痘疫苗致炎兔皮提取物主要用于腰痛症状患者的疼痛、冷感、麻木等症状的缓解；用于症状性神经痛。患者若已经发生神经毒性症状，牛痘疫苗致炎兔皮提取物可能会缓解部分患者症状。但用于预防神经毒性，其疗效还未得到确切肯定。甲钴胺为内源性辅酶 B_{12}，可进入神经元细胞器，参与脑细胞和脊髓神经元胸腺嘧啶核苷的合成，促进叶酸利用、核酸代谢、蛋白质合成，促进轴突内输送和轴突再生，促进卵磷脂合成和神经元髓鞘形成，对药物引起的神经退变具有抑制作用，可用于治疗PN。因此预防PN患者可以考虑使用甲钴胺、腺苷钴胺或氨磷汀，不建议使用牛痘疫苗致炎兔皮提取物，而治疗PN时可以联用。

【保肝治疗】

患者行GS方案化疗后出现药物性肝损(ALT显著升高)，予糖皮质激素及保肝药物治疗后好转。此次入院肝功能检查：ALT、AST、GGT均略高于正常值，予还原型谷胱甘肽、异甘草酸镁、多烯磷脂酰胆碱、联合降酶治疗。

临床药师观点：当发现肝功能指标异常时肝细胞往往已受到严重损伤，因此应预防药物性肝损伤的发生。根据《药物性肝损伤诊治指南(2015版)》，最好选择1种具有多重作用机制的药物，必要时可考虑联合用药。异甘草酸镁为抗炎保肝药，具有抗炎、保护肝细胞膜及改善肝功能的作用，能阻止血清转氨酶升高，减轻肝细胞变性、坏死及炎性细胞浸润。甘草酸二铵同样为抗炎保肝药，具有与异甘草酸镁相似的作用，且其化学结构类似于醛固酮的类固醇环，可发挥类固醇样作用而无糖皮质激素不良反应。还原型谷胱甘肽为解毒保肝药，由谷氨酸、半胱氨酸和甘氨酸组成，通过巯基与体内的自由基结合，转化成容易代谢的酸类物质从而加速自由基的排泄，减轻化疗、放疗的毒副作用。多烯磷脂酰胆碱为肝细胞膜修复保肝药，直接与肝细胞膜及细胞器膜相结合，使受损的肝功能和酶活力恢复正常,调节肝脏的能量平衡,促进肝细胞和肝组织再生。本例患者有化疗药物性肝损伤史,入院时肝酶轻度升高,其余检查无殊。根据指南应遵循"预防为先"的原则,应预防性给予保肝药,优先考虑口服给药途径,同时联用3种作用机制交叉的保肝药来降酶不甚合理,药师建议停用多烯磷脂酰胆碱和异甘草酸镁,予口服甘草酸二铵肠溶胶囊和静脉滴注还原型谷胱甘肽即可。

(三)药学监护要点

(1)注意监测血常规、肝功能、肾功能和凝血功能,出现异常指标值时及时对症处理。

(2)紫杉醇(白蛋白结合型)应选择0.9% NS溶解稀释,酸性或碱性溶液易使蛋白质凝固变性而失效;滴注时间控制在30 min,以减少输注相关局部反应。奥沙利铂应选择5% GS溶解稀释,避免接触铝制容器,输液前后使用5% GS冲管,不得与氯化物或碱性溶液配伍,奥沙利铂可与氯离子发生取代反应和水合反应,生成类似顺铂的二氨二氯铂及水化后的杂质并沉淀;滴注时间控制在2～6 h,以减少神经毒性。

(3)紫杉醇(白蛋白结合型)可能导致感觉神经毒性反应,一般Ⅰ度或Ⅱ度感觉神经毒性不需调整用药剂量,出现Ⅲ度感觉神经毒性需要停止治疗,直到恢复至Ⅱ度或小于Ⅱ度,并在后续治疗中需降低用药剂量。奥沙利铂输注时及数小时后应避免冷刺激,如避免饮食寒凉的饮料或食品、冷水洗漱、呼吸冷空气、冬天接触金属物件(如病床扶手)等,以预防急性神经毒性症状的出现。应用nab-P + OX方案之前,应保证患者NEUT > 1.5×10^9/L。

(4)异甘草酸镁可能引起假性醛固酮症,出现高血压、水钠潴留、低钾血症等情况,患者合并高血压,应注意监测血压及血电解质。

(5)甲钴胺片开封后须避光、避潮(遇光药物含量降低、遇潮药片可能变红)保存。

（6）参芪扶正注射液应用时滴注不宜过快，成年人以40～60滴/min为宜，年老体弱者以40滴/min为宜。静脉滴注初始30 min内应加强监护，如发现不良反应及时停药。

案例四

（一）案例回顾

【主诉】

胰腺导管腺癌术后11个月，下腹痛加重2周。

【现病史】

患者，男，51岁。11个月前外院诊断为胰腺癌，行胰十二指肠切除术，术后病理：中分化导管腺癌。术后未行放化疗。3个月前出现下腹痛，就诊普外科，行腹部增强CT检查：胰十二指肠切除术后，术区空肠粘连性梗阻，肝内胆管扩张积气明显，腹腔、后腹膜多发稍大淋巴结，盆腔少量积液。腹部X线片示：胰十二指肠切除术后，卧位见部分肠管积气积粪，立位中上腹见一长液平。行PET-CT检查：① 胰腺癌术后，肝右前叶糖代谢异常增高的低密度灶、后腹膜多发糖代谢异常增高的淋巴结和结节，均考虑为转移可能性大，炎性病变不除外；术区空肠梗阻性扩张；肝内外胆管扩张积气；② 右肺下叶慢性炎症；右肺中叶及下叶气囊。3个月前行剖腹探查，输入襻肠管环形侧侧吻合术，术中发现结肠系膜根部及腹膜后可扪及多枚肿大淋巴结，固定融合成团。2个月前因四肢麻木无力，就诊神经内科，诊断为吉兰-巴雷综合征，经对症处理后好转。2周前出现下腹痛加重，腹盆腔CT检查示：胰十二指肠切除术后，肝右叶低密度灶，转移待排；肝内胆管扩张积气；后腹膜及肠系膜多发稍增大淋巴结，盆腔少量积液。目前患者饮食睡眠可，二便正常，体重未见明显下降，入院进一步检查治疗。

【既往史】

无。

【社会史、家族史、过敏史】

无。

【体格检查】

T: 36.8 ℃; P: 80次/min; R: 12次/min; BP: 120/80 mmHg; 身高 169 cm; 体重55 kg; 体表面积1.61 m²。

双肺叩诊清音, 听诊呼吸音清。

【实验室检查及其他辅助检查】

1. 实验室检查

（1）血常规: WBC $6.50×10^9$/L, NEUT% 70.7%, RBC $3.83×10^{12}$/L（↓）, Hb 111 g/L（↓）, PLT $226×10^9$/L。

（2）生化: TP 66 g/L, PAB 0.18 g/L（↓）, AST 41 U/L（↑）, LDH 138 U/L, Cr 51 μmol/L, GFR 149 mL/min, K^+ 3.4 mmol/L（↓）, Ca^{2+} 2.08 mmol/L（↓）。

（3）血清肿瘤标志物: CA199 2 670 U/mL（↑）, CA125 36.9 U/mL（↑）, NSE 17.9 ng/mL（↑）。

（4）凝血功能: D-dimer 1.77 mg/L（↑）。

2. 其他辅助检查

（1）常规心电图: HR 90次/min, P-R间期132 ms, QRS时限94 ms, Q-T间期344 m, QRS电轴80度。正常心电图。

（2）腹部、盆腔增强CT检查: 胰十二指肠切除术后, 肝右叶低密度灶, 转移待排; 肝内胆管扩张, 以左叶明显; 部分肠管积气扩张; 后腹膜及肠系膜多发稍增大淋巴结。

（3）胸部增强CT检查: 两肺内多发微小结节影, 两肺内慢性炎症, 右下肺肺大泡。

（4）上腹部MRI检查: 胰腺癌术后, 肝内转移灶1枚; 肝内外胆管扩张; 腹膜后见多发稍大淋巴结。

（5）骨显像检查: 未见明显肿瘤骨转移征象; 右侧髂骨及坐骨放射性摄取略增强。

【诊断】

胰腺癌（Ⅳ期）：术后肝脏、淋巴结转移。

【用药记录】

1. 抗肿瘤　注射用盐酸吉西他滨 1.6 g + 0.9% NS 100 mL iv.gtt q.d.（d2、d10）；替吉奥胶囊 60 mg p.o. b.i.d.（d2-15）。

2. 化疗辅助　地塞米松磷酸钠注射液 5 mg + 0.9% NS 100 mL iv.gtt q.d.（d2、d10）；注射用兰索拉唑 30 mg + 0.9% NS 100 mL iv.gtt q.d.（d2、d10）；盐酸雷莫司琼注射液 0.3 mg + 0.9% NS 100 mL iv.gtt q.d.（d2、d10）；注射用还原型谷胱甘肽 1.8 g + 5% GS 100 mL iv.gtt q.d.（d1）；异甘草酸镁注射液 100 mg + 5% GS 250 mL iv.gtt q.d.（d1）；参芪扶正注射液 250 mL iv.gtt q.d.（d2）。

3. 镇痛　累积滴定剂量，盐酸吗啡片 30 mg p.o.（d2）；盐酸注射液 10 mg s.c.（d2）；累积滴定剂量，盐酸吗啡片 20 mg p.o.（d3）；盐酸注射液 10 mg s.c.（d3）；硫酸吗啡缓释片 10 mg p.o. q12h.（d4-12）。

4. 预防便秘　乳果糖口服溶液 15～30 mL p.o. q.d.（d5-12）。

【药师记录】

入院第2天：行骨显像检查未见明显肿瘤骨转移征象，患者诉下腹部钝痛，予吗啡即释片进行剂量滴定。

入院第3天：行胸部增强CT、腹部和盆腔增强CT等检查示肝内转移灶、后腹膜及肠系膜多发淋巴结转移灶；两肺多发微小结节影，慢性炎症。继续予吗啡即释片进行剂量滴定。

入院第5天：根据前两天吗啡滴定剂量改予吗啡缓释制剂镇痛，同时予通便药物预防便秘。

入院第11天：经评估无禁忌证后行GS方案［吉西他滨 1.2 g（d1、d8）+ 替吉奥胶囊 60 mg（d1-14）］化疗。

入院第12天，患者化疗后无恶心、呕吐，无腹痛、腹泻，无咳嗽、发热，胃纳、夜眠可，二便通畅，予出院。

出院带药：硫酸吗啡缓释片 10 mg p.o. q12h.。

（二）案例分析

【抗肿瘤治疗】

患者中年男性，诊断为胰腺腺癌（Ⅳ期）术后肝脏、淋巴结转移，属于晚期不可切除的胰腺癌。根据《NCCN肿瘤临床实践指南：胰腺癌（2017.V1）》和《胰腺癌综合诊治中国专家共识（2016版）》，对于不可切除的局部晚期或转移性胰腺癌，积极的化疗有利于减轻症状、延长生存期和提高生活质量。患者身高169 cm，体重55 kg，体表面积1.61 m²，PS评分1分，NRS评分7分，体能状况良好，一线治疗推荐的化疗方案有：nab-P + G 方案［紫杉醇（白蛋白结合型）+ 吉西他滨］、FOLFIRINOX 方案及其改良方案（奥沙利铂 + 伊立替康 + 氟尿嘧啶 + 亚叶酸钙）、GS 方案（吉西他滨 + 替吉奥）、吉西他滨单药、替吉奥单药、吉西他滨 + 卡培他滨、吉西他滨 + 顺铂、吉西他滨 + 厄洛替尼、吉西他滨 + 尼妥珠单抗等。GS 方案具体为：给予吉西他滨 1 000 mg/m² iv.gtt（d1、d8）+ 替吉奥 60 ～ 100 mg b.i.d.（d1-14）q3w。

临床药师观点：患者有化疗适应证，排除化疗禁忌证，化疗选择GS方案合理。患者肝肾功能正常，无须调整给药剂量。患者化疗方案和剂量正确，需注意监测患者肝功能。

【化疗辅助治疗】

（1）止吐：吉西他滨和替吉奥均为低度催吐危险药物，应用雷莫司琼 + 地塞米松 + 兰索拉唑联合止吐。

（2）保肝：患者存在药物性肝损伤的高危因素，应用还原型谷胱甘肽和异甘草酸镁促进肝脏解毒。

临床药师观点：辅助治疗方案有两点值得关注。

（1）根据《NCCN肿瘤临床实践指南：止吐（2017.V1）》，患者化疗方案均为低度催吐危险药物，应选择以下4种方案的1种：① 地塞米松8 ～ 12 mg p.o./i.v. q.d.；② 甲氧氯普胺10 ～ 20 mg p.o.或i.v. q.d.；③ 丙氯拉嗪10 mg p.o./i.v. q.d.；④ 5-HT₃受体拮抗剂多拉司琼100 mg p.o. q.d.；格拉司琼1～2 mg p.o. q.d.；昂丹司琼8～16 mg p.o. q.d.。而《中国肿瘤治疗相关呕吐防治指南（2014版）》同样建议使用单一止吐药物：地塞米松或甲氧氯普胺或5-HT$_3$受体拮抗剂，也可与劳拉西泮、H$_2$受体拮抗剂或质子泵抑制剂合用。考虑患者处于轻度贫血状态，ALB偏低，营养状况不佳，纳差且消化不良，若出现呕吐则减少食物摄入，加剧营养流失，可以酌情考虑予5-HT$_3$受体拮抗剂，止吐方案选择合理。

（2）根据《肿瘤相关性贫血临床实践指南（2015—2016版）》患者为轻度贫血，肿瘤相关性贫血会加剧肿瘤乏氧，导致肿瘤恶性进展，引起化疗药物耐药，影响肿瘤患者的生活质量和预后，因此应予对症治疗。患者未行铁指标检查（血清铁、血清铁蛋白、总铁结合力等）判断是否缺铁并补铁，也未予重组人促红细胞生成素治疗。药师建议应完善贫血相关指标评估，包括全血细胞、铁蛋白、维生素B$_{12}$、叶酸、溶血等检查，并予相应的治疗。

【镇痛治疗】

患者为晚期胰腺癌患者，合并不完全性肠梗阻，入院第2天0:00时患者诉下腹部钝痛，NRS评分7分，予盐酸吗啡片10 mg p.o.开始阿片类药物剂量滴定，1 h后疼痛缓解，NRS评分降至3分，继续予盐酸吗啡片10 mg p.o.，1 h后NRS评分3分。4:30腹部钝痛再次加重，NRS评分升至7分，予盐酸吗啡注射液10 mg s.c.，30 min后疼痛缓解，NRS评分降至2分，后未再诉疼痛。22:00时腹部钝痛再次加重，NRS评分升至7分，予盐酸吗啡片10 mg p.o.，1 h后疼痛缓解，NRS降至3分。入院第3天2:00时出现下腹部钝痛，NRS评分5分，予盐酸吗啡片10 mg p.o.，1 h后疼痛缓解，NRS评分降至3分。6:30时再次出现下腹部钝痛，NRS评分5分，予盐酸吗啡片10 mg p.o.，1 h后疼痛缓解，NRS评分降至3分。20:00时腹部钝痛再次加重，NRS评分升至6分，予盐酸吗啡注射液10 mg s.c.，1 h后疼痛缓解，NRS降至2分。入院第4天起改予硫酸吗啡缓释片（30 mg q12h. p.o.）镇痛，暴发痛以盐酸吗啡片（5 mg p.o.）控制。入院第5天起同时口服乳果糖预防便秘。

临床药师观点：《NCCN临床实践指南：成人癌痛指南（2017.V2）》指出癌性疼痛评估是镇痛治疗的首要步骤，诊治肿瘤患者时要关注患者有无疼痛，评估癌性疼痛的目的是对疼痛的性质和程度做出诊断，要体现"常规、量化、全面、动态"8字原则。对于评估为重度疼痛的患者（NRS评分：7～10分）被视为疼痛急症，应立即予短效阿片类药物进行剂量滴定，每小时评估1次药效和不良反应。再次评估时，① 疼痛程度不变甚至加重者，增加50%～100%剂量给药；② 疼痛程度减弱但未能有效控制者，继续维持原剂量给药；③ 疼痛得到有效控制者在最初的24 h内按需根据当前有效剂量给药。符合①②的患者经过2～3次滴定后，阿片类药物可以考虑改用静脉或皮下给药。符合③的患者经过再评估来调整给药剂量以减少不良反应，并逐渐停药。在重度疼痛患者开始快速滴定后，应当在24 h以内完成全面地疼痛再评估，根据再评估结果提供后续镇痛治疗。患者考虑为肿瘤转移所致不完全性机械性肠梗阻，下腹部持续胀痛，入院时NRS评分为7分，评估为重度疼痛，无阿片类药物使用禁忌证（麻痹性肠梗阻禁用阿片类药物），既往未使用过阿片类药物，为吗啡未耐受患者。该患者应用短效阿片类药物快速进行剂量滴定及后续止痛治疗有两点值得商榷：① NCCN指南和《癌症疼痛诊疗上海专家共识（2017版）》均建议起始使用即释阿片类药物进行滴定的癌痛患者，24 h后即可转换为等效剂量的口服缓释阿片类药物。而患者经过48 h滴定后才转换为等效剂量的长效阿片类药物。② 阿片类药物大多数不良反应都会随服药时间延长而逐渐耐受，如恶心、呕吐、眩晕、口干等，但便秘会长期存在，且为剂量依赖性，故NCCN指南推荐开具阿片类药物的同时须开具通便药物，而患者在应用长效阿片类药物的次日经临床药师提示才开始给予通便药物。

（三）药学监护要点

（1）注意监测血常规、肝功能、肾功能和凝血功能，出现异常指标值时及时对症处理。

（2）全面、动态评估患者癌痛的性质和程度，尽快开始短效阿片类药物进行剂量滴定，每小时评估1次药效和不良反应（重点关注呼吸抑制、嗜睡、谵妄等），24 h后及时转换为等效剂量的口服缓释阿片类药物。

（3）吗啡为强效阿片类镇痛药，告知患者发现暴发痛时可及时呼叫医护人员给予吗啡即释片镇痛，而无须忍痛。硫酸吗啡缓释片必须整片吞服，不得掰开、咀嚼或研磨。告知患者止痛药物应该规律服药，尽量每12 h（如早上8点和晚上8点）服用1片，以控制平稳血药浓度达到较好止痛效果；患者不可自行随意调整用药，否则影响治疗效果和疼痛效果评估。可能出现恶心、呕吐、眩晕、便秘等不良反应。除便秘外，大多数不良反应会随服药时间延长而逐渐耐受。为缓解便秘可以同时服用通便药物，同时应多饮水、多吃蔬菜水果、适当运动、每天按摩腹部以促进排便。

（4）异甘草酸镁可能引起假性醛固酮症，出现高血压、水钠潴留、低钾血症等情况，患者有血压为正常高值，应注意监测血压及血电解质。

（5）吉西他滨也应选择0.9% NS溶解稀释，其在酸性环境中不稳定，可加速水解而失效；静脉滴注时间为30 min，静脉滴注时间过长，将增强其细胞毒性。输液过程不应随意调节滴速。应用GS方案之前，应保证患者NEUT > 1.5×10^9/L。

（6）替吉奥为口服化疗药物，于早、晚餐后各口服1次，连续服用14 d后停药7 d。胶囊制剂不可以掰开或嚼碎服用。可能出现食欲减退、恶心、呕吐、腹泻、骨髓抑制等不良反应。出院服药期间应严格遵医嘱服药，并定期监测血常规等指标，出现咳嗽、发热等症状应及时就医。

（7）参芪扶正注射液应用时静脉滴注不宜过快，成年人以

40～60滴/min为宜,年老体弱者以40滴/min为宜。静脉滴注初始30 min内应加强监护,如发现不良反应应及时停药。

案例五

（一）案例回顾

【主诉】

胰十二指肠神经内分泌肿瘤术后5个月。

【现病史】

患者,女,33岁。8个月前无明显诱因出现上腹部不适,无恶心、呕吐、心悸、气促、发热、放射痛。6个月前入院行上腹部增强MRI检查:壶腹部占位伴胰胆管扩张、胆囊增大,肿瘤可能。5个月前行胰十二指肠切除术,术中见十二指肠乳头2 cm肿块,质地硬,无局部浸润。术后病理诊断为(胰十二指肠)神经内分泌癌,癌组织浸润肠壁肌层,核分裂相约57个/20 HPF,切缘阴性,Ki67 60％阳性;十二指肠乳头表面腺上皮呈上皮内瘤变高级别,癌变,腺癌,Ⅱ级,癌组织浸润肠壁黏膜肌层。术后恢复可,3个月前复查腹部、盆腔CT:壶腹部肿瘤术后,肝左叶胆管内少量积气;肝包膜下多发可疑强化结节。MRI检查:十二指肠乳头瘤术后,肝脏多发转移性肿瘤。外周血循环肿瘤细胞:4个/7.5 mL。3月前起行3周期姑息一线EP方案化疗。化疗后出现Ⅰ级WBC下降和Ⅰ级中性粒细胞下降,对症处理后好转。1个月前复查腹部、盆腔CT:十二指肠乳头瘤术后,肝脏多发转移性肿瘤,较前片对比,总体好转。评估病情为SD,考虑到患者为神经内分泌癌和腺癌双原发性肿瘤,为兼顾两者,调整为IP方案化疗:伊立替康90 mg（65 mg/m²）(d1、d8),顺铂40 mg（30 mg/m²)(d1、d8),每21 d为1个疗程。为进一步治疗收入院。目前患者精神、胃纳可,二便正常,体重未见明显下降,入院进一步检查治疗。

【既往史】

8年前行剖宫产1次。

【社会史、家族史、过敏史】

无。

【体格检查】

T: 36.8 ℃; P: 70次/min; R: 15次/min; BP: 120/70 mmHg; 身高 158 cm; 体重45 kg; 体表面积1.41 m²。

双肺叩诊清音, 听诊呼吸音清。

【实验室检查及其他辅助检查】

1. 实验室检查

(1) 血常规: WBC 3.19×10⁹/L(↓), NEUT% 49.9%, RBC 3.61×10¹²/L(↓), Hb 110 g/L(↓), PLT 181×10⁹/L。

(2) 生化: TP 72 g/mL, PAB 0.21 g/L(↓), ALT 50 U/L(↑), AST 44 U/L(↑), LDH 202 U/L, Cr 61 μmol/L, GFR 115 mL/min, Na⁺ 150 mmol/L(↑)。

(3) 肿瘤标志物: CA724 24.0 U/mL(↑)。

(4) 凝血功能: D-dimer 0.19 mg/L。

2. 其他辅助检查

(1) 常规心电图: HR 82次/min, P-R间期140 ms, QRS时限 84 ms, Q-T间期374 m, QRS电轴-5度。正常心电图。

(2) 胸部增强CT检查: 两肺野内未见异常密度灶和强化灶, 所见各支气管通畅, 肺门及纵隔未见肿大淋巴结, 胸膜无增厚, 胸腔内无积液。

(3) 腹部、盆腔增强CTA: 十二指肠乳头肿瘤术后, 肝脏多发转移性肿瘤, 较前片对比, 总体好转。

【诊断】

(1) 胰十二指肠神经内分泌癌。

(2) 十二指肠乳头腺癌。

(3) 肝继发恶性肿瘤。

【用药记录】

1. 抗肿瘤　注射用盐酸伊立替康90 mg + 0.9% NS 250 mL

iv.gtt q.d.(d2、d9)；注射用顺铂40 mg + 0.9 % NS 500 mL iv.gtt q.d.(d2、d9)。

2. 化疗辅助　地塞米松磷酸钠注射液5 mg + 0.9% NS 100 mL iv.gtt q.d.(d2)；注射用兰索拉唑30 mg + 0.9 % NS 100 mL q.d.(d2)；盐酸帕洛诺司琼注射液0.25 mg + 0.9 % NS 100 mL iv.gtt q.d.(d2)；阿瑞匹坦胶囊80 mg p.o. q.d.(d2)；注射用复合辅酶0.1 mg + 5% GS 250 mL iv.gtt q.d.(d1)；注射用还原型谷胱甘肽1.2 g + 0.9% NS 100 mL iv.gtt q.d.(d1−2)；异甘草酸镁注射液200 mg + 5% GS 250 mL iv.gtt q.d.(d1−2)；参芪扶正注射液250 mL iv.gtt q.d.(d2)；盐酸洛哌丁胺胶囊2 mg p.o. q.d.(d2)。

【药师记录】

入院第2天：排除禁忌后行第2周期IP方案［伊立替康90 mg (d1、d8)，顺铂40 mg(d1、d8)］化疗。

入院第3天：患者化疗后无恶心、呕吐，无腹痛、腹泻，无咳嗽、发热，胃纳、夜眠可，二便通畅，予出院。予门诊行本周期第8天化疗。

出院带药：盐酸洛哌丁胺胶囊4 mg p.o.(首次发生腹泻时服用)，2 mg p.o. q2h(直至腹泻停止服用)。

（二）案例分析

【抗肿瘤治疗】

患者，女，青年人。诊断为胰十二指肠神经内分泌癌、十二指肠乳头腺癌双原发性肿瘤，肝继发恶性肿瘤。根据2010 WHO神经内分泌肿瘤分级，患者Ki67(+ , 60 %)，为G3(高级别)神经内分泌肿瘤。根据《NCCN肿瘤临床实践指南−神经内分泌肿瘤(2017.V1)》和《中国胃肠胰神经内分泌肿瘤专家共识(2016版)》：患者已行胰十二指肠切除术，对于根治术后的G3胰腺神经内分泌肿瘤患者应尽快采取全身化疗，原则上建议按照相应部位腺癌的原则选择辅助化疗方案。患者身高158 cm，体重45 kg，体表面积1.41 m²，PS评分0分，NRS评分0分，体能状况良好。一线治疗推荐的化疗方案有：替莫唑胺 ± 卡培他滨 ± 贝伐珠单抗、链脲霉素 ± 氟尿嘧啶、依维莫司、舒尼替尼、EP（依托泊苷 + 顺铂）/EC（依托泊苷 + 卡铂）方案，EP/EC 为神经内分泌癌的首选方案。Ki67 < 55% 的患者，对铂类为基础的化疗有效率显著低于 Ki67 > 55% 的患者，但生存时间可显著延长。所以建议对于 Ki67 > 55%，首选 EP/EC 方案；而 Ki67 < 55% 的神经内分泌癌一线可以考虑替莫唑胺为主的方案，同时结合分化程度进行选择。尚无公认的二线治疗方案，可选择替莫唑胺 ± 卡培他滨 ± 贝伐珠单抗、氟尿嘧啶/卡培他滨 + 奥沙利铂/伊立替康。

临床药师观点：患者为低分化的神经内分泌癌（G3），曾行 3 周期 EP 方案姑息一线化疗，复查评估病情为 SD。患者的免疫组化的 Ki67（60% 阳性），而 Ki67 是临床是否选用铂类药物化疗的重要指标，当 Ki67 > 55% 时，使用铂类药物化疗的响应值更高。考虑到患者为神经内分泌癌和腺癌双原发性肿瘤，为兼顾两者，调整为 IP 方案化疗：伊立替康 90 mg（65 mg/m^2）（d1、d8），顺铂 40 mg（30 mg/m^2）（d1、d8）q3w，调整后的方案仍以顺铂为基础。此次入院完善检查，复查腹部、盆腔 CT 示：肝脏多发转移性肿瘤，较前片对比，总体好转。此次继续予相同方案行第 5 周期化疗。患者化疗方案和剂量选择合理，需注意监测患者肝功能。

【化疗辅助治疗】

1. **止吐** 顺铂为高度催吐危险药物，伊立替康为中度催吐危险药物，应用帕洛诺司琼 + 阿瑞匹坦 + 地塞米松 + 兰索拉唑联合止吐。

2. **减轻骨髓抑制** 患者 PLT 正常，但处于轻度贫血状态，WBC 略低于标准值，予复合辅酶减轻骨髓抑制。

3. **保肝** 患者此次入院肝功能检查：ALT、AST、GGT 均略高于正常值，予还原型谷胱甘肽、异甘草酸镁、复合辅酶联合降酶治疗。

4. **止泻** 伊立替康最常见的不良反应为腹泻，尤其是迟发性腹泻,化疗当日予洛哌丁胺预防腹泻。

临床药师观点:辅助治疗方案主要有6点不甚合理。

（1）根据《NCCN肿瘤临床实践指南:止吐（2017.V1）》,患者化疗方案包含高度和中度风险致吐药物,应选择三联的止吐方案,备选药物包括:① $5-HT_3$ 受体拮抗剂。帕洛诺司琼0.25 mg i.v. q.d.;多拉司琼100 mg q.d. p.o.;格拉司琼10 mg s.c. q.d. 或2 mg p.o. q.d. 或0.01 mg/kg（≤1 mg）q.d. i.v. 或3.1 mg q24h. 透皮外贴（首剂化疗药物给药前24～48 h）;昂丹司琼16～24 mg p.o. q.d. 或8～16 mg i.v. q.d.。② 地塞米松12 mg（d1）/8 mg（d2-4）p.o. q.d./i.v.;③ NK-1受体拮抗剂:阿瑞匹坦125 mg（d1）/80 mg p.o. q.d.（d2-3）。《中国肿瘤治疗相关呕吐防治指南（2014版）》建议对于多药方案,应基于催吐风险最高的药物来选择止吐药。推荐方案为 $5-HT_3$ 受体拮抗剂 + 地塞米松 + NK-1受体拮抗剂 ± 劳拉西泮 ± H_2 受体拮抗剂或质子泵抑制剂。本例患者既往化疗所致呕吐控制有效,止吐方案药物选择合理,但均只在化疗当日给药,药师建议根据指南推荐给予足够的疗程和剂量,以免迟发性呕吐控制不佳。

（2）根据《肿瘤相关性贫血临床实践指南（2015-2016版）》,患者为轻度贫血,肿瘤相关性贫血会加剧肿瘤乏氧,导致肿瘤恶性进展,引起化疗药物耐药,影响肿瘤患者的生活质量和预后,因此应予对症治疗。患者为肿瘤本身所致及机体营养吸收障碍所致贫血,对于进行姑息治疗的恶性肿瘤患者,如有必要,建议选择重组人促红细胞生成素治疗。

（3）复合辅酶可用于急、慢性肝炎,放化疗所致WBC 和PLT降低及原发性PLT减少性紫癜的辅助治疗。根据《肿瘤化疗所致血小板减少症诊疗中国专家共识（2014版）》,接受含铂类、吉西他滨、Ara-C、蒽环类等药物化疗为血小板减少症高危因素之一。但患者目前PLT值正常,故化疗前1 d使用复合辅酶预防PLT减少不合理。如有必要,也应选择重组人血小板生成素或重组人白细胞介素11治疗。

（4）根据《中国重组人粒细胞集落刺激因子在肿瘤化疗中的临床应用专家共识（2015版）》，发热性中性粒细胞减少症发生风险较大的患者可以预防性使用。患者非高龄、既往化疗或放疗过程仅出现Ⅰ级WBC下降和Ⅰ级中性粒细胞下降，肿瘤未侵及骨髓、营养和体力良好、无感染和开放性伤口等高危因素。因此不推荐预防性使用rhG-CSF。复合辅酶对于放化疗所致WBC和PLT降低的作用有限，预防性使用复合辅酶为典型的不合理用药。

（5）当发现肝功能指标异常时肝细胞往往已受到严重损伤，因此应预防药物性肝损伤的发生。根据《药物性肝损伤诊治指南（2015版）》，最好选择1种具有多重作用机制的药物，必要时可考虑联用药。异甘草酸镁为抗炎保肝药，具有抗炎、保护肝细胞膜及改善肝功能的作用，能阻止血清转氨酶升高，减轻肝细胞变性、坏死及炎性细胞浸润。还原型谷胱甘肽为解毒保肝药，由谷氨酸、半胱氨酸和甘氨酸组成，通过巯基与体内的自由基结合，转化成容易代谢的酸类物质从而加速自由基的排泄，减轻化疗、放疗的毒副作用。而复合辅酶成分包括辅酶A、辅酶Ⅰ、还原型谷胱甘肽，参与调控和保证机体代谢全程，维持或恢复细胞的正常功能。患者入院时肝酶轻度升高，其余检查无殊。根据指南应遵循"预防为先"的原则，应预防性给予保肝药，优先考虑口服给药途径，同时联用两种作用机制交叉的保肝药来降酶不甚合理，且还原型谷胱甘肽和复合辅酶含有相同成分，药师建议停用复合辅酶，异甘草酸镁和还原型谷胱甘肽选择其一即可。

（6）伊立替康最常见的不良反应为腹泻，分为早发性腹泻和迟发性腹泻。早发性腹泻多在静脉滴注过程中或结束后数小时发生，为胆碱能作用所致，通常为暂时性反应，可使用阿托品静脉或皮下注射治疗。而迟发性腹泻主要是由其代谢产物SN-38引起，通常发生在用药24 h后，中位发生时间为5 d，可持续较长时间，导致脱水、电解质紊乱或感染，甚至致命。《肿瘤化疗所致腹泻诊疗指南(2014版)》推荐洛哌丁胺作为首选治疗药物。患者一旦出现腹泻(粪便不成形或解稀便或是排便频率较以往增多),需要及时服用洛哌丁胺,首次服用4 mg(2粒),然后每2 h服用2 mg(1粒)直至腹泻停止后12 h(每天不超过16 mg),期间注意补充水和电解质。如用药后腹泻持续超过48 h,伴发热或伴腹泻相关呕吐应及时就医进行住院止泻治疗。早发性腹泻推荐予阿托品治疗,而迟发性腹泻也不推荐用洛哌丁胺进行预防,应在出现腹泻后再治疗。因此患者使用洛哌丁胺不甚合理。

(三)药学监护要点

(1)注意监测血常规、肝功能、肾功能和凝血功能,出现异常指标值时及时对症处理。

(2)伊立替康终浓度应为0.12 ~ 2.80 mg/mL,建议使用250 mL载体溶解,滴注时间控制在60 min,输液过程不应随意调节滴速。此时其活性代谢物SN-38可达到最大浓度,从而最大限度地抑制肿瘤细胞。应用IP方案之前,应保证患者NEUT > 1.5 × 10^9/L。

(3)顺铂为高度催吐危险药物,尽管已予止吐方案,仍需加强关注,一旦出现暴发性呕吐,及时进行解救性治疗。肾毒性为顺铂最常见的不良反应,监测肾功能的同时,应加强水化利尿处理,叮嘱家属需要关注患者排尿量,必要时予碳酸氢钠碱化尿液。有时可以使用利尿剂促进药物排泄,但由于同时使用伊立替康引起腹泻可能性很大,易导致潜在的脱水风险,故应避免使用利尿剂。顺铂的耳毒性和神经毒性也较常见,应注意检查听力和神经功能,询问患者是否出现耳鸣、听觉下降、手脚麻木或感觉消失、肌力下降的症状。

(4)伊立替康最应重视的不良反应为腹泻,其发生率较高,且和患者*UGT1A1*基因型相关,*UGT1A1*基因型变异或缺失会导致体内伊立替康代谢物SN-38血药浓度升高,从而增加其肠道刺激作用,因而对于*UGT1A1*基因型变异或缺失,*UGT1A1*酶活性降低的患者伊立替康的剂量需要调整。如果患者未进行 *UGT1A1* 基因型检测，第1次使用时可予常用剂量，监测血液毒性和排便情况。早发性腹泻可使用阿托品静脉或皮下注射治疗。迟发性腹泻往往出院后才出现，患者一旦出现腹泻，需要及时服用洛哌丁胺，首次服用4 mg（2粒），然后每2 h服用2 mg（1粒）直至腹泻停止后12 h（每天不超过16 mg），期间注意补充水和电解质。如用药后腹泻持续超过48 h，伴发热或伴腹泻相关呕吐应及时就医进行住院止泻治疗。

（5）第1天口服阿瑞匹坦125 mg，应在化疗前1 h口服，第2、3天早晨口服80 mg。

（6）异甘草酸镁可能引起假性醛固酮症，出现高血压、水钠潴留、低钾血症等情况，患者有血压为正常高值，应注意监测血压及血电解质。

（7）参芪扶正注射液应用时滴注不宜过快，成年人以40～60滴/min为宜，年老体弱者以40滴/min为宜。静脉滴注初始30 min内应加强监护，如发现不良反应应及时停药。

第四节 案例评述

一、临床药学监护要点

（一）抗肿瘤治疗

抗肿瘤治疗临床药学监护的主要内容包括：化疗方案适应证与禁忌证的审核、化疗方案的选择、给药剂量、给药频次与给药途径的选择、静脉化疗药物配制与使用注意事项、口服化疗药物使用注意事项等。通过医师和药师的沟通协调，制订合理的个体化抗肿瘤治疗方案。

1. 化疗方案适应证和禁忌证的审核 ① 化疗适应证为具有明确的恶性肿瘤病理学诊断，且能够耐受化疗（包括 KPS 评分 > 70 分、NEUT ≥ 1.5×10^9/L、PLT ≥ 80×10^9/L、肝、肾、心脏功能无明显异常）。② 化疗禁忌证或慎用的情况包括高龄，一般状况差，心、肺、肝、肾等脏器功能不全，肾上腺皮质功能不全，骨髓转移或多发骨转移，既往接受过多疗程放化疗或大面积放疗，既往放化疗后骨髓抑制严重（贫血、中性粒细胞减少、PLT 减少），存在感染、发热等并发症，存在消化道出血或穿孔风险，肿瘤与血管关系密切，化疗后可能发生肿瘤溶解综合征等。

2. 化疗方案的选择 ① 胰腺癌术后辅助治疗：首选参加临床试验、以吉西他滨或氟尿嘧啶类药物（氟尿嘧啶/亚叶酸钙、替吉奥、卡培他滨）单药治疗，对于体能状态良好的患者可以选择吉西他滨和/或替吉奥的联合化疗。② 不可切除的局部晚期或转移性胰腺癌：对于体能状态良好的患者推荐首选参加临床试验，以吉西他滨或氟尿嘧啶类药物（氟尿嘧啶/亚叶酸钙、替吉奥、卡培他滨）为基础的联合化疗、化疗联合分子靶向治疗（厄洛替尼、尼妥珠单抗）；无法耐受的患者可以选择吉西他滨或氟尿嘧啶类药物单药治疗；挽救性姑息治疗可以选择未使用过的一线治疗方案。③ 胰腺癌新辅助治疗：对于可能切除的胰腺癌患者，如体能状况良好，可以采用联合化疗方案或单药进行术前治疗，降期后再行手术切除；不能手术切除者，即采用晚期胰腺癌一线化疗方案。

3. 给药剂量、给药频次和给药途径的选择　给药剂量主要根据患者体表面积或体重，参照药品说明书或治疗指南的推荐剂量范围来确定，有效的化疗方案必须要有合理的给药剂量才能达到预期的疗效。剂量过低未能达到所需的血药浓度，不能有效杀灭肿瘤细胞，甚至可能诱导肿瘤细胞产生耐药性；剂量过高则易引起药物蓄积，加重细胞毒性和不良反应，导致患者难以耐受。给药剂量也应根据患者肝、肾功能指标进行调整。化疗过程中及化疗后若出现不良反应，应根据不良反应的分级和耐受程度调整给药剂量或给药频次。出现Ⅲ级以上非血液学毒性（脱发除外）、Ⅳ级血液学毒性、外周神经病变或心肌损伤、中毒性肝炎、中毒性肾炎、化学性肺炎或肺纤维化、感染性发热、穿孔、出血、栓塞、休克等严重并发症时，考虑停药并采取相应措施。当化疗药物与其他辅助药物存在药物相互作用时，给药剂量和给药频次也应进行调整。多数患者会通过静脉途径使用化疗药物，对于无法耐受或治疗需要的患者可以选择口服给药途径。

4. 静脉化疗药物配制与使用注意事项、口服化疗药物使用注意事项　静脉化疗药物往往对载体和载体量有要求。如果载体选择不当，药物与载体混合后会发生相互作用，出现变色、浑浊、结晶、沉淀、络合、降解等现象而失活，影响疗效，严重时甚至导致药物不良事件的发生。根据药物理化性质和药代动力学特点来选择适宜的载体量,在保持有效血药浓度的基础上控制药物静脉滴注时间,既能保证药物的稳定性和疗效,又能减少因载体量选择不当引起的不良反应。为提高抗肿瘤治疗效果,临床上多采用两种或以上药物联合的化疗方案,在联合用药的过程中应注意药物之间相互作用、抗肿瘤药物作用的周期特异性和细胞毒性的变化,应根据相互作用原则、细胞增殖动力学原则和刺激性原则正确地安排给药顺序以促进抗肿瘤药物的合理应用,提高疗效的同时,减少或避免毒性,消除或延迟耐药性。口服化疗药物与食物、其他辅助药物可能存在相互作用,应告知患者选择合理的给药时间,建议患者戒烟或戒酒。

(二) 药物不良反应的预防、监护与治疗

抗肿瘤药物不良反应可能导致患者无法耐受化疗,影响正常的抗肿瘤治疗进程和效果,因此应重视对药物不良反应的预处理与支持治疗。

1. 止吐 胰腺癌(包括导管腺癌和神经内分泌癌)常用化疗药物中顺铂为高度催吐危险药物,奥沙利铂、伊立替康、替莫唑胺为中度催吐危险药物,其他如氟尿嘧啶、替吉奥、吉西他滨、紫杉醇(白蛋白结合型)、卡培他滨均为低度催吐危险药物。对于多药方案,应基于催吐风险最高的药物来选择止吐药。可以根据《NCCN肿瘤临床实践指南:止吐(2017.V1)》和《中国肿瘤治疗相关呕吐防治指南(2014版)》来选择合适的止吐方案(5-HT$_3$受体拮抗剂、NK-1受体拮抗剂、地塞米松、H$_2$受体拮抗剂或质子泵抑制剂)。

2. 减轻骨髓抑制 ① 升白治疗:大多数细胞毒性药物会引起中性粒细胞减少,增加患者感染风险,推荐使用重组人粒细胞集落刺激因子(rhG-CSF),包括短效rhG-CSF和聚乙二醇rhG-CSF来进行预防或治疗。rhG-CSF不能常规预防性应用于所有肿瘤化疗患者,发热性中性粒细胞减少发生风险较大的患者可预

防性使用。rhG—CSF首选皮下给药,通常化疗结束后24～72 h开始用药,每天1次,待中性粒细胞降到最低点后再次逐渐上升>2.0×10^9/L后可停药(通常持续1周以上)。聚乙二醇rhG—CSF,每个化疗周期给药1次,一般化疗结束后24 h或化疗结束后3～4 d给药均可,但不推荐用于单周化疗方案。rhG—CSF不能在化疗药物给药期间应用,因为会使骨髓造血功能受到进一步损伤。②升PLT治疗:肿瘤化疗可抑制巨核细胞,导致PLT减少,引起皮肤或黏膜出血,推荐使用血小板生长因子,包括重组人白细胞介素11和重组人血小板生成素,重组人血小板生成素可于化疗结束后6～24 h s.c.,每天1次,连续应用14 d。rhIL—11皮下注射,每天1次,至少连用7～10 d,在下个化疗疗程开始前2 d及化疗过程中不得使用。③抗贫血治疗:细胞毒性药物尤其铂类药物能促进红系细胞凋亡,同时还能造成肾脏损害,损伤肾小管细胞导致内源性促红细胞生成素减少而引起贫血,推荐使用促红细胞生成素静脉注射进行治疗,每周3次,一般Hb升至120 g/L时可以停药,避免增加血栓形成的风险。对于存在功能性铁缺乏症的患者,还应进行补铁治疗。

3. 保肝　抗肿瘤药物是引起肝损伤的常见药物,胰腺癌(包括导管腺癌和神经内分泌癌)常用化疗药物中吉西他滨、铂类药物、紫杉醇(白蛋白结合型)、氟尿嘧啶、依托泊苷均可引起药物性肝损。当发现肝功能指标异常时肝细胞往往已受到严重损伤,因此应预防药物性肝损伤的发生。根据《药物性肝损伤诊治指南(2015版)》,应遵循"预防为先"的原则,对高危人群(如大剂量使用化疗药物、器官移植后长期使用免疫抑制剂、多药联合抗结核治疗等)预防性给予保肝药,优先考虑口服给药途径,最好选择1种具有多重作用机制的药物,必要时可考虑联合用药,包括抗炎护肝药、抗氧化保肝药、解毒保肝药、缓解胆汁淤积药、肝细胞膜修复保护药等。

4. 预防神经毒性　神经系统不良反应出现的频率和严重程

度受既往使用过神经毒性药物或与神经毒性药物伴随使用相关。紫杉醇和奥沙利铂均可致神经毒性,症状出现的频率和严重程度均为剂量依赖性。预防神经毒性可以使用维生素(维生素 B_1、维生素 B_6、维生素 B_{12}、维生素 E、甲钴胺、腺苷钴胺)、电解质(镁、钾)、细胞保护剂(氨磷汀)、营养补充剂(鱼油、ω-3脂肪酸)等。

5. 水化　许多抗肿瘤药物如顺铂及其代谢产物经肾脏清除,因此肾脏和尿路易受损,充分的水化可使尿液中的顺铂稀释,缩短与泌尿道上皮接触时间,而且高浓度 Cl^- 抑制顺铂在肾小管中的水解,从而增强对肾脏的保护。水化目标是保持在输注顺铂前 1～2 h 及输注后 4～6 h 尿量至少100 mL/h。顺铂剂量 > 50 mg/m² 时,顺铂输注速度应≤1 mg/min,输注顺铂前后各2 h 至少予1 000～2 000 mL 0.9% NS 进行水化,可与甘露醇联合静脉滴注或静脉注射呋塞米10 mg 以利尿。顺铂剂量 < 50 mg/m² 时,可给予低剂量水化,输注顺铂前后各1 h 给予1 000 mL 0.9% NS。出量(排尿、腹泻、呕吐) > 200 mL/h 时,需要额外补液。

(三)肿瘤并发症的治疗

(1)血栓栓塞症是肿瘤患者常见的并发症,胰腺癌、肺癌、卵巢癌患者尤易发生。肿瘤患者高凝状态发生机制复杂,包括肿瘤细胞能分泌促凝物质(黏蛋白、组织因子);诱发 PLT 聚集;还能抑制抗凝、纤溶系统活性,导致其失衡;中心静脉置管、手术、化疗等治疗手段等。胰腺癌患者出现 D-dimer 升高,以及其他凝血功能指标异常时,应对高危患者加强监护,长期进行预防抗凝治疗,首选低分子肝素(达肝素、伊诺肝素)、磺达肝癸钠,也可以口服阿司匹林或华法林。

(2)消化不良的胰腺癌患者胰酶分泌下降约70%,而在胰腺肿瘤切除术后,胰腺外液分泌不足,尤其胰脂肪酶没有足够的内源性替代,易致消化不良。因此胰腺癌患者应予胰酶肠溶胶囊(胰蛋白酶、胰脂肪酶和胰淀粉酶)行替代治疗。

（3）糖尿病胰腺癌细胞可破坏胰腺组织，导致胰岛 β 细胞功能受损，胰岛素分泌减少，导致血糖和尿糖升高。患者胰岛 β 细胞功能随病程进展逐渐减弱，及时启动胰岛素治疗能减轻胰岛 β 细胞负荷，改善胰岛素抵抗，保护残存 β 细胞的功能。每天 1 次基础胰岛素或每天 1 ～ 2 次预混胰岛素均可作为胰岛素起始治疗方案。

（4）60% ～ 80% 胰腺癌患者会出现疼痛症状，肿瘤可使胰腺增大，压迫胰管，使胰管梗阻、扩张、扭曲及压力增高，造成上腹部持续性或间歇性胀痛、钝痛甚至剧痛。当病变扩展、转移至腹膜时，胰头癌可造成右上腹痛，胰体尾癌则向左侧放射，有时亦可涉及全腹，腰背痛常见，进展期病变腰背痛更加剧烈，并预示肿瘤处于晚期和预后不良。因此，对于胰腺癌患者应予镇痛治疗，而癌性疼痛评估是镇痛治疗的首要步骤，目的是对疼痛的性质和程度做出诊断，要体现"常规、量化、全面、动态"8 字原则。对于评估为轻度、中度、重度疼痛的患者应分别予相应镇痛药物进行剂量滴定，并定时评估药效和不良反应，调整给药剂量或维持原剂量，24 h 后根据滴定剂量转换为等效剂量分次口服或外贴。

（5）感染胰腺癌患者随着肿瘤进展往往免疫功能低下，化疗后也易处于骨髓抑制状态，常见中性粒细胞缺乏伴发热，容易发生呼吸道、消化道感染。如没有及时给予恰当的抗菌药物治疗，感染相关死亡率高。患者出现感染早期症状时，应在感染危险度和耐药评估后立即经验性使用抗菌药物，同时进行病原学培养，根据危险分层、确诊的病原菌、药敏结果、患者对初始治疗的反应等来调整用药。对病情较轻的患者采取升阶梯策略，通过经验性使用头孢菌素类等广谱抗菌药物来降低因抗菌药物过度使用造成的细菌耐药率增高；对病情较为危重的患者采取降阶梯策略，以改善预后。需要注意的是，长期预防性应用广谱抗菌药物可能导致细菌耐药性增加和真菌感染。

二、常见用药错误归纳与要点

(一)止吐治疗不规范

止吐治疗往往存在不足或过度两种情况。对于多药方案,应基于催吐风险最高的药物来选择止吐药。治疗过度的情况如案例一患者化疗方案包含中度和低度风险致吐药物,推荐方案为5-HT$_3$受体拮抗剂 + 地塞米松 ± NK-1受体拮抗剂。患者选择长效的帕洛诺司琼连续3 d静脉注射止吐不合理,帕洛诺司琼半衰期较长(40 h),化疗前单次给药即可,长程给药可能引起药物过量。案例二患者化疗方案均为低度催吐危险药物,应选择地塞米松或甲氧氯普胺或口服5-HT$_3$受体拮抗剂,选择长效的帕洛诺司琼静脉注射止吐不合理。治疗不足的情况如:案例五患者化疗方案包含高度和中度风险致吐药物,推荐方案为5-HT$_3$受体拮抗剂 + 地塞米松 + NK-1受体拮抗剂,但止吐药物均只在化疗当日给药,应根据指南推荐给予足够的疗程和剂量,以免迟发性呕吐控制不佳。

(二)抗贫血治疗不规范

肿瘤相关性贫血会加剧肿瘤乏氧,导致肿瘤恶性进展,引起化疗药物耐药,影响肿瘤患者的生活质量和预后,因此应予对症治疗。对于非化疗相关肿瘤相关性贫血,应视情况进行对症治疗。如实体肿瘤可予补铁、输血,不适用于重组人促红细胞生成素(rhEPO),对于进行姑息治疗的恶性肿瘤患者,无明显乏氧症状或欲提高生活质量时,建议选择rhEPO治疗,不推荐使用其他无适应证或疗效不确切的药物。而对于化疗引起的贫血,轻度至中度患者推荐使用rhEPO治疗,中度并伴有严重症状的至重度患者建议输血。案例二患者为胰腺癌本身所致及机体营养吸收障碍所致贫血,使用脱氧核苷酸钠无相关适应证。案例四患者为非化疗相关肿瘤相关性轻度贫血,但未行铁指标检查判断是否缺铁并补铁,也未予rhEPO治疗,建议应完善贫血相关指标评估,并予相应的治疗。

(三)升WBC治疗不规范

rhG-CSF不能常规预防性应用于所有化疗患者,对于发热性中性粒细胞减少症发生风险较大的患者可以预防性使用,高风险因素包括:高龄患者(尤其是年龄 > 65岁)、既往化疗或放疗过程中已发生过中性粒细胞减少症、肿瘤分期晚、肿瘤侵及骨髓、营养和体力状态差、肝功能或肾功能不全、存在感染和开放性伤口及HIV感染等。案例一和案例五患者无相关高危因素,因此不推荐预防性使用rhG-CSF,更不推荐予脱氧核苷酸钠或复合辅酶预防。

(四)升PLT治疗不规范

重组人血小板生成素或重组人白细胞介素-11不应常规预防性用于化疗所致血小板减少症(CIT)。出血高风险因素包括既往有出血史;化疗前PLT < 75×10^9/L;接受含铂类、吉西他滨、Ara-C、蒽环类等药物的化疗;肿瘤细胞骨髓浸润所造成的PLT减少;体能评分 > 12分;既往接受过放疗,特别是长骨、扁骨(如骨盆、胸骨等)接受过放疗。对这些高危患者,为预防下一个化疗疗程再发生严重的PLT减少,可预防性应用PLT生长因子,以保证化疗的顺利进行。案例一患者无相关高危因素,且PLT值正常,案例5患者化疗方案包含顺铂,但无其他相关高危因素,且PLT值正常,均无须予rhTPO或rhIL-11预防,更不推荐予脱氧核苷酸钠或复合辅酶预防。

(五)保肝治疗不规范

当发现肝功能指标异常时肝细胞往往已受到严重损伤,因此应预防药物性肝损伤的发生。最好选择1种具有多重作用机制的药物,必要时可考虑联合用药。案例三患者有化疗药物性肝损伤史,入院时肝酶轻度升高,应预防性给予保肝药,但同时联用3种作用机制交叉的保肝药来降酶不甚合理,应优先考虑口服给药途径,并优先选择同时具有多种作用机制的药物。

(六) 预防神经毒性治疗不规范

预防和治疗化疗药物所致神经毒性应分别选择相应的治疗药物。预防神经毒性可以使用维生素(维生素B_1、维生素B_6、维生素B_{12}、维生素E、甲钴胺、腺苷钴胺)、电解质(镁、钾)、细胞保护剂(氨磷汀)、营养补充剂(鱼油、ω−3脂肪酸)等。治疗神经毒性可以使用B族维生素(维生素B_1、维生素B_6、维生素B_{12}、甲钴胺、腺苷钴胺、叶酸)、牛痘疫苗致炎兔皮提取物、神经生长因子、谷胱甘肽抗氧化剂(α−硫辛酸)。案例二患者使用牛痘疫苗致炎兔皮提取物预防紫杉醇的神经毒性,其疗效还未得到确切肯定,故不推荐使用,建议使用甲钴胺、腺苷钴胺。

(七) 止泻治疗不规范

部分化疗药物如伊立替康易引起腹泻,早发性腹泻通常为暂时性反应,可使用阿托品治疗。迟发性腹泻,可持续较长时间,导致脱水、电解质紊乱或感染,甚至致命,洛哌丁胺作为首选治疗药物,但不推荐用洛哌丁胺进行预防,应在出现腹泻后再治疗。因此患者使用洛哌丁胺预防腹泻不甚合理。

(八) 抗凝治疗不规范

若肿瘤患者的活动量不足以减少静脉血栓栓塞的危险(如卧床)或属于静脉血栓栓塞高危患者,则应进行预防性抗凝治疗。低分子肝素单药治疗作为预防近端静脉血栓或肺血栓的首选,也可用于晚期或转移癌患者复发性深静脉血栓的预防。对于活动性肿痛或持续高危的患者,应考虑无限期抗凝治疗。患者预防性抗凝药物主要包括:① 低分子肝素:达肝素5 000 U q.d. s.c.;伊诺肝素40 mg s.c. q.d.；② 磺达肝癸钠2.5 mg s.c. q.d.；③ 普通肝素5 000 U s.c. b.i.d.或t.i.d.；④ 阿司匹林81 ～ 325 mg p.o. q.d.；⑤ 华法林5 ～ 10 mg p.o. q.d.（调整INR值为2 ～ 3）。但应注意药物的给药剂量和给药频次。案例2患者按推荐剂量每12 h 1次给药，长期使用累积剂量偏大，反而可能增加患者出血风险，建议调整为每天1次给药。

（九）镇痛治疗不规范

三阶梯治疗原则是癌痛药物治疗的基础。非甾体药物具有天花板效应，且联合应用可能增加不良反应，故不主张联合使用。如果需要长期使用或日用剂量已达到限制性用量时，应考虑更换为阿片类药物；在联合用药的情况下，则只增加阿片类药物用药剂量。不推荐两种阿片类药物联用治疗癌痛。长期使用阿片类药物时，首选口服给药途径，有明确不宜口服指征的患者也可考虑其他给药途径（包括经皮、静脉、皮下等）。另外应按时用药，有助于维持稳定、有效的血药浓度。即释阿片类药物（吗啡片、羟考酮片和氨酚羟考酮片）用于滴定和出现暴发痛，缓释阿片类药物（吗啡缓释片、羟考酮缓释片和芬太尼透皮贴剂等）用于滴定和维持治疗。如起始使用即释阿片类药物进行滴定的癌痛患者，应当在24 h以内完成全面地疼痛再评估，根据再评估结果提供后续镇痛治疗，如转换为等效剂量的口服缓释阿片类药物。阿片类药物大多数不良反应都会随服药时间延长而逐渐耐受，如恶心、呕吐、眩晕、口干等，但便秘会长期存在，且为剂量依赖性，推荐开具阿片类药物同时需开具通便药物。案例四患者经过48 h滴定后才转换为等效剂量的长效阿片类药物，较长时间使用即释阿片类药物，不利于癌痛的有效控制。且患者即释阿片类药物转换为缓释阿片类药物的次日经临床药师提示才开始给予通便药物，不利于提高患者应用阿片类药物的依从性。

第五节 规范化药学监护路径

胰腺癌病理机制相对明确,但患者由于生理、疾病状态等不同从而对药物的疗效和毒副反应存在个体差异,因此,为了使化疗和对症治疗达到最佳效果,并确保患者用药安全,临床药师要按照个体化治疗的要求,依据规范化药学监护路径,开展具体的药学监护工作。

现参照胰腺癌CP中的临床治疗模式与程序,建立胰腺癌治疗的PCP(表8-3)。意义在于规范临床药师对胰腺癌患者开展有序的、适当的临床药学服务工作,并以其为导向为肿瘤患者提供个体化的药学服务。

表8-3 胰腺癌药学监护路径

适用对象:第一诊断为胰腺癌(ICD-10: D37.704)

患者姓名:＿＿＿＿＿ 性别:＿＿＿＿＿ 年龄:＿＿＿＿＿

门诊号:＿＿＿＿＿ 住院号:＿＿＿＿＿

住院日期:＿＿＿年＿＿＿月＿＿＿日

出院日期:＿＿＿年＿＿＿月＿＿＿日

标准住院日:21 d内

时间	住院第1天	住院第2天	住院第3天	住院第4～14天	住院第15天（出院日）
主要诊疗工作	□ 药学问诊（附录1） □ 用药重整	□ 药学评估（附录2） □ 药历书写（附录3）	□ 化疗方案分析 □ 完善药学评估 □ 制定监护计划 □ 化疗宣教	□ 医嘱审核 □ 疗效评价 □ 不良反应监测 □ 用药注意事项	□ 药学查房 □ 完成药历书写 □ 出院用药教育
重点监护内容	□ 一般患者信息 □ 药物相互作用审查 □ 其他药物治疗相关问题	□ 体力状况评估 □ 肿瘤诊疗评估 □ 疼痛诊疗评估 □ 既往病史评估 □ 用药依从性评估 **治疗风险和矛盾** □ 骨髓造血功能 □ 肝肾功能 □ 出、凝血风险 □ 心功能 □ 外周神经功能 □ 过敏体质 □ 胃肠功能 □ 其他	**化疗方案** □ 吉西他滨方案 □ GEMOX方案 □ GEMCAP方案 □ GS方案 □ GEMDDP方案 □ nab-P＋G方案 □ FOLFIRINOX方案 □ OFF方案 □ 替吉奥方案 □ 卡培他滨方案 □ CapeOX方案 □ 替吉奥方案 □ 其他方案 **预处理** □ 补液治疗（碱化、水化） □ 止吐、保肝、抑酸等医嘱 □ 其他医嘱	**病情观察** □ 参加医生查房，注意病情变化 □ 药学独立查房，观察患者药物反应，检查药物治疗相关问题 □ 查看检查、检验报告指标变化 □ 检查患者服药情况 □ 药师记录 **监测指标** □ 症状 □ 注意观察体温、血压、体重等 □ 血常规 □ 肝肾功能	**治疗评估** □ 化疗不良反应 □ 疼痛 □ 支持治疗 □ 造血生长因子 □ 并发症 □ 既往疾病 **出院教育** □ 正确用药 □ 患者自我管理 □ 定期门诊随访 □ 监测血常规、肝肾功能、电解质

时间	住院 第1天	住院 第2天	住院 第3天	住院第 4～14天	住院第 15天 （出院日）
病情 变异 记录	□无 □有,原因： 1. 2.	□无 □有,原因： 1. 2.	□无 □有,原因： 1. 2.	□无 □有,原因： 1. 2.	□无 □有,原因： 1. 2.
药师 签名					

吴　薇

第八章　胰腺癌

第九章

结直肠癌

第一节　疾病基础知识

【病因和发病机制】

结直肠癌(colorectal carcinoma)指原发于结肠和直肠的肿瘤,是临床最常见的恶性肿瘤之一。结直肠癌的发病部位的发病率依次为直肠、乙状结肠、盲肠、升结肠、降结肠及横结肠。我国结直肠癌中直肠癌多见,占大肠癌的60%～75%。

1. 病因　结直肠癌发病与饮食、习惯及某些疾病有关。长期饮酒,肥胖,精神压抑,高脂肪、高蛋白、少纤维素饮食者发病率高。大肠炎症、大肠腺瘤及遗传因素也是诱发结直肠癌的重要因素。

2. 发病机制　结直肠癌是饮食及生活习惯与遗传因素协同作用的结果,由致癌物的作用结合细胞遗传背景,导致细胞遗传突变而逐渐发展为癌。

【诊断要点】

1. 临床表现　结直肠癌早期无症状,或症状不明显,仅感不适、消化不良、大便潜血等。随着癌症发展,症状逐渐出现,表现为大便习惯改变、腹痛、便血、粪便性状异常、腹部包块、肠梗阻、乏力等,伴或不伴贫血、发热和消瘦等全身症状。肿瘤因转移、浸润可引起受累器官的改变。结直肠癌因其发部位不同而表现出不同的临床症状及体征。左半结肠的主要临床症状为食欲缺乏、恶心、呕吐、贫血、疲劳、腹痛。右半结肠癌导致缺铁性贫血,表现疲劳、乏力、气短等症状。

2. 实验室检查及其他辅助检查

(1)实验室检查:血常规、血生化、大便常规及隐血试验、癌胚抗原等,主要用于诊断及判断有无预后不良因素。

（2）影像学检查:大肠气钡双重对比造影、B超、CT、MRI、及PET-CT检查。

【治疗】

结直肠癌的治疗方法有手术、化疗、放疗和生物靶向治疗等,其中以外科手术为最主要的治疗手段。化疗在结直肠癌的作用主要有两个方面,即根治术后的辅助化疗和晚期大肠癌的姑息化疗。

1. 治疗原则　结直肠癌应行以手术为主的综合治疗,早期患者可单纯手术治疗;中、晚期患者均应辅以化疗、放疗及生物治疗,可提高生存率、减少复发、改善生活质量。

2. 治疗方法

（1）手术治疗:手术切除是结直肠癌的主要治疗方法。可切除的无转移结肠癌的推荐手术切除方式为局部结肠及区域性淋巴结的整块切除。若原发灶能切除而转移灶不能切除时,可行全身治疗后再次评估病灶是否可切除。

（2）放射治疗:分为术前放疗、术后放疗和术中放疗等。

（3）化疗:新辅助化疗、根治术后的辅助化疗和晚期大肠癌的姑息化疗。

第二节　主要化疗方案

目前结直肠癌的药物治疗主要为氟尿嘧啶、卡培他滨、奥沙利铂、伊立替康、西妥昔单抗和贝伐珠单抗。通过基于高质量的临床研究数据并规范化合理用药是结直肠癌化疗的关键，显然，今后结直肠癌的化疗改进和研究仍会侧重于优化方案提高疗效并减轻毒副作用，从而实施个体化的治疗。专科医师还要综合患者身体状况的评估、既往用药情况和经及疗效反馈、甚至经济负担等选用适宜化疗组合方案。

结直肠癌主要化疗方案见表9-1。

表 9-1　结直肠癌主要化疗方案

分类	方案与疗程	使用药物	剂　量	使用时间
新辅助化疗	FOLFIRI + 西妥昔单抗（14 d）	西妥昔单抗	400 mg/m^2	首瓶100 mg输注1 h，余量每100 mg输注0.5 h
		伊立替康	180 mg/m^2	d1,持续30～90 min
		亚叶酸钙	400 mg/m^2	d1,持续2 h
		氟尿嘧啶	400 mg/m^2	d1,c.i.,亚叶酸钙后,另2 400 mg/m² 持续48 h

常见疾病临床药学监护案例分析——恶性肿瘤分册

分类	方案与疗程	使用药物	剂量	使用时间
新辅助化疗	FOLFOX（14 d）± 贝伐珠单抗（14 d）	奥沙利铂	85 mg/m²	d1,c.i.2 h
		亚叶酸钙	400 mg/m²	d1,c.i.2 h
		氟尿嘧啶	400 mg/m²	d1,亚叶酸钙后
		氟尿嘧啶	2 400 mg/m²	d1,c.i.48 h
		贝伐珠单抗	5 mg/kg	d1
	CapeOX方案 ± 贝伐珠单抗（21 d）	奥沙利铂	85 mg/m²	d1
		卡培他滨	850～1 000 mg/m²	d1—14
		贝伐珠单抗	7.5 mg/kg	d1
辅助化疗	mFOLFOX6方案（14 d）	奥沙利铂	85 mg/m²	d1
		亚叶酸钙	400 mg/m²	d1,c.i.2 h
		氟尿嘧啶	400 mg/m²	d1,亚叶酸钙后
		氟尿嘧啶	2 400 mg/m²	d1,c.i.48 h
	CapeOX方案（21 d）	奥沙利铂	85 mg/m²	d1
		卡培他滨	850～1 000 mg/m²	d1—14
	卡培他滨单药（21 d）	卡培他滨	1 250 mg/m² b.i.d.	d1—14
	亚叶酸钙/氟尿嘧啶方案（14 d）	亚叶酸钙	400 mg/m²	d1,c.i.2 h
		氟尿嘧啶	400 mg/m²	d1,亚叶酸钙后
		氟尿嘧啶	2 400 mg/m²	d1,c.i.48 h

分类	方案与疗程	使用药物	剂 量	使用时间
姑息化疗	FOLFIRI ± 贝伐珠单抗（14 d）	亚叶酸钙	400 mg/m²	d1,c.i.2 h
		伊立替康	180 mg/m²	d1
		氟尿嘧啶	400 mg/m²	d1,亚叶酸钙后
		氟尿嘧啶	2 400 mg/m²	d1,c.i.48 h
		贝伐珠单抗	5 mg/kg	d1,50 mg/50 mL
	CapeOX ± 西妥昔单抗（21 d）	奥沙利铂	85 mg/m²	d1
		卡培他滨	850～1 000 mg/m²	d1～14
		西妥昔单抗	400 mg/m²	首瓶100 mg输注1 h,余量每100 mg输注0.5 h

第三节 经典案例

案例一

（一）案例回顾

【主诉】

结肠癌姑息术后。

【现病史】

患者，女，55岁。于2015年3月3日无明显诱因出现脐下腹痛，呈绞痛，阵发性加重，伴有大汗，有排气排便，恶心未吐，无腹痛腹泻，无返酸嗳气，遂当地医院就诊，予以抗炎治疗后，症状缓解。2015年3月6日再次出现腹痛，发作频率高，持续时间长，大汗淋漓，恶心未吐，腹胀明显，肛门停止排便排气，就诊行上腹部CT检查提示：结肠肝区局段肠壁肠腔境界不清，回盲部肠腔增宽滞留；肝右叶占位待排，肝内多发小囊肿可能。

排除手术禁忌，2015年3月7日行右半结肠切除＋复杂肠粘连松解术，手术顺利，术后病理提示结肠腺癌Ⅱ～Ⅲ级（溃疡型）浸润至浆膜外，找到肠旁淋巴结2/13枚见癌转移，"右侧腹壁结节"见癌组织浸润/转移。术后恢复良好，大便规律，无便血，无黑便，无排便困难，黄色稀便，2015年3月30日转入肿瘤科查 *MGT1A1*6*：*GG*；*MGT1*28*：[*TA*]$_6$/[*TA*]$_6$，2015年4月3日行化疗治疗，具体方案为：氟尿嘧啶注射液500 mg（d1–5）＋四氢叶酸200 mg（d1–5）＋伊立替康280 mg（d1），21 d为1个疗程，化疗后出现一过性胆碱能反应（出汗），未见其他明显化疗副反应。检测 *NRAS* 基因为野生型，*K—ras Condon12* 发现 *G12S* 突变，*B—raf V600E* 为野生型。2015年4月22日行"贝伐珠单抗"靶向治疗1次，2015年4月23日行FOLFIRI化疗，具体方案为：氟尿嘧啶注射液 500 mg（d1-5）+ 四氢叶酸 200 mg（d1-5）+ 伊立替康 320 mg（d1），21 d 为1个周期，未见其他明显化疗副反应。

现为求进一步诊治来院就诊，门诊以"结肠癌"收入院。患者化疗后精神及饮食较前好转，体重无明显变化，大便规律，黄色稀便，小便正常，睡眠无异常。

【既往史】

患者有高血压病史5年，血压最高达180/102 mmHg，目前口服"赖诺普利片10 mg q.d."降压治疗，血压控制可，25年前局麻下行双侧输卵管结扎术，1年前行痔疮切除术，2015年3月7日行右半结肠切除术。

【社会史、家族史、过敏史】

无。

【体格检查】

T: 36.5℃; P: 78次/min; R: 18次/min; BP: 108/72 mmHg。

双肺叩诊浊音，双肺呼吸音异常；两侧语颤音不等；闻及干湿性啰音；双下肢水肿明显。

【实验室检查及其他辅助检查】

1. 实验室检查

（1）血常规：WBC 5.7×10^9/L，NEUT 3.48×10^9/L，PLT 369×10^9/L（↑），余指标正常。

（2）生化检查：GLO 33 g/L（↑），其余指标大致正常。

（3）肿瘤标志物：CEA 6.52 μg/L，AFP 4.47 μg/L，CA199 5.34 U/mL，CA125 10.86 U/mL。

（4）尿常规：尿潜血（-），WBC 酯酶（+），尿蛋白质（+），尿 pH 5.0。粪常规（-）。

2.其他辅助检查　无。

【诊断】

(1)结肠癌:结肠肝区,腺癌Ⅱ～Ⅲ级 p1T4NbM1(肝腹膜后淋巴结)Ⅳ期。

(2)结肠癌术后。

(3)高血压3级(很高危)。

【用药记录】

1. 抗肿瘤　伊立替康注射液360 mg + 0.9% NS 250 mL iv.gtt stat.(d8);贝伐珠单抗注射液300 mg + 0.9% NS 500 mL iv.gtt stat.(90 min以上)(d8);注射用亚叶酸钙200 mg + 0.9% NS 250 mL iv.gtt q.d.(d8-13);注射用氟尿嘧啶注射液0.5 g + 0.9% NS 500 mL iv.gtt q.d.(d8-13)。

2. 化疗辅助　多烯磷酸胆碱注射液930 mg + 5% GS 250 mL iv.gtt q.d.(d2-16);兰索拉唑注射液30 mg + 0.9% NS 100 mL iv.gtt q.d.(d2-12);硫酸阿托品注射液0.5 mg i.m. stat.(伊立替康使用前)(d8);碳酸氢钠片1 g p.o. t.i.d.(d3-16)。

3. 止吐　盐酸帕洛诺司琼注射液0.25 mg + 地塞米松注射液5 mg + 0.9% NS 100 mL iv.gtt stat.(d8);奥氮平片2.5 mg p.o. q.d.(d8-13)。

4. 增强免疫　注射用胸腺肽α_1 1.6 mg + 0.9% NS 2 mL s.c. q.d.(d8-13)。

5. 止泻　盐酸洛哌丁胺胶囊12 mg p.o.(d9),累积使用。

【药师记录】

入院第2天:完善盆腔 + 上腹部CT检查(平扫 + 增强)、胸部CT检查(平扫)等检查相关情况,评估肿瘤治疗效果。予胸腺肽α_1注射液增加免疫力,多烯磷酸胆碱保肝,兰索拉唑护胃,康艾注射液、消癌平片辅助抗肿瘤,参麦注射液活血补气等药物治疗。

入院第8天:患者ECOG评分2分,无特殊并发症,查血常规、肝肾功能、电解质及心电图未见明显化疗禁忌证,此次入院患者一般情况可。故予贝伐珠单抗 + FOLFIRI 方案继续化疗，由于患者 *MGT1A1*28* 和 *MGT1A1*6* 为野生型，故予原方案中伊立替康加量。

入院第9天：患者出现恶心、乏力等不适，血压升至160/110 mmHg，予以对症处理后好转。予以碳酸氢钠碱化尿液及减少腹泻概率，醋酸甲羟孕酮分散片改善食欲，铝碳酸镁中和胃酸。血压升高嘱按时口服自备的降血压赖诺普利，密切观察血压变化。

入院第16天，化疗结束第7天：患者病情稳定，一般情况可，血压 130/80 mmHg 正常，无明显不适，神志清楚，精神可。患者已完成贝伐珠单抗 + FOLFIRI 方案化疗，无腹痛腹泻、发热，生命体征平稳，明日准予出院。

出院带药：还原型谷胱甘肽片 0.4 g p.o. t.i.d.；注射用胸腺肽 α_1 1.6 mg b.i.d. s.c.；奥氮平片 2.5 mg p.o. q.d.；碳酸氢钠片 1 g p.o. t.i.d.。

（二）案例分析

【抗肿瘤治疗】

患者，女，中年人。身高 155 cm，体重 62 kg，体表面积 1.64 m²，术后病理提示结肠腺癌 Ⅱ～Ⅲ 级（溃疡型）浸润至浆膜外，找到肠旁淋巴结 2/13 枚见癌转移，"右侧腹壁结节"见癌组织浸润/转移。临床分期为 p1T4NbM1（肝、腹膜后淋巴结）Ⅳ 期。检测 NRAS 基因为野生型，*K—ras Condon12* 发现 *G12S* 突变，*B—raf V600E* 为野生型，*K—ras* 有突变不能选择西妥昔单抗而应选用贝伐珠单抗靶向治疗。

临床药师观点：该患者为中年女性，KPS 评分较好，肝肾功能正常，无明显化疗禁忌证，可选择化学治疗。患者现已行1周期贝伐珠单抗靶向治疗 + FOLFORI 方案化疗，无明显毒副反应，可行下1周期化疗。患者的化疗药物给药顺序为伊立替康、贝伐珠单抗、亚叶酸钙和氟尿嘧啶，顺序不合理，建议先用贝伐珠单抗，再用伊立替康，随后滴注亚叶酸钙和氟尿嘧啶。

【伊立替康剂量的调整】

FOLFIRI 方案中伊立替康的既往推荐剂量为 180 mg/m²，但此剂量对野生型和杂合突变型患者剂量偏低,应在基因分型指导下探索最佳的使用剂量。伊立替康相关的毒性包括早发性和迟发型腹泻,脱水和严重的中性粒细胞减少。伊立替康由尿苷二磷酸葡糖糖醛酸基转移酶1A1(MGT1A1)来代谢,通过与特定糖基的结合,该酶还可将一些底物如胆红素转化为更易溶的形式。编码*MGT1A1*基因出现某种基因多态性,也可出现伊立替康活性代谢产物的葡糖糖醛酸化水平降低,从而导致药物累积。伊立替康的说明书上有警告:已知为*MGT1A1*28*纯合子的患者,应将药物的初始剂量减少。第1个疗程:2015年3月3日给予伊立替康280 mg(180 mg/m²),2015年4月23日给予伊立替康320 mg(195 mg/m²),患者耐受性较好,未出现严重不良反应,检测CEA值较前有所下降。此次入院患者一般情况可,伊立替康剂量提升至360 mg(220 mg/m²)。在安全剂量内提高伊立替康的用量,以提高疗效。

临床药师观点:患者查基因*MGT1A1*6*为GG;*MGT1*28*为[TA]₆/[TA]₆,两者均为野生型,给予较高剂量的伊立替康能实现更好的疗效,同时腹泻和血液毒性发生的概率不会升高。为了提高治疗效果,可以提高伊立替康的剂量。

【止吐方案的选择】

根据《NCCN临床实践指南:止吐(2017.V1)》,伊立替康和氟尿嘧啶注射液有中度致吐可能,应在化疗前预防性给予5-HT₃受体拮抗剂和皮质类固醇激素。5-HT₃受体拮抗剂包括第一代格拉司琼、昂丹司琼和托烷司琼,第二代为帕洛诺司琼。帕洛诺司琼半衰期较长,约40 h,故只需给药1次即可,对预防延迟型呕吐有显著作用。皮质类固醇激素包括地塞米松和甲泼尼龙等,皮质类固醇激素用于预防化疗所致呕吐具有很高的治疗指数,是最常用的止吐药之一,单剂应用适合于接受低致吐风险化疗者,与5-HT₃受体拮抗剂和NK-1受体拮抗剂联用对高、中致吐风险化疗患者具有独特疗效。

临床药师观点：该患者此次化疗中使用帕洛诺司琼联合地塞米松及奥氮平止吐，奥氮平对于延迟性化疗相关性呕吐非常有效，而女性能获益更多。

（三）药学监护要点

（1）注意监测患者的胃肠道功能，观察有无急性胆碱综合征和迟发型腹泻发生。指导患者备有洛哌丁胺胶囊，一旦出现粪便不成形或解稀便或排便频率比以往增多时就要开始止泻治疗。

（2）监测血常规，尤其是NEUT计数。如果中性粒细胞减少性发热或中性粒细胞绝对计数低于1.5×10^9/L时，应暂停伊立替康化疗。

（3）患者本身就患有高血压，而贝伐珠单抗的不良反应有升高血压的作用，故监测患者血压尤为重要。

（4）多烯磷脂酰胆碱注射液只可用不含电解质的葡萄糖溶液稀释，严禁用电解质溶液稀释，不可与其他任何注射液混合注射。

（5）还原型谷胱甘肽片不得与维生素B_{12}、维生素K_3、甲萘醌、泛酸钙、乳清酸、抗组胺制剂、磺胺药及四环素等混合使用。

案例二

（一）案例回顾

【主诉】

大便性状改变10月余，直肠癌术后6个月。

【现病史】

患者，男，72岁。无明显诱因下出现大便变细变稀，每天2～3次，无黏液脓血便及里急后重，无发热、恶心、呕吐等不适，无腹痛腹胀，症状持续几天未见缓解遂至当地医院就诊，查肠镜提示"直肠乙状结肠交界处占位，距肛缘15 cm"，于2014年3月13日在全麻下行直肠癌根治术（DIXON），术后2周患者进食后出现呕吐，呕吐物为所进食物，至外院查胃镜示"胆汁反流性胃炎，胃窦息肉样隆起"，给予抑酸护胃、止吐、促消化及对症支持治疗后缓解不明显,2014年4月22日至我院就诊,考虑为"不完全肠梗阻",给予通便、助消化、促胃肠动力等治疗,症状明显缓解。后于2014年6月3日、6月26日、7月17日、8月7日分别行替吉奥60 mg b.i.d.(口服2周停1周),辅以康莱特、参芪扶正等辅助抗肿瘤治疗,2014年8月27日拟行第5次替吉奥单药化疗,但因复查血常规提示PLT呈下降趋势(PLT最低76×10⁹/L),暂缓替吉奥化疗,并给予升高PLT等治疗。现无腹胀、腹痛,无恶心、呕吐、大便性状改变等不适。

今为求再次化疗来院就诊,门诊以"直肠癌术后"收入院。患者自患病以来,精神状态良好,体重无明显变化,饮食正常,大便性状较前无明显改变,2次/d,无黑便及便血,小便正常,睡眠无异常。

【既往史】

2000年行"鼻息肉手术",2014年3月13日在全麻下行直肠癌根治术(DIXON)。

【社会史、家族史、过敏史】

无。

【体格检查】

T: 36.7℃; P: 84次/min; R: 17次/min; BP: 130/70 mmHg。

皮肤无黄染,巩膜无黄染,无颈静脉怒张,无血管蜘蛛痣,浅表淋巴结无肿大,双肺呼吸音清,未闻及干湿啰音,心律齐,心界无明显扩大,未闻及明显病理性杂音。腹平软,未见肠形及蠕动波,未见腹壁静脉曲张,腹部无压痛及反跳痛,无肌卫,未及包块,肝脾肋下未及,墨菲征阴性,腹部叩诊鼓音,移动性浊音阴性,肠鸣音正常,双下肢无水肿。

【实验室检查及其他辅助检查】

1. 实验室检查

(1) 血常规: WBC 5.4×10⁹/L, NEUT 4.01×10⁹/L(↑), Hb 113 g/L(↓), PLT 191×10⁹/L。

（2）生化检查：TBIL 13 μmol/L，ALB 44 g/L，ALT 9 U/L，AST 10 U/L，Cr 123 μmol/L（↑）。

（3）凝血功能：PT 16.0 s（↑），INR 1.28（↑），活化部分凝血活酶时间41.0 s（↑）。

（4）尿常规：尿比重≤1.005（↓），余正常；粪常规：正常，隐血，阴性。

2. 其他辅助检查　无。

【诊断】

（1）直肠癌术后，TxNxM0。

（2）慢性胃炎，胃窦息肉样隆起。

【用药记录】

1. 抗肿瘤　替吉奥胶囊 60 mg p.o. b.i.d.（d1-14）。

2. 化疗辅助　兰索拉唑注射液 30 mg + 0.9% NS 100 mL iv.gtt b.i.d.（d2-6）。

3. 升白　利可君片 20 mg p.o. t.i.d.（d2-6）。

4. 补充消化酶　复方消化酶胶囊 2 粒 p.o. t.i.d.（d1-6）。

5. 调节肠道菌群　复方嗜酸乳杆菌片 1 g p.o. t.i.d.（d1-6）。

【药师记录】

入院第1天：患者上1个疗程出现骨髓抑制，予利可君片升白，待血常规结果回报后予进一步治疗。患者直肠癌切除术后，消化功能减弱，可使用复方消化酶胶囊增强肠道消化功能。

入院第2天：血常规结果回报，WBC 5.4×10⁹/L，NEUT 4.01×10⁹/L，Hb 113 g/L（↓），PLT 191×10⁹/L，排除化疗禁忌证后开始口服替吉奥胶囊 60 mg/次 p.o. b.i.d.。

入院第5天：患者一般情况可，无腹痛、腹胀，无恶心、呕吐，复查血常规：WBC 6.4×10⁹/L，NEUT 5.24×10⁹/L，Hb 102 g/L（↓），PLT 145×10⁹/L。继续原有替吉奥化疗，兰索拉唑制酸，复方嗜酸乳杆菌片补充肠道益生菌。

出院带药：艾司奥美拉唑片 40 mg p.o. q.d.；华蟾素胶囊 1 g

p.o. t.i.d.; 复方消化酶胶囊 2 片 p.o. t.i.d.; 替吉奥胶囊 60 mg p.o. b.i.d., 服用 2 周停 1 周。

（二）案例分析

【抗肿瘤治疗】

患者，老年男性，身高 170 cm，体重 54.5 kg，体表面积 1.65 m^2，诊断直肠癌明确，既往行直肠癌根治术，术后行 4 疗程替吉奥治疗。根据《NCCN 临床实践指南：直肠癌（2017. V1）》，该患者手术后无病理报告，无法确定分期分级，建议此类患者术后行辅助化疗。患者 4 个疗程替吉奥化疗后出现 I 度骨髓抑制（PLT 最低 75×10^9/L），当时暂缓替吉奥化疗，并给予利可君片升高 PLT 等治疗，本次入院后复查 PLT 191×10^9/L，故可以再次化疗。

患者 KPS 评分 80 分，体表面积为 1.65 m^2，根据说明书，替吉奥单药化疗的标准剂量为每天 2 次，每次 60 mg。

<u>临床药师观点</u>：上次化疗导致 I 度骨髓抑制，经治疗后好转，可在完善监测的前提下继续原剂量治疗。

【调节肠道菌群】

化疗药物可以导致胃肠道黏膜层破坏和肠上皮脱落，杯状细胞和隐窝细胞不成比例增加和非典型性增生，破坏绒毛细胞的重吸收功能，导致肠腔液体增加，最终导致小肠内吸收和分泌功能失去平衡而产生腹泻。肠黏膜上皮损害可导致肠道菌群失调及细菌移位，导致化疗相关性腹泻（chemotherapy induced diarrhea, CID）。复方嗜酸乳杆菌片为复方制剂，每片含嗜酸乳杆菌 5×10^6 个，用于肠道菌群失调引起的肠功能紊乱。

<u>临床药师观点</u>：细胞毒药物可导致肠道原有菌群失调，补充活菌，用法正确。故建议复方嗜酸乳杆菌片与替吉奥胶囊间隔服用。

【预防血细胞减少】

评估患者粒缺性发热的风险因素：高龄，＞65 岁；既往化疗史；

近期手术史;既往骨髓抑制史。患者既往有Ⅰ度骨髓抑制病史,为预防替吉奥可能造成的骨髓抑制,予利可君片口服升白。利可君片为半胱氨酸衍生物,服用后在十二指肠碱性条件下与蛋白结合形成可溶的物质迅速被肠所吸收,增强骨髓造血系统的功能。利可君片为半胱氨酸衍生物,服用后在十二指肠中处于碱性条件下与蛋白结合形成可溶性物质迅速被肠吸收,增强骨髓造血系统的功能。考虑目前患者行替吉奥化疗,可使用利可君片预防血细胞减少。

临床药师观点:利可君片作为升白辅助药,无服用疗程的限定,一般在化疗结束,血液指标恢复正常后即可停药。

(三)药学监护要点

(1)交代患者替吉奥须餐后服用,因既往化疗后出现粒细胞缺乏,本次化疗后应注意随访。出院后至少每周复查血常规2次,若WBC $< 2 \times 10^9$/L,建议门诊诊治,皮下注射人粒细胞集落刺激因子使WBC $> 4 \times 10^9$/L。

(2)艾司奥美拉唑药片应和液体一起整片吞服,而不应当咀嚼或压碎。埃索美拉唑的大部分代谢依靠CYP2C19生成羟化物和去甲基代谢物。如用药期间需要加用或调整药物,请及时咨询医师或药师。

(3)患者出院后仍需服用复方嗜酸乳杆菌片平衡肠道菌群,但因活菌片与抑酸药合用可能影响菌群活性,故建议活菌片至少在抑酸药前2 h服用。

(4)复方消化酶胶囊应于饭后服。

案例三

(一)案例回顾

【主诉】

直肠癌肝转移姑息术后3周。

【现病史】

患者,女,43岁。2015年5月无明显诱因开始出现脐下腹痛伴便血,每天2～3次,大便不成形,伴便血,色鲜红,无脓血便,无里急后重感,不伴发热、腹胀、恶心等,无食欲不振、乏力,患者未在意,此后症状一直存在。遂于2016年5月23日在行肠镜检查示:直肠距肛门10 cm直肠上段见紫红色肿物,约占肠腔1/2,病理:直肠腺癌。

2016年6月7日在全麻下行腹腔镜直肠癌根治术,腹腔镜探查腹腔:腹腔无腹水,肝脏、胆囊、胃、脾脏、小肠、结肠未见明显转移结节异常。术后病理:直肠腺癌,中度分化,肠周淋巴结(8/18)见癌转移;另于肠周脂肪间见癌播散结节5枚。术后恢复良好,无发热、胸闷、无恶心、呕吐、无腹胀、腹泻等。近来饮食、睡眠可,小便正常,体重下降4 kg。

【既往史】

无。

【社会史、家族史、过敏史】

无。

【体格检查】

T: 36.3℃; P: 72次/min; R: 18次/min; BP: 110/72 mmHg。

皮肤、巩膜无黄染,无颈静脉怒张,无血管蜘蛛痣,浅表淋巴结未及肿大,双肺呼吸音清,未闻及干湿啰音,心律齐,未闻及明显病理性杂音。腹平软,未见肠形及蠕动波,未见腹壁静脉曲张,腹部无压痛及反跳痛,未及包块,肝脾肋下未及,腹部叩诊鼓音,移动性浊音阴性,肠鸣音正常,双下肢无水肿。

【实验室检查及其他辅助检查】

1. 实验室检查

(1)血常规: WBC 4.3×10^9/L, NEUT 3.14×10^9/L, RBC 3.37×10^{12}/L, PLT 197×10^9/L。

(2)生化检查: TBIL 10.0 μmol/L(↑), DBIL 4.0 μmol/L, TP 68 g/L, ALB 41 g/L, ALT 24 U/L, AST 33 U/L, LDH 339 U/L, UA 261 μmol/L, Cr 43 μmol/L, K^+ 3.80 mmol/L, Na^+ 140 mmol/L, Ca^{2+}

2.35 mmol/L,其余指标基本正常。

（3）凝血功能：INR 1.20,活化部分凝血活酶时间 40.8 s,FIP 2.48 g,D-dimer 3 370 μg/L（↑）,FDP 9.0 mg/L。

（4）粪常规（－）。

（5）肿瘤标志物：CEA 4540 μg/L（↑）,CA199＞20 000.0 U/mL, CA153 31.92 U/mL,CA125 278.10 U/mL。

2. 其他辅助检查　无。

【诊断】

直肠癌：腺癌,pT3N2bM1（肝）,Ⅳ期。

【用药记录】

1. 抗肿瘤　奥沙利铂注射液 150 mg＋5％ GS 500 mL iv.gtt q.d.（d10）；亚叶酸钙 700 mg＋0.9％ NS 250 mL iv.gtt q.d.（d10）；氟尿嘧啶注射液 0.7 g＋0.9％ NS 10 mL i.v. stat.（d10）；氟尿嘧啶注射液 4 g＋0.9％ NS 70 mL 微泵,48 h 滴完（d10）。

2. 化疗辅助　注射用兰索拉唑 30 mg＋0.9％ NS 100 mL iv.gtt q.d.（d10－d14）；多烯磷脂酰胆碱注射液 930 mg＋5％ GS 250 mL iv.gtt q.d.（d10－14）；异甘草酸镁注射液 40 mL＋5％ GS 250 mL iv.gtt q.d.（d10－14）。

3. 止吐　阿瑞匹坦片 125 mg（d1）80 mg（d2）80 mg（d3）p.o.（d10－12）；奥氮平片 0.25 mg p.o. q.d.（d10－12）；地塞米松注射液 5 mg＋帕洛诺司琼注射液 0.25 mg＋0.9％ NS 100 mL iv.gtt q.d.（d10）。

4. 营养支持　10％氯化钾注射液 1 g＋10％ NS 4 mg＋10％ GS 500 mL iv.gtt q.d.（d10－13）；20％中/长链脂肪乳注射液 250 mL iv.gtt q.d.（d10－13）。

5. 纠正贫血　重组人促红细胞生成素注射液 10 000 U s.c. q.d.（d4－6）；蔗糖铁注射液 100 mg＋0.9％ NS 500 mL iv.gtt q.d.（d5－8）。

【药师记录】

入院第5天：患者心电图、肝肾功能、电解质等常规检查未见异常,血常规提示患者贫血。今日开始采用重组人促红细胞生成素和蔗糖铁注射液纠正贫血。

入院第10天:开始采用FOLFOX方案"奥沙利铂注射液150 mg iv.gtt(d1) + 氟尿嘧啶注射液0.7 g 静推(d1) + 氟尿嘧啶注射液4 g 48 h持续泵入 + 亚叶酸钙0.7 g iv.gtt q14d(d1)"化疗,同时给予帕洛诺司琼联合地塞米松、阿瑞匹坦和奥氮平预防恶心呕吐,兰索拉唑抑酸护胃,多烯磷脂酰胆碱和异甘草酸镁保护肝脏。

入院第11天:化疗结束第4天,患者病情稳定,一般情况可,无明显不适,神志清楚,精神可。

出院带药:地榆升白片0.3 mg p.o. t.i.d.;还原型谷胱甘肽片0.4 g t.i.d. p.o.。

(二)案例分析

【抗肿瘤治疗】

患者为中年女性,身高168 cm,体重60 kg,体表面积1.66 m²,入院诊断直肠癌姑息术后,腺癌,pT3N1M1(肝)Ⅳ期,为晚期转移性直肠癌。《NCCN临床实践指南:直肠癌(2017.V1)》指出,对于存在同时性转移灶不可切除或医学上不能耐受手术的任何T、任何N、M1分期,无论有无症状者,均推荐行晚期或转移性疾病的姑息治疗。患者一般状况良好,精神状态良好,无特殊并发症,目前患者血常规、肝肾功能、电解质等常规检查未见化疗禁忌证。现患者接受姑息化疗,目的为提高生活质量,延长生存时间。依据相关指南,采用FOLFOX方案,推荐剂量为:奥沙利铂85 mg/m²;亚叶酸钙400 mg/m²;氟尿嘧啶注射液400 mg/m² iv.gtt;氟尿嘧啶注射液2 400 mg/m²,静脉泵入,持续48 h,每2周重复。

临床药师观点:符合化疗适应证,排除化疗禁忌证,方案选择合理,用法用量正确。

【纠正贫血治疗】

患者入院检查中发现贫血,Hb 73 g/L,根据《肿瘤相关性贫血临床实践指南（2015-2016版）》指出，需要纠正患者的贫血状态，对于患者的贫血原因进行筛查，发现患者叶酸和维生素B_{12}均正常，患者血清铁和铁蛋白均较低，根据指南，患者符合绝对性铁缺乏的诊断，需要立即进行补铁治疗。患者属于未进行化疗的实体肿瘤患者，根据指南不具有重组人促红细胞生成素使用的指征。2015、2016版《肿瘤相关性贫血临床实践指南》明确指出，对于铁蛋白≤ 300 μg/L 且 TSAT < 15% 的水平，这种状态则被称为"绝对性"铁缺乏症。如果开始促红细胞生成素治疗前患者即具有"绝对性"铁缺乏症的话，先要进行补铁，然后再进行促红细胞生成素的治疗。

临床药师观点：此处治疗用药有2点意见。① 蔗糖铁注射液为保证药液的稳定，1 mL本品最多只能稀释到20 mL 0.9% NS中，稀释液配好后应立即使用，不允许将药液配成更稀的溶液。本例患者所用5 mL蔗糖铁稀释到500 mL溶液中，药物稳定性降低。② 所以针对该患者的贫血治疗，重组人促红细胞生成素虽使用指征不明确，但指南指出姑息治疗的患者是可以使用重组人促红细胞素类药物提高生活质量。

【止吐治疗】

奥沙利铂为中度致吐药物，氟尿嘧啶注射液为低度致吐药物，医师考虑FOLFOX方案为中度致吐化疗方案，根据《NCCN临床实践指南：止吐（2017.V2）》推荐，在化疗前预防性联合给予5-HT_3受体拮抗剂、NK-1受体拮抗剂、皮质类固醇激素及奥氮平可有效降低呕吐发生率。

阿瑞匹坦是P物质神经激肽1受体的选择性高亲和力拮抗剂，对其他现有化疗治疗引起恶心呕吐和术后恶心呕吐的药物的作用靶点（5-TH_3受体、多巴胺受体和糖皮质激素受体）的亲和力低或无亲和力；帕洛诺司琼为第二代5-HT_3受体拮抗剂，与5-HT_3受体的亲和力强，造成5-HT_3受体内陷从而丧失功能，有阻断P物质的作用；地塞米松属于皮质类固醇激素，用于预防化疗所致呕吐具有很高的治疗指数；奥氮平能明显改善延迟性化疗引起的恶心呕吐,而女性似乎能获益更多。

　　临床药师观点:考虑患者为中年女性,经药学问诊有晕动史,根据指南推荐,在化疗前预防性联合给予阿瑞匹坦、帕洛诺司琼、地塞米松和奥氮平能提高患者生活质量,联合预防恶心或呕吐。

(三) 药学监护要点

　　(1) 监测患者化疗前后的血常规和肝肾功能,观察骨髓抑制和肝肾功能异常等情况。

　　(2) 神经系统毒性反应是奥沙利铂的剂量限制性毒性反应,告知患者在奥沙利铂给药期间或给药后数小时内,避免暴露于冷环境中,日常生活使用温水,天气寒冷佩戴手套。

　　(3) 静脉铁剂蔗糖铁注射液会引起潜在致命的过敏反应,成人首次使用前需要20 ～ 50 mg铁进行小剂量测试。本品注射速度不宜太快,过快会引发低血压。药液的滴注速度应为:100 mL蔗糖铁注射液至少静脉滴注15 min;200 mL至少静脉滴注30 min;300 mL至少静脉滴注1.5 h;400 mL至少静脉滴注2.5 h;500 mL至少静脉滴注3.5 h。

案例四

(一) 案例回顾

【主诉】

　　直肠癌术后8月余。

【现病史】

　　患者,男,55岁。于8个月前无明显诱因出现大便习惯改变,大便次数增多,大便变细,偶有黑便,无腹痛、腹泻、发热、咳嗽、咳痰等。行结肠镜检查发现距一侧齿状切缘0.5 cm处见一溃疡型肿块,胸部平片示右肺门旁结节影,未行胸部CT进一步检查。后行直肠、肛门切除术加腹部造瘘术,术后病理显示溃疡型腺癌,分化中等,浸润全层,上切缘未见癌累及,肠系膜淋巴结15枚,其中

2枚见癌转移,酶标(M15-306)Villin(－),LCA(＋),CEA(＋),CK7(－),CKpan(＋),Ki67(＜10%),S100(－),EMA(＋),CD34(血管＋),CK20(－)。患者于2015年6月2日行CapeOX方案化疗:奥沙利铂150 mg iv.gtt(d1)＋卡培他滨片1500 mg p.o. b.i.d.(d1-14)化疗方案,每21 d为1个周期。规范化疗6个疗程后,2015年9月16日行胸部CT检查发现双肺多发占位灶,肿瘤标记物未见明显异常。2015年10月10日药物基因组学基因检测:*UGT1A1*6 AA*,为突变型;*UGT1A1*28*[*TA*]$_6$/[*TA*]$_6$,为野生型。2015年10月14日行CapeOX方案化疗:奥沙利铂200 mg iv.gtt(d1)＋卡培他滨片1 500 mg p.o. b.i.d.(d1-14),每21 d为1个周期。2015年10月15日、10月29日、11月12日、11月26日行西妥昔单抗靶向治疗,具体方案为:西妥昔单抗800 mg iv.gtt(d1),每14 d为1周期。此次再次行靶向治疗,来院就诊,门诊以"直肠癌"收入院。

【既往史】

1998年曾患甲型病毒性肝炎,已治愈,2004年出车祸致左锁骨骨折,行骨科手术治疗。

【社会史、家族史、过敏史】

无。

【体格检查】

T: 36.5℃; P: 78次/min; R: 17次/min; BP: 126/80 mmHg。

头面部、胸前可见红色斑丘疹,散在分布,无疼痛及瘙痒。无颈静脉怒张,无血管蜘蛛痣,浅表淋巴结无肿大,双肺呼吸音清,未闻及干湿啰音,心律齐,心界无明显扩大,未闻及明显病理性杂音。

【实验室检查及其他辅助检查】

1. 实验室检查

(1) 血常规: WBC 8.3×10^9/L, NEUT% 57.5%, RBC 4.54×10^{12}/L, Hb 152 g/L, PLT 178×10^9/L。

(2) 生化检查: TBIL 10 μmol/L, DBIL 3 μmol/L, TP 68 g/L, ALB 35 g/L, ALT 19 U/L, AST 23 U/L, LDH 155 U/L, UA

235 μmol/L，Cr 71 μmol/L，K^+ 4.55 mmol/L，Ca^{2+} 2.36 mmol/L。

（3）凝血功能：INR 1.02，APTT 44.1 s（↑），D–dimer 510 μg/L（↑），FDP 3.6 mg/L。

（4）肿瘤标志物：NSE 12.4，CYFRA211 2.58 μg/L，AFP 1.94 μg/L，CEA 4.04 μg/L，CA199 11.31 U/mL，CEA724 1.18 U/mL。

2.其他辅助检查　心电图示窦性心动过速。

【诊断】

直肠癌术后；腺癌，pT4N1M0，cTxNxM1（肺）Ⅳ期。

【用药记录】

1.抗肿瘤　盐酸伊立替康注射液 300 mg + 0.9% NS 250 mL iv.gtt q.d.（d4）；卡培他滨片 1.5 g p.o. b.i.d.（d4–8）；西妥昔单抗注射液 800 mg + 0.9% NS 500 mL iv.gtt q.d.（d7）。

2.化疗辅助　注射用兰索拉唑 30 mg + 0.9% NS 100 mL iv.gtt q.d.（d4–8）；注射用还原型谷胱甘肽 2.7 g + 5% GS 250 mL iv.gtt q.d.（d4–8）；碳酸氢钠片 1.0 g p.o. t.i.d.（d4–8）；醋酸甲羟孕酮分散片 0.25 g p.o. q.d.（d4–7）。

3.止吐　盐酸格拉司琼注射液 3 mg + 地塞米松磷酸钠 5 mg + 0.9% NS 100 mL iv.gtt q.d.（d4–7）；奥氮平片 2.5 mg p.o. q.n.（d4–7）；注射用地塞米松磷酸钠 5 mg + 5% GS 10 mL i.v. q.d.（d7）。

4.改善便秘　乳果糖口服溶液 10 mL p.o. t.i.d.（d6–8）。

5.增强免疫　胸腺法新注射液 1.6 mg s.c. q.o.d.（d1–8）

【药师记录】

入院第4天：患者入院进行血常规和生化常规等检查，排除化疗禁忌证后采用XELIRI方案［伊立替康注射液 300 mg（d1）＋卡培他滨片 1.5 g b.i.d.（d1–14）q21d］化疗，同时给予格拉司琼联合地塞米松和奥氮平预防恶心呕吐、兰索拉唑抑酸护胃、还原型谷胱甘肽保护肝脏、胸腺法新和康艾注射液增强免疫等对症支持治疗。

入院第7天：患者主诉造瘘袋内自化疗后几天无大便排出，

考虑化疗导致便秘可能,已于入院第6天开始给予乳果糖口服溶液抗便秘治疗。今日复查血常规和肝肾功能基本正常,开始给予西妥昔单抗[800 mg q14(d1)]靶向治疗,同时继续给予相应的止吐、保肝、护胃、增强免疫力等对症支持治疗。

入院第8天:目前患者已经完成此次XELIRI化疗联合西妥昔单抗靶向方案的静脉给药部分的治疗,患者病情稳定,一般情况可,化疗过程顺利,基本无明显恶心呕吐、畏寒发热、手足综合征等不适主诉,因此予以出院,院外继续口服卡培他滨片化疗。考虑患者主诉便秘,造瘘袋内排出豆粒状大便,院外继续服用乳果糖口服溶液抗便秘治疗。

出院带药:卡培他滨片1.5 g p.o. b.i.d.;华蟾素胶囊0.5 g p.o. t.i.d.;地榆升白片0.3 g p.o. t.i.d.。

(二)案例分析

【抗肿瘤治疗】

患者,男,中年人。身高170 cm,体重62 kg,体表面积1.75 m^2,诊断为直肠癌术后腺癌:pT4N1M0,cTxNxM1(肺)Ⅳ期,ECOG评分1分。既往行奥沙利铂和卡培他滨片辅助化疗6个疗程后,于2015年9月16日行胸部CT检查发现双肺多发占位灶。2015年10月14日行CapeOX方案化疗1个疗程,2015年10月15日至11月26日行西妥昔单抗靶向治疗4个疗程。患者此次入院门诊复查胸部CT检查提示双肺转移灶较以前增大,考虑既往CapeOX联合西妥昔单抗方案疗效控制不佳,病情进展。该患者诊断直肠癌术后伴双肺多发转移,临床医生参考《NCCN临床实践指南:直肠癌(2017.V1)》,给予XELIRI化疗联合西妥昔单抗靶向治疗方案进行姑息治疗,具体方案为:XELIRI,即伊立替康300 mg(d1)+卡培他滨片1.5 g b.i.d.(d1-14)q21d+西妥昔单抗800 mg q14d。同时给予格拉司琼联合地塞米松和奥氮平预防恶心呕吐、兰索拉唑抑酸护胃、还原型谷胱甘肽保护肝脏、胸腺法新和康艾注射液增强免疫、榄香烯辅助抗肿瘤等对症支持治疗。XELIRI方案指南推荐剂量为：西妥昔单抗400 mg/m² + 伊立替康180 mg/m² iv.gtt（30～90 min）（d1）+ 卡培他滨850～1 000 mg/m² p.o. b.i.d.（d1-14）q21d。

本例患者体表面积为1.75 m²，2015年10月10日药物基因组学基因检测：*UGT1A1*6 AA*，为突变型；*UGT1A1*28*［*TA*］₆/［*TA*］₆，为野生型，结合指南推荐意见，给予伊立替康180 mg/m²。计算伊立替康理论给药剂量为315 mg，现实际给药剂量为300 mg，为理论给药剂量的95.24%；卡培他滨理论给药剂量为1 487.5～1 750 mg，现实际给药剂量为1 500 mg，为理论给药剂量的85.71%～100.84%。计算西妥西单抗理论给药剂量为700 mg，实际给药剂量为理论剂量的114.28%

临床药师观点：患者肝肾功能基本正常，ECOG评分1分，无化疗禁忌证，可依据指南推荐行晚期或转移性直肠癌的姑息治疗，根据指南推荐，化疗药物使用剂量合理。

【预防伊立替康副作用】

静脉滴注伊立替康后患者可能出现鼻炎、流涎增多、瞳孔缩小、流泪、出汗、潮红和腹部痉挛或早发性腹泻的肠蠕动亢进等胆碱能综合征，与伊立替康母体化合物的抗胆碱酶活性有关。迟发型腹泻是伊立替康需要重点关注的不良反应，观察患者在用药24 h后是否出现腹泻，静脉滴注伊立替康的首次稀便中位时间是第5天，一旦发生立即通知医师给予及时的止泻治疗。伊立替康在大多数组织中经羧酸酯酶的作用产生活性代谢产物7-乙基-10羟基-喜树碱（SN-38），与拓补异构酶I-NA复合物结合，阻止DNA链重组，引起DNA双链断裂，造成细胞死亡。同时SN-38在肠道内的浓度及其与肠道上皮接触的时间是导致延迟性腹泻的关键。使用碳酸氢钠提高肠腔pH，使肠道内SN-38转变为羧酸盐形式，降低活性，但不降低SN-38的血药浓度或曲线下面积。

临床药师观点：碳酸氢钠片预防伊立替康引起的腹泻，使用合理。若患者出现胆碱能反应,建议医生在下次使用伊立替康时预防性使用硫酸阿托品。

(三)药学监护要点

(1)监测患者化疗前后的血常规和肝肾功能,观察骨髓抑制和肝肾功能异常等情况。

(2)卡培他滨片应在早、晚餐后30 min内用温水吞服,如发生手足综合征,可门诊咨询医生给予尿素霜、维生素 B_6、塞来昔布、维生素 E 等对症治疗。

(3)监测伊立替康的迟发性腹泻和急性胆碱能综合征。

(4)应用西妥昔单抗治疗时,约80%以上患者可能发生皮肤反应,主要表现为粉刺样皮疹,其次为指甲病(如甲床炎)。教育患者用药期间应注意避免阳光直射,以减轻皮肤反应。如发生重度皮肤毒性反应,建议医生需应酌情减量给药,并对症给予皮肤治疗。

(5)注滴西妥昔单抗之前,患者必须接受抗组胺药物治疗,在用药过程中及用药结束后1 h内,必须密切监察患者的状况,并必须配备复苏设备。初次给药时,建议静脉滴注时间为120 min,随后每周给药的静脉滴注时间为60 min,最大静脉滴注速率不得超过5 mL/min。

(6)提醒护士对中成药康艾注射液滴定速度进行控制和监护。说明书中提到滴速勿快,成年人以40～60滴/min为宜。榄香烯注射液在初次用药后可有轻微发热,建议医生在给药之前30 min给予患者口服泼尼松或解热镇痛药以预防或减轻发热。考虑榄香烯注射液既往在滴注过程患者发生寒战发热的反应,建议护士控制滴注速度。

案例五

(一)案例回顾

【主诉】

确诊结肠癌11个月。

【现病史】

患者，男，53岁。2015年6月4日出现上腹部疼痛，影响睡眠，当地医院B超提示肝脏占位。行PET-CT检查提示：乙状结肠壁增厚，FDG摄取增厚，考虑结肠癌。后续肠镜提示：乙状结肠癌，胰头后淋巴结转移，肝脏多发转移。病理：乙状结肠中度分化腺癌。*UGT1A1*6 GA* 及 *UGT1A1*28*、TA_6/TA_6。于2015年6月19日行FOLFOLRI方案［伊立替康 0.44 giv.gtt（d1）+ 亚叶酸钙 0.2 g iv.gtt（d1–5）+ 氟尿嘧啶注射液 0.75 giv.gtt（d1）+ 西妥昔单抗 900 mg iv.gtt（d1）］治疗，患者耐受好。2015年7月7日至10月10日行FOLFOLRI方案化疗5个疗程，且伊立替康加量至0.48 g，化疗过程顺利，患者无不适。化疗后疗效评估为PR。后给予西妥昔单抗 900 mg iv.gtt 14 d 为1个疗程维持治疗。2015年11月5日、12月28日、2016年3月17日 行TACE + 肠系膜下动脉灌注化疗术，术后恢复可。2016年03月复查上腹部MRI提示：肝脏转移瘤较前增大；CEA185.30 μg/L、CA199 52.16 U/mL，考虑疾病进展。2016年4月19日 换 为CapeOX方案［奥沙利铂240 mg（d1）+ 卡培他滨1.5 g（d1–14）q21d］治疗。

患者自患病以来，精神状态良好，体重无明显变化，饮食正常，小便正常，大便干结，睡眠无异常。

【既往史】

2型糖尿病史6年，2000年行阑尾炎切除术。

【社会史、家族史、过敏史】

无。

【体格检查】

T: 36.2℃；P: 82次/min；R: 19次/min；BP: 118/72 mmHg。

皮肤、巩膜无黄染，双肺呼吸音清，心律齐，腹平软，未见肠形及蠕动波，未见腹壁静脉曲张，腹部无压痛及反跳痛，未及包块，肝脾肋下未及，墨菲征阴性，腹部叩诊鼓音，移动性浊音阴性，肠鸣音正常,双下肢无水肿。

【实验室检查及其他辅助检查】

1. 实验室检查

(1) 血常规: WBC 3.3×10^9/L, NEUT 1.59×10^9/L, RBC 1.51×10^{12}/L (↓), Hb 140 g/L, PLT 156×10^9/L (↑)。

(2) 生化: TBIL 12.3 μmol/L, TP 65 g/L, ALB 36 g/L, ALT 74 U/L (↑), AST 71 U/L (↑), UA 189 μmol/L (↓), Cr 77 μmol/L, K^+ 3.80 mmol/L, Na^+ 143 mmol/L, Ca^{2+} 2.24 mmol/L。

(3) 凝血功能: INR 1.09, 活化部分凝血活酶时间 27.4S, FIP 3.60 g, D-dimer 350 μg/L, FDP 1.1 mg/L。

(4) 粪常规 (−); 尿常规: (−)。

(5) 肿瘤标志物: CEA 103.7 μg/L (↑), CA199 18.05 U/mL。

2. 其他辅助检查 无。

【诊断】

乙状结肠: 腺癌, cTxNxM1 (肝、胰头后淋巴结), Ⅳ期。

【用药记录】

1. 抗肿瘤 奥沙利铂 360 mg + 5% GS 250 mL iv.gtt q.d. (d2); 西妥昔单抗注射液 900 mg + 0.9% NS 500 mL iv.gtt q.d. (d1); 卡培他滨片 1.5 g b.i.d. p.o. (d2−6); 三氧化二砷注射液 10 mg + 0.9% NaCl 注射液 500 mL iv.gtt q.d. (d3−6)。

2. 化疗辅助 注射用兰索拉唑 30 mg + 0.9% NS 100 mL iv.gtt q.d. (d2−6); 多烯磷脂酰胆碱注射液 930 mg + 5% GS 250 mL iv.gtt q.d. (d2); 异甘草酸镁注射液 40 mL + 0.9% NS 250 mL iv.gtt q.d. (d3); 还原型谷胱甘肽 1.8 g + 0.9% NS 250 mL iv.gtt q.d. (d3)。

3. 止吐 盐酸托烷司琼注射液 5 mg + 地塞米松磷酸钠 5 mg + 0.9% NS 100 mL iv.gtt q.d. (d2−6); 奥氮平 2.5 mg p.o. q.d. (d2−6)。

4. 升白 重组人粒细胞刺激因子注射液 100 μg s.c. q.d. (d4−5)。

常见疾病临床药学监护案例分析——恶性肿瘤分册

【药师记录】

入院第1天：患者行西妥昔单抗靶向治疗靶向治疗。

入院第2天：排除化疗禁忌证后，行CapeOX方案［奥沙利铂240 mg（d1）＋卡培他滨1.5 g（d1-14）21 d/周期］化疗，同时给予托烷司琼联合地塞米松和奥氮平预防恶心呕吐、兰索拉唑抑酸护胃、多烯磷脂酰胆碱保护肝脏等对症支持治疗。

入院第3天：病情稳定，一般情况可，BP 102/70 mmHg（正常），无明显不适，神志清楚，精神可。考虑患者上周期化疗后出现骨髓移植，本次给予预防性升白，同时给予三氧化二砷辅助抗肿瘤。

入院第6天：患者一般情况可，目前已完成CapeOx方案静脉药物化疗，未见特殊不良主诉。目前病情平稳，一般情况可，择日出院。

出院带药：还原型谷胱甘肽片0.4 g p.o. t.i.d.；地榆升白片0.3 g p.o. t.i.d.；卡培他滨片1.5 g p.o. b.i.d.。

（二）案例分析

【抗肿瘤治疗】

患者中年男性，身高160 cm，体重73 kg，体表面积1.8 m^2，诊断为乙状结肠癌：腺癌，cTxNxM1（肝、胰头后淋巴结）Ⅳ期，ECOG评分1分。本例患者基因检测*KRAS*野生型，因此初始治疗采用西妥昔单抗靶向治疗。患者既往行西妥昔单抗＋FOLFOLRI方案化疗6个疗程后，化疗过程顺利，化疗后疗效评估为PR，后复查上腹部MRI提示：肝脏转移瘤较前增大，考虑疾病进展后换为CapeOX方案［奥沙利铂240 mg（d1）＋卡培他滨1.5 g（d1-14）q21d］治疗，同时予以三氧化二砷抗肿瘤血管生成。

CapeOX方案指南推荐剂量为：奥沙利铂130 mg/m^2 iv.gtt（＞2 h）d1＋卡培他滨850～1 000 mg/m^2 p.o. b.i.d.（d1-14）q21d。西妥昔单抗指南推荐剂量为：500 mg/m^2，静脉注射超过2 h。患者体表面积为1.80 m^2，计算奥沙利铂理论给药剂量为234.0 mg，现实

370

际给药剂量为240 mg，为理论给药剂量的102.56％；卡培他滨理论给药剂量为1 530～1 800 mg，现实际给药剂量为1 500 mg，为理论给药剂量的98.04％～83.33％。西妥昔单抗理论给药剂量为900 mg，与现实际给药剂量吻合。

临床药师观点：三氧化二砷在结直肠癌的研究越来越广，可能是通过诱导细胞凋亡而抑制细胞增殖，这种杀伤作用存在周期特异性，可能有助于治疗方案的合理设计。该患者符合化疗适应证，排除化疗禁忌证，方案选择合理，用法用量正确。

【保肝治疗】

患者入院后查生化常规：ALT 74 U/L（↑）、AST 71 U/L（↑），提示肝功能异常。因化疗方案中的卡培他滨有肝脏毒性，分别在化疗第2天和第3天予以多烯磷脂酰胆碱注射液930 mg、异甘草酸镁注射液40 mL和还原性谷胱甘肽保肝1.8 g治疗。

临床药师观点：患者在使用三氧化二砷辅助抗肿瘤的同时不建议使用还原型谷胱甘肽保肝，一方面联合运用3种保肝药物对肝脏负担过大，另一方面因还原型谷胱甘肽片是含有巯基三肽类化合物，具有活化氧化还原系统，激活SH酶、解毒作用等重要生理活性，同时使用可能降低三氧化二砷的抗肿瘤活性。

【预防性升白】

患者化疗后第3天，血压102/70 mmHg，无明显不适，考虑患者上周期化疗后出现骨髓抑制，本次给予预防性升白，皮下注射液重组人粒细胞刺激因子注射液100 μg。

临床药师观点：患者目前处于骨髓抑制期，告之加强自我防护，避免着凉、感染，注意监测血常规情况。此外，重组人粒细胞刺激因子使用时应避免在给予癌症化疗药物后24～48 h内使用。

（三）药学监护要点

（1）监测患者化疗前后的血常规和生化常规，观察骨髓抑制和肝肾功能异常等情况。

（2）多烯磷脂酰胆碱注射液只可用不含电解质的葡萄糖溶液

稀释,严禁用电解质溶液稀释,不可与其他任何注射液混合注射。

(3)密切监测患者在滴注西妥昔单抗至滴注结束后1 h内有无出现超敏反应,若出现重度超敏反应应减慢本品的滴注速度,一旦发生严重超敏反应,应立即并永久停用。西妥昔单抗可引起不同程度的皮肤毒性反应,用药期间应注意避光。西妥昔单抗可引起不同程度的皮肤毒性反应,用药期间应注意避光。

(4)向患者说明在用药期间不应接受冷刺激,尽量喝温水,用温水洗手、洗脚,防止冷刺激对末梢神经的刺激,引起手足麻木、脱屑,甚至手足知觉丧失。

(5)三氧化二砷有引起水钠潴留的不良反应,每天记录体重,密切关注体重变化情况。

第四节 案例评述

一、临床药学监护要点

(一) 抗肿瘤治疗

结直肠癌的治疗方法有手术、化疗、放疗和生物靶向治疗，以外科手术为最主要的治疗手段。化疗在结直肠癌的作用主要有3个方面，即新辅助化疗、根治术后的辅助化疗和晚期大肠癌的姑息化疗。新辅助化疗主要与放疗联合用于直肠癌，可以提高保肛率，改善患者的生活质量，减少术后复发；辅助化疗目的在于消灭根治术后的残留病灶；姑息化疗能使患者的生存期延长，生活质量提高。

药学监护在结直肠癌抗肿瘤的治疗过程中发挥的作用主要有：化疗方案的选择、个体化调整给药剂量、明确给药途径和不良反应的监测。

1. 适应证和禁忌证的审核　化疗适应证的一般原则为：具有明确的恶性肿瘤病理诊断，一般情况良好，美国东部肿瘤协作组（ECOG）评分≤2分、中性粒细胞绝对值≥1.5×10^9/L、PLT≥80×10^9/L、肝肾功能无明显异常。化疗禁忌或慎用的情况包括高龄、一般状况差、心肺肝肾和肾上腺等脏器功能异常、明显的造血功能不良（贫血、WBC 或 PLT 减少）、骨髓转移或多发骨转移、既往接受过多疗程放化疗或大面积放疗、既往放化疗后骨髓抑制严重、存在感染等并发症、存在胃肠出血或穿孔的危险、肿瘤与血管关系密切、化疗后可能发生肿瘤溶解综合征等。

2. 化疗方案的选择 ① 术前与术后化疗方案的选择取决于以下几方面：患者之前用过的方案、反应率及这些方案的安全性/毒性。推荐术前与术后使用相同的方案。② 如果在新辅助治疗时肿瘤进展，推荐换用其他晚期肿瘤有效的方案或者观察。③ 靶向治疗方面：已知 K-RAS/N-RAS 突变的患者，均不应接受西妥昔单抗或帕尼单抗的治疗，不管是单药还是与化疗联合，因为这些患者没有机会从治疗中获益。

3. 剂量和给药途径的确定 化疗过程中需根据疗效和出现的不良反应调整用药剂量。一般来说，上次化疗出现Ⅲ度血液学毒性并已恢复，此次化疗剂量应下调25%。如果出现Ⅲ度以上非血液学毒性（脱发除外）、Ⅳ度血液学毒性、化疗所致的外周神经病变或心肌损伤、肝功能损伤、肾功能损伤、化学性肺炎或肺纤维化、感染性发热，或穿孔、出血、栓塞、休克等严重并发症，则考虑停止相关药物治疗。

药物的剂量调整应具体问题具体分析：例如迟发型腹泻是伊立替康剂量限制性毒性反应，出现严重腹泻的患者，在下个周期用药应减量。

奥沙利铂致末梢神经炎为剂量限制性、蓄积性、可逆性，约12%患者发生Ⅲ度感觉性神经病变。主要表现为肢体麻木和感觉迟钝，发生于咽部及口角，受凉可诱发或加重病情。感觉异常可在治疗休息期减轻，但在累积剂量 > 800 mg/m^2（6个周期）时，有可能导致永久性感觉异常和功能障碍。蓄积性迟发型神经感觉障碍一般在停药会逐渐恢复，通常中位恢复期为15周。

贝伐珠单抗血压大等于160/100 mmHg，应暂停治疗；尿蛋白（++++），或24 h 尿蛋白定量大于2 g，应暂停治疗。

（二）预处理与支持治疗

为减少抗肿瘤药物带来的治疗风险和毒副反应,应该重视预处理与支持治疗。

（1）常规预处理:包括止吐、抑酸、护肝措施,一般从化疗前1天开始,用到化疗结束后1～2 d。常用结直肠癌化疗方案基本属于中度致吐风险药物,止吐措施参照指南。使用抑酸药物时需要虑 Na^+/K^+-ATP酶与化疗药物的相互作用。如厄洛替尼与奥美拉唑合用,厄洛替尼的AUC和C_{max}分别降低46%和61%,因此,可能的情况下应避免厄洛替尼与减少胃酸产生的药物合用。

（2）为预防西妥昔单抗过敏反应,患者须用药前接受肾上腺皮激素和抗组胺药物治疗。

（3）伊立替康使用后出现急性胆碱能综合征,应预防性静脉或皮下注射0.25～1 mg硫酸阿托品。为预防伊立替康引起的腹泻,使用碳酸氢钠提高肠腔pH,使肠道内SN-38转变为羧酸盐形式,降低活性,但不降低SN-38的血药浓度或曲线下面积

（4）贝伐珠单抗注射液是完全人源化单克隆抗体,推荐苯海拉明预处理,并心电监护。

（5）化疗相关性腹泻:迟发性腹泻(用药24 h后发生)是伊立替康的剂量限制性毒性反应,在所有听从腹泻处理措施忠告的患者中20%发生严重腹泻。出现第1次稀便的中位时间为滴注本品后第5天。指导患者一旦发生腹泻应马上通知医师并立即开始适当的治疗。指导患者备有洛哌丁胺胶囊,一旦出现粪便不成形或解稀便或排便频率比以往增多时就要开始服用洛哌丁胺胶囊治疗。洛哌丁胺胶囊给药方案为,首剂量4 mg,然后每2 h给予2 mg直至患者腹泻停止后12 h。不推荐连续使用48 h以上,因为有出现麻痹性肠梗阻的风险,也不推荐使用时间少于12 h。不推荐洛哌丁胺预防给药。一旦出现第1次稀便,患者需开始饮用含大量电解质饮料并马上开始抗腹泻治疗。2级以上腹泻(排便次数增

加,4～6次/d)应立即停止化疗。

（6）手足综合征：一半使用卡培他滨的患者发生手足综合征,但多为1～2级,3级综合征者不多见。多数副反应可以消失,但需要暂时停止用药或减少用量,无须长期停止治疗。Ⅰ级手足综合征定义为出现以下任一现象：手和/或足的麻木、感觉迟钝/感觉异常、麻刺感、红斑和/或不影响正常活动的不适。Ⅱ级手足综合征定义为：手和/或足的疼痛性红斑红肿胀和/或影响患者日常生活的不适。Ⅲ级手足综合征定义为：手和/或足湿性脱屑、溃疡、水泡或严重的疼痛和/或使患者不能工作或进行日常活动的严重不适。出现Ⅱ级或Ⅲ级手足综合征时应暂停使用卡培他滨,直至恢复正常或严重程度降至Ⅰ级。出现Ⅲ级手足综合征后,再次使用卡培他滨时应减低剂量。有临床经验证实,给予塞来昔布治疗,手足综合征的发生率和严重程度明显下降。

（7）肝功能损害：如果使用抗肿瘤药物相关的胆红素升高 $> 3.0 \times ULN$ 或肝转氨酶（ALT, AST）升高 $> 2.5 \times ULN$,应立即暂停使用化疗方案。当胆红素降低至 $\leq 3.0 \times ULN$ 或肝转氨酶 $\leq 2.5 \times ULN$,可恢复化疗。

（8）药物性皮疹皮肤及皮下组织紊乱：皮肤及皮下组织紊乱是靶向药物常见的不良反应,基础研究表明,HER1/表皮生长因子受体在皮肤毛囊和角化细胞的正常分化和生长中扮演重要角色,抑制HER1/表皮生长因子受体可能引起皮肤毒性反应。患者出现的粉刺样皮疹和甲沟炎的皮肤反应通常会在中断治疗后自行消退。约15%患者使用西妥西单抗后会发生严重皮肤反应,主要症状为粉刺样皮疹,其次为指甲病,如甲沟炎。痤疮样皮疹在一定程度上能预测疗效,即皮疹严重程度与生存期相关。观察患者指甲改变出现1级或2级毒性：1级即指甲褶水肿或红斑,角质层破坏,2级为50%的体表出现皮疹,应继续当前剂量化疗,密切观察指甲变化。告诉患者可以用局部抗生素以及醋浸泡（白醋：水=1：1,手指或脚趾浸泡持续浸泡15 min/d）。若出现3级以上皮肤反应(即≥50%的体表出现皮疹)可咨询皮肤科医师,给予维A酸软膏进行治疗。

二、常见用药错误归纳与要点

(一)抗肿瘤药物使用顺序错误

患者执行贝伐珠单抗±FOLFIRI化疗方案时的用药顺序不合理,为伊立替康→贝伐珠单抗→亚叶酸钙→氟尿嘧啶。建议如果在同一天用药,顺序为伊立替康→亚叶酸钙→氟尿嘧啶→贝伐珠单抗。或者先用贝伐珠单抗(d0)再用FOLFIRI(d1),便于分开观察分子靶向和化疗毒性,个体化调整药物剂量。

(二)盐酸洛哌丁胺胶囊用法不当

当患者静脉滴注伊立替康出现延迟性腹泻后,医嘱指导盐酸洛哌丁胺胶囊为q2h,每次给予2 mg,直至患者腹泻停止后12 h。洛哌丁胺胶囊给药方案应为:首剂量4 mg,然后每2 h给予2 mg直至患者腹泻停止后12 h。不推荐连续使用洛哌丁胺胶囊48 h以上,因为有出现麻痹性肠梗阻的风险,也不推荐使用时间少于12 h。不推荐洛哌丁胺胶囊预防给药。

(三)蔗糖铁滴注不规范

患者所用5 mL蔗糖铁稀释到500 mL溶液中静脉滴注。蔗糖铁注射液1 mL本品最多只能稀释到20 mL 0.9% NS中,稀释液配好后应立即使用,不允许将药液配成更稀的溶液。为保证药液的稳定,建议5 mL蔗糖铁溶媒为100 mL 0.9% NS中。

(四)药物相互作用

患者在使用三氧化二砷辅助抗肿瘤的同时使用还原型谷胱

甘肽保肝，不建议同时使用，因还原型谷胱甘肽片是含有巯基三肽类化合物，具有活化氧化还原系统、激活 SH 酶、解毒等重要生活活性，同时使用可能降低三氧化二砷的抗肿瘤活性。

第五节 规范化药学监护路径

患者由于生理、疾病状态等不同从而对药物的疗效和毒副反应存在个体差异，因此，为了使化疗和对症治疗达到最佳效果，并确保患者用药安全，临床药师要按照个体化治疗的要求，依据规范化药学监护路径，开展具体的药学监护工作。

现参照结直肠癌临床路径中的临床治疗模式与程序，建立结直肠癌治疗的CPC（表9-2）。意义在于规范临床药师对结直肠癌患者开展有序的、适当的临床药学服务工作，并以其为导向为肿瘤患者提供个体化的药学服务。

表9-2 结直肠癌药学监护路径

适用对象：第一诊断为结直肠癌（ICD-10：C18.902）

患者姓名：_____ 性别：_____ 年龄：_____

门诊号：_____ 住院号：_____

住院日期：___年___月___日

出院日期：___年___月___日

标准住院日：21 d内

时间	住院第1天	住院第2天	住院第3天	住院第4～14天	住院第15天（出院日）
主要诊疗工作	□ 药学问诊（附录1） □ 用药重整	□ 药学评估（附录2）	□ 化疗方案分析	□ 医嘱审核 □ 疗效评价	□ 药学查房

（续表）

时间	住院第1天	住院第2天	住院第3天	住院第4～14天	住院第15天（出院日）
主要诊疗工作		□ 药历书写（附录3）	□ 完善药学评估 □ 制定监护计划 □ 化疗宣教	□ 不良反应监测 □ 用药注意事项	□ 完成药历书写 □ 出院用药教育
重点监护内容	□ 一般患者信息 □ 药物相互作用审查 □ 其他药物治疗相关问题	□ 体力状况评估 □ 肿瘤诊疗评估 □ 疼痛诊疗评估 □ 既往病史评估 □ 用药依从性评估 **治疗风险和矛盾** □ 骨髓造血功能 □ 肝肾功能 □ 出、凝血风险 □ 心功能 □ 外周神经功能 □ 过敏体质 □ 胃肠功能 □ 其他	**化疗方案** □ FOLFIRI方案 □ FOLFOX方案 □ CapeOX方案 □ ＿＿＿方案 □ 靶向治疗 **预处理** □ 补液治疗（碱化、水化） □ 止吐、保肝、抑酸等医嘱 □ 其他医嘱	**病情观察** □ 参加医生查房，注意病情变化 □ 药学独立查房，观察患者药物反应，检查药物治疗相关问题 □ 查看检查、检验报告指标变化 □ 检查患者服药情况 □ 药师记录 **监测指标** □ 症状 □ 注意观察体温、血压、体重等 □ 血常规 □ 肝肾功能	**治疗评估** □ 化疗不良反应 □ 疼痛 □ 支持治疗 □ 造血生长因子 □ 并发症 □ 既往疾病 **出院教育** □ 正确用药 □ 患者自我管理 □ 定期门诊随访 □ 监测血常规、肝肾功能、电解质
病情变异记录	□ 无 □ 有，原因： 1. 2.	□ 无 □ 有，原因： 1. 2.	□ 无 □ 有，原因： 1. 2.	□ 无 □ 有，原因： 1. 2.	□ 无 □ 有，原因： 1. 2.
药师签名					

余年喜　张夏兰

主要参考文献

葛均波，徐永健.内科学.第8版.北京：人民卫生出版社，2014.

石元凯，孙燕.临床肿瘤内科手册.第6版，北京：人民卫生出版社，2015.

汤钊猷.现代肿瘤学.第3版.上海：复旦大学出版社，2011.

张鉴，雒琪.临床药物治疗案例解析丛书：肿瘤.北京：人民卫生出版社，2012.

CSCO神经内分泌肿瘤专家委员会.中国胃肠胰神经内分泌肿瘤专家共识（2016版）.临床肿瘤学杂志，2016，10：927-946.

中国抗癌协会癌症康复与姑息治疗专业委员会，中国临床肿瘤学会抗肿瘤药物安全管理专家委员会. 中国肿瘤治疗相关呕吐防治指南（2014版）. 临床肿瘤学杂志，2014，3：263-272.

中国抗癌协会临床肿瘤学协作专业委员会. 肿瘤化疗所致血小板减少症诊疗中国专家共识（2014版）. 中华肿瘤杂志，2014，11：876-879.

中国抗癌协会肿瘤营养与支持治疗专业委员会.肿瘤恶液质营养治疗指南.肿瘤营养与代谢电子杂志，2015，3：27-31.

中国临床肿瘤学会肿瘤相关性贫血专家委员会. 肿瘤相关性贫血临床实践指南（2015-2016版）. 中国实用内科杂志，2015，11：921-930.

中国临床肿瘤学会肿瘤与血栓专家共识委员会. 肿瘤相关静

脉血栓栓塞症的预防与治疗中国专家指南（2015版）. 中国肿瘤临床,2015,20：979-991.

中国医师协会肿瘤医师分会,中国抗癌协会肿瘤临床化疗专业委员会. 中国重组人粒细胞集落刺激因子在肿瘤化疗中的临床应用专家共识（2015年版）. 中华医学杂志,2015,37：3001-3003.

中华人民共和国卫生和计划生育委员会医政医管局.原发性肝癌诊疗规范（2017年版）.中华消化外科杂志,2017,7：635-647.

中华医学会肝病学分会药物性肝病学组. 药物性肝损伤诊治指南（2015年版）. 临床肝胆杂志,2015,11：1752-1768.

附　录

附录1　药学问诊表

日期		问诊药师		患者姓名		住院号	
年龄		职业 （工作内容、环境）			床 号		
体重(kg)		体表面积(m²)				知情□ 不知情□	
身高(m)		诊断					
□男	□女 月经：有/否；停经时间_____；生育史：_____						
家族史	父母：健在/ 已故		兄弟姐妹：健在/ 已故	配偶：健在 /已故		子女：健在 /已故	
	遗传疾病（有/无）						
本次发病 情况	时间：_____ 诱因：_____			症状：_____ 检查/检验异常：_____			
	其他症状：有/无（恶心/呕吐、便秘、胸闷/气急、头痛/晕等）						
肿瘤 治疗史	化疗/放疗/手术（疗程）			起止时间		ADR/疗效评估	
□初治							
□经治							

（续表）

既往病史	（心／肺／脑／肝／肾／胃肠／血压／血脂／血糖／神经）（有／无）高血压、_____年、血压_____	输血史（有／无）_____ 手术史（有／无）_____ 外伤史（有／无）_____	

	药名	用法用量	起止时间	用途／依从性／了解程度
既往 用药史				

过敏史	食物／药物：_____ 处理：_____		ADR（有／无）：___	持续时间：_____ 处理：_____

个人史 生活习惯	吸烟（是／否）（_）年，1 d（_）支／包，现在依旧吸烟？			
	饮酒（是／否）：（_）年 酒量___两／日			
	活动能力：好／中／差	睡眠：好／中／差，（_）h/d		食欲：好／中／差

疼痛 （有／无）	部位：_____ 性状：_____ 时间：_____				
	评分（0～10）：治疗前_____ 治疗后_____				
	药品名称	用法用量	用药时间	用药效果	ADR（便秘/呼吸）

附录2 药学评估表

科室_____,患者_____,病案号_____,入院时间_____

附表 2-1 药物治疗方案及执行情况评估表

	适应证	诊断: 分析:
药物治疗方案评估	剂量、剂型	
	给药途径	
	给药间隔和疗程	
	药学监护指标	
药物治疗风险和矛盾评估	肝肾功能	
	出血倾向	
	过敏体质	

（续表）

药物治疗风险和矛盾评估	胃肠道功能	
	其他	
药物治疗方案执行情况评估	药物配制	
	给药次序	
	给药速度	
	给药方法	
	特殊注意事项	

附表2-2　药物治疗反应评估表

疗效评估	
不良反应评估	
患者用药依从性评估	

附表 2-3 药物治疗问题相关因素

分析药物治疗问题相关因素(疾病因素、患者因素、药物因素、医务人员因素等)	

附录3 药历首页

建立日期：＿＿＿年＿＿＿月＿＿＿日　　　　建立人：＿＿＿＿＿＿

姓名		性别		年龄		ID号	
住院时间：				出院时间：			
出生地		民族		工作单位：			
联系电话	联系地址：					邮编	
身高(cm)		体重(kg)			体重指数		
血型		血压（mmHg）			体表面积(m²)		
不良嗜好（烟、酒、药物依赖）							

主诉和现病史：
　　主诉：
　　现病史：

　　查体：
　　血常规：

　　粪常规（–）；尿常规（–）
　　生化：
　　肿瘤标志物：

既往病史：

既往用药史：

家族史：

伴发疾病与用药情况：

过敏史：

药物不良反应及处置史：

入院诊断：

出院诊断：

初始治疗方案分析：
方案

分析
1. 化疗适应证

2. 化疗方案选择

3. 化疗药物剂量

4. 化疗药物 ADR 的预防用药

初始药物治疗监护计划：

　　1.疗效观察

　　2.不良反应监测

　　（1）骨髓抑制：化疗开始后每周检查一次血常规，必要时（如有乏力症状）可急查，并对症处理。

　　（2）消化道反应：监测恶心、呕吐、便秘、腹泻、口腔溃疡等症状，及时对症处理。

　　（3）过敏反应：监测呼吸困难、荨麻疹及低血压等Ⅰ型变态反应症状，必要时对症处理。

　　（4）心血管毒性：点滴紫杉醇脂质体期间，用心电监护仪监测血压、脉搏、呼吸，心电图变化情况。

　　3.用药注意事项

　　药液外渗：建议患者及时通报输注部位烧灼、刺痛等感觉；一旦发生输液渗出，应立即停药，留置套管针，吸除渗液；可采用解毒剂；局部使用皮质激素以减轻炎性反应。该患者已植入输液港，大大减少了药液外渗的风险。

辅助治疗药物：

药物治疗日志

药疗医嘱

　　　　长期

　　　　临时

　　　　出院带药

　　　　以下按治疗日程每天进行撰写。

日期：

　　　　病情：

　　　　（检验）

　　　　治疗：

　　　　分析：

　　　　药学监护：

　　　签名：

药 物 治 疗 总 结

患者治疗情况

药师在本次治疗中参与药物治疗工作的总结
（1）药物剂量：
（2）用药监护：
（3）疗效观察：
（4）不良反应：

患者出院后继续治疗方案和用药指导

治疗需要的随访计划和应自行检测的指标

× ×

常见疾病临床药学监护案例分析——恶性肿瘤分册

临床带教老师评语

药学带教老师评语

附录4　主要抗肿瘤药物

具体见二维码内容。

附录5　缩略词对照表

附录 5-1　常见给药途径的拉丁文及其缩写

分　类	缩　写	拉丁文	中　文
给药途径	s.c.	injectio hypodermaticus	皮下注射
	i.m.	injectio intramuscularis	肌内注射
	ip	injectio intraperitoneal	腹腔注射
	i.v.	injectio venosa	静脉注射
	iv.gtt	injectio venosa gutt	静脉滴注
	c.i.	continui injectio venosa	持续静脉滴注
	p.o.	per os	口服
给药频次	q.d.	quapua die	每日 1 次
	b.i.d.	bis in die	每日 2 次
	t.i.d.	ter in die	每日 3 次
	q.i.d.	quartus in die	每日 4 次
	q.o.d.	quaque omni die	隔日 1 次

分　类	缩　写	拉丁文	中　文
	q6h.	quaque sexta hora	每 6 h 1 次
	q8h.	quaque octava hora	每 8 h 1 次
给药频次	stat.	statim	立即
	q.n.	quaqua nocto	每晚

附录 5-2　常用检查指标的中文及其缩写

	缩　写	中　文
	A/G	白/球比值
	Hb	血红蛋白
	NEUT	中性粒细胞
	NEUT%	中性粒细胞比例
血常规	PDW	血小板分布宽度
	PLT	血小板计数
	RBC	红细胞计数
	WBC	白细胞计数
	MCV	平均红细胞体积
	ALB	白蛋白
	ALP	碱性磷酸酶
生化	ALT	丙氨酸氨基转移酶
	AST	天门冬氨酸氨基转移酶

附

录

常见疾病临床药学监护案例分析——恶性肿瘤分册

	缩　写	中　文
生化	BUN	尿素氮
	UA	尿酸
	Ca^{2+}	钙
	Cr	肌酐
	Ccr	内生肌酐清除率
	CHE	胆碱酯酶
	Cl^-	氯
	DBIL	直接胆红素
	FPG	空腹血糖
	GFR	肾小球滤过率
	GGT	谷氨酰转移酶
	GLU	血糖
	HbA1c	糖化血红蛋白
	IBIL	游离胆红素
	Na^+	钠
	K^+	钾
	LDH	乳酸脱氢酶
	P	无机磷
	TBA	胆汁酸
	TBIL	总胆红素

	缩　写	中　文
生化	TP	总蛋白
	U-BIL	尿胆红素
	GLO	球蛋白
	hs-CRP	超敏 C 反应蛋白
	PAB	前白蛋白
凝血功能	APTT	活化部分凝血酶时间
	D-dimer	D 二聚体
	FIB	纤维蛋白原
	INR	国际标准化比值
	PT	凝血酶原时间
	TT	凝血酶时间
	FDP	纤维蛋白降解产物
血气分析	BE	碱剩余
	PCO_2	二氧化碳分压
	pH	酸碱度
	PO_2	氧分压
肿瘤标志物	AFP	甲胎蛋白
	CA125	糖链抗原 125
	CA153	糖链抗原 153
	CA199	糖链抗原 199

常见疾病临床药学监护案例分析——恶性肿瘤分册

	缩　写	中　文
肿瘤标志物	CA724	糖链抗原 724
	CEA	癌胚抗原
	CYFRA211	细胞角蛋白 19 片段抗原
	NSE	神经元特异性烯醇化酶
	SCC	鳞状上皮细胞癌抗原
	CA50	糖链抗原 50
	CA242	糖链抗原 242
病毒检测	HBcAb	乙肝核心抗体
	HBeAb	乙肝 e 抗体
	HBeAg	乙肝 e 抗原
	HBsAb	乙肝表面抗体
	HBsAg	乙肝表面抗原
	HBV-DNA	乙肝病毒 DNA 定量
	HCV-RNA	丙肝病毒 RNA 定量
其他	CVP	中心静脉压
	PCT	降钙素原